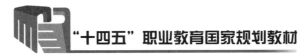
"十四五"职业教育国家规划教材

高等职业学校烹饪工艺与营养专业教材

烹饪营养教程

Pengren Yingyang Jiaocheng

何宏◎编著

中国轻工业出版社

图书在版编目（CIP）数据

烹饪营养教程 / 何宏编著. —北京：中国轻工业出版
社，2024.7
高等职业学校烹饪工艺与营养专业教材
ISBN 978-7-5184-1255-6

Ⅰ.①烹… Ⅱ.①何… Ⅲ.①烹饪—营养学—高等职
业教育—教材 Ⅳ.①R154

中国版本图书馆CIP数据核字（2017）第088709号

责任编辑：史祖福　　责任终审：张乃柬　　整体设计：锋尚设计
策划编辑：史祖福　　责任校对：燕　杰　　责任监印：张　可

出版发行：中国轻工业出版社（北京鲁谷东街5号，邮编：100040）
印　　刷：河北鑫兆源印刷有限公司
经　　销：各地新华书店
版　　次：2024年7月第1版第8次印刷
开　　本：787×1092　1/16　印张：22
字　　数：490千字
书　　号：ISBN 978-7-5184-1255-6　定价：53.00元
邮购电话：010-85119873
发行电话：010-85119832　010-85119912
网　　址：http://www.chlip.com.cn
Email：club@chlip.com.cn
版权所有　侵权必究
如发现图书残缺请与我社邮购联系调换
241233J2C108ZBQ

　　"烹饪营养"课程是教育部制定的《高等职业教育专业目录（2021年）》中"高等职业教育专科专业"所设定的旅游大类（54）中餐饮类（5402）专业里的餐饮智能管理专业（540201）、烹饪工艺与营养专业（540202）、中西面点工艺专业（540203）、西式烹饪工艺专业（540204）和营养配餐专业（540205）共同的专业必修课程，也是旅游类（5401）部分专业中的必修或选修课程。另外，医药卫生大类（52）中的康复治疗类（5206）、健康管理与促进类（5208）的专业、药膳与食疗专业（520418）以及食品营养与健康专业（490103）等专业也可根据人才培养方案的要求合理选用。

　　习近平总书记在党的二十大上所作的报告，将"推进健康中国建设"作为"增进民生福祉，提高人民生活品质"的重要内容进行部署和规划。报告的这一部分以"人民健康是民族昌盛和国家强盛的重要标志。把保障人民健康放在优先发展的战略位置，完善人民健康促进政策"为统领句，统筹部署卫生健康领域改革发展任务；以"深入开展健康中国行动和爱国卫生运动，倡导文明健康生活方式"作结尾，意在推动全社会生活方式转型。国务院办公厅公布的《健康中国行动（2019—2030）》中，营养的内容占据了很大篇幅，而烹饪营养就是让健康中国行动的先进理念落地的课程。

　　"烹饪营养"课程虽然是餐饮类专业和旅游类专业中重要的理论课程，但由于往往不能直接和以动手能力为主的技能课程有机地结合，再加上营养理论对于高职高专的学生来说，相对艰深晦涩，在以往的教学过程中，出现教师感叹难教，学生学完就忘的客观情况。烹饪营养专业理论本身的研究与发展在营养学中处于相对落后的情况，又致使这一困境更加突出。

　　针对这一情况，浙江旅游职业学院烹饪系在浙江省营养学会常务理事、浙江省营养学会烹饪营养专业委员会主任委员、国家公共营养师高级技师、注册营养师何宏教授的带领下，在"烹饪营养"课程上深入改革。首先从编著教材入手，在以下几个方面做出有益的尝试。

　　——思政领先，厨德立人。"培养什么人""怎样培养人""为谁培养人"是教育的根本目的。同样，学好一门课也要先解决为什么要学的问题。习近平总书记曾指出："人民对美好生活的向往，就是我们的奋斗目标。"而健康生活正是美好生活里最基本的部分。营养是健康的基石，烹饪营养又让营养理论化为鲜活的实践。烹饪营养课程的目的是让营养和美味不再是一对矛盾，而是和谐的统一。通过老师的教学，让学生感受到这门课程是一门让顾客幸福、让家人幸福、让自己幸福的课程。

——方便课堂，便于教学。烹饪营养的内容有其自身的特点，往往有些章节很长，而有些章节很短。教师在安排教学时往往有些地方讲得很详细，有些地方又很简略。学校每学期一般平均有18周，本教材根据这一特点，将教材分为16讲（考虑到复习和法定假日放假机动），每周进行一讲的内容教学，建议安排3～4课时。每一讲有四节，每节的知识内容尽可能从体量上保持相对一致。

——紧随潮流，吐故纳新。教材采用营养学最新的成果，把《中国居民膳食指南》纳入教材内容，一些营养数据采用的是《中国居民膳食营养素参考摄入量》以及《中国食物成分表》，营养名词术语多采用WS/T476—2015卫生行业标准。许多教材中没有涉及的反式脂肪酸、血糖生成指数等新知识也都吸收到教材中。

——删繁就简，适合学情。很多烹饪营养教材过于看重体系完整性，而有些内容虽然在普通营养学中非常重要，但对于以出品合格餐饮产品为己任的未来的烹饪师们和从事旅游行业与餐饮打交道的人员却未必十分必要。比如营养素的消化吸收与代谢是烹饪营养教学中的难点，但与烹饪产品的关系并不那么直接，我们除做出必要的保留外，大部分内容从教材中删除。

——突出基础，凸显专业。营养学基础知识是学好烹饪营养课程的关键。营养素的知识要在后面的内容里反复出现。过去营养素的教学时间相对较短，学生在学习后面内容的时候往往因忘了前面的内容而如坠云雾。我们把近一半的篇幅放在营养素知识上，同时加强有关餐饮的内容，学生真正学得会，教学效果也大为提高。后面有关烹饪营养的章节更加注重条理化、系统化，使得本课程为专业学习打下良好的理论基础。

——习题多样，便于自学。探索将学生完成的创新实验、论文发表、专利获取、自主创业等成果折算为学分，将学生参与课题研究、项目实验等活动认定为课堂学习。在实践过程中，有些优秀的学生因为参加烹饪比赛、社会实践、与国（境）外院校交流以及到国（境）外企业实习等，耽误了上课，而多样的同步练习有助于学生自主学习。

尽管做出种种努力，但限于烹饪营养科学的发展，尤其是编者个人的水平有限，错误和不妥之处难免，敬请有识者批评指正。

编　者

于杭州钱江蓝湾碌碌谋食屋

2022年10月

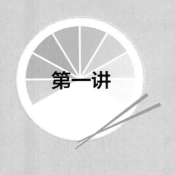

第一讲　概论·消化系统

　　烹饪营养课程主要学习营养素的生理功能、消化、吸收、代谢，缺乏和过剩对人体健康的影响，食物来源，营养素的需要量和推荐摄入量，营养素之间的相互作用和平衡关系；学习制作食物时营养素的变化和如何有效地利用营养素，如何合理搭配食物，使食物既美味又符合人们的健康要求。

第一节　营养概论

一、营养的基本概念

（一）营养和营养素

1. 营养

从字义上讲，"营"的含义是谋求，"养"的含义是养生，营养就是谋求养生。养生是我国传统医学中使用的术语，即指保养、调养、颐养生命。用现代科学的语言具体地描述"营养"可以说：营养是人体从外界环境摄取食物，经过消化、吸收和代谢，利用其有益物质供给能量，构成和更新身体组织，以及调节生理功能的全过程。

2. 营养素

营养素是食物中具有特定生理作用，能维持机体生长、发育、活动、生殖和正常代谢所需的物质，包括蛋白质、脂类、碳水化合物、矿物质及维生素、水等。

营养素包括必需营养素和非必需营养素。人体必需，但体内不能合成或者合成不足，需要从食物中获得的营养素称为"必需营养素"；但另一部分营养素可以在体内由其他食物成分转换生成，不一定需要从食物中直接获得，则称为"非必需营养素"。

蛋白质、脂类、碳水化合物因为需要量多，在膳食中所占的比重大，称为宏量营养素；矿物质和维生素因需要量较少，在膳食中所占比重也小，称为微量营养素。矿物质又分常量元素和微量元素，常量元素在人体内含量相对较多，微量元素在人体内含量很少。

除了营养素外，食物中还含有许多其他成分，例如膳食纤维和若干生物活性物质。这些成分也都有重要的生理功能或一定的保健作用。

（二）营养学

营养学是研究人体营养规律以及改善措施的科学，包括基础营养、食物营养、人群营养、公共营养、临床营养等。研究内容包括：营养素及其他食物成分在人体中消化、吸收、利用与排泄的过程及其对人体健康、疾病的作用，营养素之间的相互作用和平衡，营养素需要量和膳食营养素参考摄入量，营养缺乏病和营养相关慢性病的预防和营养治疗，特殊人群和特殊环境下的营养，食物的营养素保存和营养素强化，植物化学物与保健食品，社区营养管理和营养教育，食物营养政策和营养法规等。

营养学属于自然科学范畴，是预防医学的组成部分，具有很强的实践性。从理论上讲，营养学与生物化学、生理学、病理学、临床医学、食品科学（包括餐饮）、农业科学等学科都有密切联系。从应用方面来看，它可以指导群体或个体合理安排饮食，防病保健；有助于制定国家的食物生产、分配及食品加工政策，改善国民体质，促进社会经济发展。

近年来，营养学的研究内容更加宏观。2005年5月发布的《吉森宣言》以及同年9月第十八届国际营养学大会均提出了营养学的新定义：营养学（也称为新营养学）是一门研究食品体系、食品和饮品及其营养成分与其他组分和它们在生物体系、社会和环境体系之间及之内的相互作用的科学。新营养学特别强调营养学不仅是一门自然科学，而且还是一门社会科学和环境科学，是三位一体的综合性学科。因此，它的研究内容不仅包括食物与人体健康，还包括社会政治、经济、文化等以及环境与生态系统的变化，对食物供给进而对人类生存、健康的影响等。它不仅关注一个地区、一个国家的营养问题，而且更加关注全球的营养问题；不仅关注现代的营养问题，而且更加关注未来营养学持续发展的问题。

（三）烹饪营养

烹饪营养是在现代应用营养学的基础原理指导下研究烹饪过程与营养关系的一门应用性学科。它是营养学应用领域的重要组成部分，是营养学科的一个重要分支。其研究内容主要包括食物原料的营养价值、烹饪加工对食物原料营养成分的影响及变化规律、烹饪过程对膳食营养消化和吸收的影响、合理膳食与健康、合理烹饪、营养膳食的设计与制作、营养信息的反馈与应用等。其核心内容是营养要求在膳食生产中的有效应用。其目的就是针对不同的营养需求对象，选择合理的食物原料和设计有效的营养膳食，烹制出"色、香、味、形、质、养（营养）"兼具的食物。

（四）标准人

营养学上通常使用的标准人的概念，是指从事轻体力劳动的体重60千克的成年（18～50岁）男子。其能量供给量每天为2250千卡。在我们没有特别指出某一特定性别、年龄、体重及生理状况群体中的营养指标时，通常是以标准人作为参考对象的。

比如说世界卫生组织推荐每人每天食盐的摄入量不超过6克，我们通常认为是对标准人而言的。因性别、年龄、体重及生理状况不同，这个指标可能会增加或减少。

二、膳食营养素参考摄入量

膳食营养素参考摄入量（简称DRIs）是为了保证人体合理摄入营养素而设定的每日平均膳食营养素摄入量的一组参考值。随着营养学研究的深入发展，膳食营养素参考摄入量的内容逐渐增加。初期主要包括四个指标：平均需要量、推荐摄入量、适宜摄入量、可耐受最高摄入量。《中国居民膳食营养素参考摄入量（2013年版）》增加了与非传染性慢性病有关的三个指标：宏量营养素可接受范围、预防非传染性慢性病的建议摄入量和特定建议值。

（一）平均需要量（EAR）

平均需要量（EAR）是指某一特定性别、年龄及生理状况群体中的所有个体对某种营养素需要量的平均值。

按照平均需要量（EAR）水平摄入营养素，根据某些指标判断可以满足这一群体中50%个体需要量的水平，但不能满足另外50%个体对该营养素的需要。

平均需要量（EAR）是制定推荐摄入量（RNI）的基础，由于某些营养素的研究尚缺乏足够的人体需要量资料，因此并非所有营养素都能制定出平均需要量（EAR）。

（二）推荐摄入量（RNI）

推荐摄入量（RNI）是指可以满足某一特定性别、年龄及生理状况群体中绝大多数个体（97%~98%）需要量的某种营养素摄入水平。长期摄入推荐摄入量（RNI）水平，可以满足机体对该营养素的需要，维持组织中有适当的营养素储备和机体健康。推荐摄入量（RNI）的主要用途是作为个体每日摄入该营养素的目标值。

推荐摄入量（RNI）是根据某一特定人群中体重在正常范围内的个体需要量而设定的。对个别身高、体重超过此参考范围较多的个体，可能需要按每千克体重的需要量调整其推荐摄入量（RNI）。

（三）适宜摄入量（AI）

当某种营养素的个体需要量研究资料不足而不能计算出平均需要量（EAR），从而无法推算推荐摄入量（RNI）时，可通过设定适宜摄入量（AI）来提出这种营养素的摄入量目标。适宜摄入量（AI）是通过观察或实验获得的健康群体某种营养素的摄入量。例如纯母乳喂养的足月产健康婴儿，从出生到6个月，他们的营养素全部来自母乳，故摄入的母乳中的营养素数量就是婴儿所需各种营养素的适宜摄入量（AI）。

适宜摄入量（AI）与推荐摄入量（RNI）的相似之处是二者都用作个体摄入量的目标，能够满足目标人群中几乎所有个体的需要。适宜摄入量（AI）和推荐摄入量（RNI）的区别在于适宜摄入量（AI）的准确性远不如推荐摄入量（RNI），可能明显

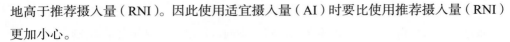

地高于推荐摄入量（RNI）。因此使用适宜摄入量（AI）时要比使用推荐摄入量（RNI）更加小心。

（四）可耐受最高摄入量（UL）

可耐受最高摄入量（UL）是营养素或食物成分的每日摄入量的安全上限，是一个健康人群中几乎所有个体都不会产生毒副作用的最高摄入水平。对一般群体来说，摄入量达到可耐受最高摄入量（UL）水平对几乎所有个体均不致损害健康，但并不表示达到此摄入水平对健康是有益的。对大多数营养素而言，健康个体的摄入量超过推荐摄入量（RNI）或适宜摄入量（AI）水平并不会产生益处。因此，可耐受最高摄入量（UL）并不是一个建议的摄入水平。目前有些营养素还没有足够的资料来制定可耐受最高摄入量（UL），并不意味着过多摄入这些营养素没有潜在的危险。

三、膳食营养素参考摄入量之间的关系

人体需要的各种营养素都需要从每天的饮食中获得，因此必须科学地安排每日膳食以提供数量及质量适宜的营养素。为了帮助个体和人群安全地摄入各种营养素，避免可能产生的营养不足或营养过多的危害，营养学家根据有关营养素需要量的知识，提出了适用于各年龄、性别及劳动、生理状态人群的膳食营养素参考摄入量，并对如何使用这些参考值来评价膳食质量和发展膳食计划提出了建议。

以某种营养素为例说明摄入水平与随机个体摄入不足或过多的概率，如图1-1所示。

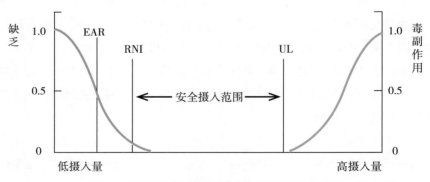

图1-1 摄入水平与随机个体摄入不足或过多的概率

如果一个人不摄入某种营养素，在一定时间内就会发生该营养素缺乏病；如果一群人长期不摄入某种营养素，他们将全部发生该营养素缺乏病。随着摄入量的增加，摄入不足的概率相应降低，发生缺乏的危险性逐渐减小。当一个随机个体摄入量达到平均需要量（EAR）水平时，他缺乏该营养素的概率为0.5，即有50%的机会缺乏该营养素；当摄入量增加，随机个体的摄入量达到推荐摄入量（RNI）水平时，摄入不

足的概率变得很小，发生缺乏的机会在3%以下；但若继续增加直到某一点，开始出现摄入过多的表现，这一点可能就是该营养素的可耐受最高摄入量（UL）。

推荐摄入量（RNI）和可耐受最高摄入量（UL）之间是一个"安全摄入范围"，日常摄入量保持在这一范围内，发生缺乏和中毒的危险性都很小。若摄入量超过安全摄入范围继续增加，则产生毒副作用的概率也随之增加，理论上当达到某一水平时，机体出现毒副反应的概率等于1.0，即一定会发生中毒。在自然膳食条件下，这种情况是不可能发生的，但为了避免摄入不足和摄入过多的风险，应当努力把营养素的摄入量控制在安全摄入范围之内。

第二节　营养与健康

一、影响人类健康与长寿的主要因素

影响人类健康与长寿的因素很多，通常我们认为重要的因素有遗传、环境、营养、心理、运动、医疗等主要因素。

（一）遗传

人类健康、人口素质和遗传性疾病均受遗传影响，遗传决定了人类具体的生长、发育、衰老和死亡，很大程度上决定了人类个体的健康状况和后代的遗传素质。遗传性疾病的发病率和疾病类型在不断增加，一些危害严重的常见病现已证明与遗传有关。遗传病严重威胁人类健康和人口素质的提高，是导致胚胎流产以及儿童死亡的主要原因和老人不能颐养天年的主要因素。

随着人类基因组计划的完成，科学家们用这种办法，已经搞清了色盲基因、肌肉萎缩症基因、眼白化基因、某些精神病基因等基因病在生命"天书"中的位置，并翻译绘制出部分基因的生命密码图谱。要想后天没有疾病几乎是不可能的，但是，通过生物工程技术的改造，实现先天无疾却是可能的。为实现创造先天无疾人，科学家们正在不懈努力，相信随着基因研究的发展，人类终有一天能实现这个具有划时代意义的健康梦想。

（二）环境

环境包括自然环境和社会环境。自然环境是指以我们人类为主体的外部世界，是人类生存发展的物质基础。人与环境，像鱼和水一样密不可分。环境创造了人类，人类依存于环境，受其影响，不断与之相适应；人类又通过自身的生产活动不断改造环境，使人与自然更加和谐。生活环境对人类的生存和健康意义重大，适宜的生活环境，可以促进人类的健康长寿。反之，如果对人类生产和生活活动中产生的各种有害物质处理不当，使环境受到破坏，不仅损害人类健康，甚而还会导致人类健康近期和远期的危害，威胁子孙后代。也就是说严重的环境污染，能造成生态系统的危机，导致人类的灾难。

社会环境是对我们所处的社会政治环境、经济环境、法制环境、科技环境、文化环境等宏观因素的综合。社会环境对人类健康有着重大影响。狭义仅指人类生活的直接环境，如家庭、劳动组织、学习条件和其他集体性社团等。优质的、融洽的社会环境有助于人类健康水平的提高和寿命的延长；反之，劣质的、杂乱的社会环境势必造成人类健康水平的下降。

（三）营养

合理的营养是人类健康与长寿不可或缺的因素。人从胚胎期开始到生命结束都离不开营养素。随着科学的发展，人们开始探讨并掌握了部分生、老、病、死的规律，明确了营养素在生命过程中的重要作用。合理营养和平衡膳食不但能提高一代人的健康水平，而且还可以造福子孙后代，提高整个民族的素质。

营养是人类优生学的基础。一个民族的体格发育除与遗传因素有关外，营养状况也是一个不可忽略的重要因素。营养素的缺乏或过多，对人体的健康与疾病产生有直接或间接的影响。目前，由于人民生活水平的提高，各种典型的营养素缺乏病已不多见，而营养与人体和健康的关系更多地表现在对人们体力、劳动生产率以及对疾病的发生、发展、病程、预后等间接的关系上。

（四）心理

良好的心态可以使机体免疫机能处于最佳状态，几乎可以拮抗所有不利的内外因素。紧张的情绪可使体内交感神经和肾上腺髓质活动加强，血液中儿茶酚胺激素增高，引起心脏功能失常，血管内膜也会积存胆固醇，导致血压升高，可促发心血管疾病。突然的心理应激可造成心动过速、血压升高、血管收缩、心律失常直至室颤、猝死。即使是慢性心理压力，工作负担过重、人际关系不和等也可造成机体血液黏滞度增加、血糖及纤维蛋白原增加而加重心血管系统的负荷。因此，在日常生活、学习、工作中，要经常保持情绪稳定、心情舒畅，要宽宏大度，妥善解决各种不愉快之事，乐观处世。

（五）运动

运动可使心血管系统舒缩趋向正常化，各系统的功能得到改善，从而起到降低血压的作用。对于肥胖者来说，可减轻体重，促进新陈代谢，降低血液黏度和脂质的含量，缓解动脉硬化。适量的体育锻炼还可以使身体的血液循环和微循环得到改善。步行是最简单而安全的运动。步行可以使心脏收缩加强，心跳加快，血流加速，冠状动脉的血流量增多，从而使身体适应步行运动的需要，这对心脏也是一种锻炼。因此锻炼可根据自己的实际情况、身体状况制定运动方案，因人而异，循序渐进，持之以恒。

（六）医疗

医疗卫生条件对人体健康长寿的影响是不言而喻的。过去由于贫困落后，卫生条件差，疫病流行，疾病传染，寄生虫、消化道疾病等随处可见。由于医疗水平低，新生儿死亡率高，儿童夭折多；有疾病诊断不清，治疗办法少，地方病无防治措施；结核病、乙型肝炎发病率高而又无法医治，甚至肺炎也夺去不少人的生命。如今，医疗卫生事业有了突飞猛进的发展，医疗卫生条件得到了很大改善，诊疗水平、卫生防疫水平都有非常大的进步。但医疗毕竟不是维修机器，其对象是人，医疗水平也没到什么病都能治好的程度，要掌握医疗规律，过度检查、过度医疗反而对健康与长寿有害无益。

二、营养素是维持健康的基础

（一）维持人体组织的构成

营养素是人体的物质基础，任何组织都是由营养素组成的，因此生长发育、组织修复、延缓衰老都与营养状况有关。从胎儿期起，直至成年，营养对组织器官的正常发育甚为重要。孕妇的营养状况直接关系到胎儿发育，如先天性畸形；而胎儿的发育不良又会关系到成年期慢性病的发生。在成年期，细胞不断更替，也需要正常的营养素供给。充裕的营养素还可使体内有所储备，以应付各种特殊情况下的营养需求。

（二）维持生理功能

首先要保证能量需要，其中基础代谢消耗的能量是生命活动所必需的。各种器官的正常功能均有赖于营养素通过神经系统、酶、激素来调节，其中特别是脑功能、心血管功能、肝肾功能、免疫功能尤为重要。营养代谢需要上述系统的调节，保持平衡状态，而它们之间还存在着相互依存的关系。现在发现食物中含有的许多生物活性物质，虽然不属于营养素范畴，但它们具有调节多种生理功能的作用，所以备受关注。

（三）维持心理健康

所谓心理健康就是指除保持正常器官的生理功能以外，还保持较好的心理承受能力。现已证明营养素不仅构建神经系统的组织形态，而且直接影响各项神经功能的形成。在儿童表现为学习认知能力即智力的发育，在成人表现为应激适应能力即对恶劣环境的耐受能力。当今社会竞争激烈、工作节奏快、人际关系复杂，工作压力造成很强的心理应激。在这种情况下，心理因素也会诱发器质性病变，故而维持心理健康显得尤为重要。

（四）预防疾病发生

营养素的缺乏或过多都会发生疾病。营养素缺乏可以是摄入不足的原发性，也可以是其他原因引起的继发性。在临床上除了直接由缺乏引起的各种症状外，还可诱发其他并发症。营养素过多会引起急慢性的中毒反应，也可引起许多慢性非传染性疾病

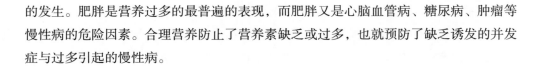

的发生。肥胖是营养过多的最普遍的表现，而肥胖又是心脑血管病、糖尿病、肿瘤等慢性病的危险因素。合理营养防止了营养素缺乏或过多，也就预防了缺乏诱发的并发症与过多引起的慢性病。

三、营养对人群健康的影响

（一）保证儿童的正常生长发育和心理发育

从身高、体重、头围、胸围等体格测量指标，判定儿童的生长发育状况。5岁以下儿童的生长迟缓率（身高不足）和低体重率（体重不足）可以反映出营养不良的程度；血红蛋白、血浆维生素水平、尿维生素负荷试验则可评定微量营养素的营养状况。各种心理测试量表可以估量儿童的智力发育情况。

（二）满足各类特殊人群的营养需要

对于青少年、孕产妇、老年人，因其生理状况不同而对营养有特殊需求。如铁对青少年的体力与智力发育，叶酸对孕妇预防先天性神经管畸形，维生素D与钙对保持老年骨质健康都有重要作用。在制定这类特殊人群的膳食指南时，就需要强调某些食物的选择，而确保其所需营养素的摄入。

（三）增强特殊环境下人群的抵抗力、耐受性、适应性

人体在恶劣环境下或在特殊劳动条件下，如感染、中毒、缺氧、高温、失重、深潜等条件，整体营养状况及某些个别营养素对增强抵抗力、耐受性、适应性有重要作用。已证明一些微量营养素在这些条件下的需要量高于一般情况下的正常人群。也证明许多生物活性物质在这些条件下的特殊功能，为供应这类人群的膳食提出了食物选择的依据。

（四）预防营养素的缺乏与过多及相关的疾病

营养素缺乏的表现不一定有明显的症状，而常常只是从血、尿测定中才能发现。营养素过多除高剂量时可引起中毒症状外，还常导致其他营养素的吸收利用与代谢变化，不经仔细检查很容易遗漏。一些慢性疾病的预防已从人群干预试验得到验证，对于这类疾病中某些有先期表现而尚未诊断为疾病的人群，营养素早期干预或纠正不合理膳食往往更容易见到成效。

（五）辅助各种疾病的治疗

营养状况影响人体免疫功能，对于患者抗感染，减少并发症，加速康复有重要作用。创伤患者在愈合过程中，营养状况影响组织的再生与修复，肿瘤患者放疗、化疗时，保持其营养状况，使患者能坚持疗程，达到治疗目的。若能配合并加速白细胞和血小板的恢复，则对患者康复更有利。

综合以上要点，营养与健康的关系可以归纳为三点：第一，营养必须通过食物中所含的营养素及其他活性物质发挥作用，讲营养不能脱离食物及膳食。第二，营养素

必须通过正常的生理过程发挥作用，讲营养要考虑各种营养素的吸收利用及代谢过程。第三，营养的目标是：维持健康、预防疾病、加速康复。总的来说就是达到祛病强身的目的。

第三节　人体消化系统

构成人体的基本单位是细胞，细胞组合成组织，不同的组织结合在一起构成了具有一定形态和特定功能的器官，如心、肾、肝、肺、脾等。若干个器官结合起来共同组成完成某种生理功能的系统。人体包括运动、消化、呼吸、循环、免疫、泌尿、生殖、神经及内分泌九大系统。各系统在神经体液的调节下，彼此联系，相互协调，共同构成一个完整的有机体——人体。

消化系统由消化管和消化腺两部分组成，如图1-2所示。消化管包括口腔、咽、食管、胃、小肠（十二指肠、空肠和回肠）、大肠（盲肠、结肠和直肠）。其中口腔到十二指肠为上消化道，空肠以下为下消化道。

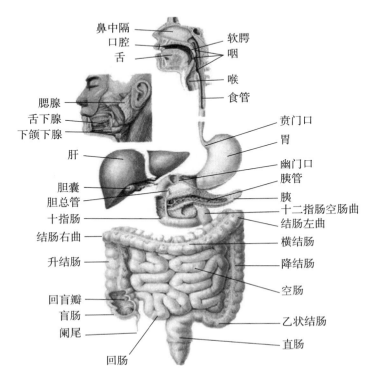

图1-2　人体消化系统

消化腺包括口腔唾液腺、肝、胰及消化管壁内的小腺体（如胃腺、肠腺）等，它们均借排出管道将分泌物排入消化管腔内，对食物进行消化。

一、消化管

（一）口腔

口腔是消化管的起始部。其前壁为唇，两侧壁为颊，下壁（底）为软组织和舌，上壁（顶）为腭（前2/3为硬腭，后1/3为软腭），软腭后缘正中有乳头状突起称腭垂，其两侧各有两条弓形黏膜皱襞，前者称为腭舌弓，后者称为腭咽弓，前后两皱襞间的凹陷内有卵圆形的腭扁桃体。

软腭后缘、两侧腭舌弓及舌根共同围成咽峡，为口腔和咽分界线。口腔内有上、下颌牙，是人体最硬的器官，嵌于上、下颌骨的牙槽内。在人的一生中，先后有两组牙发生，第一组称为乳牙，一般在生后6个月开始萌出，3岁初出全，共20颗，6岁开始先后自然脱落，并逐渐长出第二组牙（恒牙）替换全部乳牙，恒牙共32颗。牙是对食物进行机械加工的器官，对语言、发音也有辅助的作用。

舌位于口腔底，具有协助咀嚼、吞咽、辅助发音和感受味觉的功能。在舌背面及侧缘有不同形状的黏膜突起称舌乳头。有些舌乳头上的黏膜上皮中含有味蕾，是味觉感受器，有感受各种味觉的功能。口腔腺又称唾液腺，分泌唾液，有湿润口腔黏膜、清洁口腔、混合食物形成食团和促进食物消化的作用。

（二）咽

咽是一个垂直的肌性管道，略呈漏斗形，前后略扁，位于鼻腔、口腔的后方。其上方的顶接颅底，下方与食管相连，自上而下分别与鼻腔、口腔、喉相通，咽上部的侧壁上，左右各有一个咽鼓管口，咽通过咽鼓管和中耳鼓室相通。

（三）食管

食管是一前后扁窄的肌性长管，是消化管最狭窄的部分。上端在第6颈椎下缘平面续咽，向下穿过膈肌进入腹腔，与胃的贲门连接，全长约25厘米。食管后贴脊柱，前与气管、支气管、心脏等器官相邻。食管全长有三处狭窄，分别距切牙15厘米、25厘米和40厘米。

（四）胃

胃是消化管最膨大的部分，上缘为凹缘，较短，朝右上方，称胃小弯，下缘为凸缘称胃大弯。胃与食管连接处的入口称贲门，胃的下端与十二指肠连接处的出口称幽门，幽门处的环形肌特别发达，形成幽门括约肌。胃可分为贲门部、胃底、幽门部和胃体。

（五）小肠

小肠是消化管最长的一段，上端起自胃的幽门，下端与盲肠相连，成人的小肠全长5~7米，分为十二指肠、空肠和回肠三部分。十二指肠位于上腹部，紧贴腹后壁，长约25厘米，呈"C"形，包绕胰头。空肠和回肠迂曲盘旋于腹腔中下部，借肠系膜固定于腹后壁，二者间无明显界限。空肠比回肠的管径大、管壁厚，黏膜环状皱壁和绒毛结构较多。

小肠壁的微细构造特点：小肠内面呈现很多环行皱褶和小肠绒毛，从而大大增加了小肠的消化和吸收面积。小肠环形皱褶由黏膜和黏膜下层共同构成。肠绒毛由小肠黏膜向肠腔内凸出形成。绒毛似指状或叶状，表面覆以单层柱状上皮，里面为固有层所形成的中轴，其中含有毛细淋巴管（中央乳糜管）、毛细血管网和平滑肌细胞。绒毛上皮细胞分为吸收细胞和杯状细胞。吸收细胞的游离面有纹状缘，构成肠黏膜上皮细胞重要的消化和吸收表面。

（六）大肠

大肠是消化管的末段，长约1.5米，起自右髂窝，止于肛门，包括盲肠、阑尾、升结肠、横结肠、降结肠、乙状结肠和直肠。大肠在腹腔内围成一个半封闭的方框。盲肠是大肠的起始部，位于右髂窝内，上通升结肠，左接回肠，回肠末端突入盲肠处，环形肌增厚，并覆有黏膜，形成上下两个半月形皱襞，叫回盲瓣，具有括约肌的作用，在回盲瓣的下方约2厘米处，有阑尾的开口。阑尾位于盲肠后内侧壁，为一细长的蚓状突起，长6~8厘米。大肠口径较粗，肠壁较薄。直肠位于盆腔内，长15~16厘米，穿过盆膈终于肛门。

二、消化腺

消化腺是分泌消化液的器官，属外分泌腺，主要有唾液腺、胃腺、胰、肝和肠腺等。

（一）唾液腺

唾液为无色、无味近于中性的低渗液体。唾液中的水分约占99.5%，有机物主要为黏蛋白，还有唾液淀粉酶、溶菌酶等，无机物主要有钠、钾、钙、硫、氯等。

人的口腔内有三对大的唾液腺：腮腺、舌下腺、颌下腺，还有无数散在的小唾液腺，唾液就是由这些唾液腺分泌的混合液。

（二）胃腺

胃腺分泌的胃液是各种细胞分泌的混合物。幽门部的胃腺由黏液细胞组成，能分泌碱性黏液，其中不含消化酶。胃底和胃体部又称泌酸腺区，其面积占全胃的2/3或4/5，此区胃腺能分泌胃蛋白酶原、盐酸，还能产生一种与维生素B_{12}吸收有关的物质——"内因子"。

（三）胰

胰呈长条形，位于胃的后方，横于腹后壁，分头、体、尾三部。胰内有很多分泌胰液的腺泡，腺泡的导管汇入一条横贯腺体的胰管，胰管与胆总管汇合后共同开口于十二指肠内，胰液最终由此流入肠腔。此外，胰又是一个内分泌器官，在腺泡之间有散在的细胞团，称胰岛，能分泌胰岛素。

（四）肝

肝是人体最大的腺体，成人的肝重约为1500克，位于右上腹部，大部为肋弓所覆蔽。肝由几十万个结构基本相同的肝小叶组成。肝小叶是肝的基本结构和功能单位。肝细胞不断分泌胆汁，经左右肝管和肝总管、胆总管，最后流入十二指肠；或由肝总管转经胆囊管进入胆囊储存。胆囊可吸收水分使胆汁浓缩。在食物消化时，胆囊收缩，储存于胆囊的浓缩胆汁则排入十二指肠，以助食物的消化和吸收。

（五）肠腺

小肠腺在小肠黏膜中，能分泌小肠液，呈弱碱性，pH约为7.6。成人每日分泌量为1~3升。

第四节　食物的消化和吸收

食物进入口腔后，首先刺激唾液腺的分泌，在牙的切割、咀嚼和舌的搅拌下，唾液与食物一起混合成食团，开始了食物的消化吸收过程。消化是指食物在物理或化学因素作用下，由大分子逐渐分解为小分子的过程；吸收是指消化后的小分子被胃肠道吸收到体内为机体利用的过程。

一、食物的消化

（一）口腔内消化

食物在口腔内主要进行的是机械性消化，伴随少量的化学性消化，且能反射性地引起胃、肠、胰、肝、胆囊等器官的活动，为以后的消化做准备。

唾液有如下作用：①唾液可湿润与溶解食物，以引起味觉；②唾液可清洁和保护口腔；③唾液中的蛋白可使食物合成食团，便于吞咽；④唾液中的淀粉酶可对淀粉进行简单的分解，但这一作用很弱，且唾液淀粉酶仅在口腔中起作用，当进入胃后，pH下降，此酶迅速失去活性。

营养素中，淀粉的消化是从口腔开始的。淀粉在淀粉酶的作用下分解为麦芽糖。

（二）胃内消化

食物入胃后暂时储存，在此期间受到胃液的化学性消化和胃壁肌肉的机械性消化。纯净的胃液是一种无色透明的酸性液体，pH为0.9~1.5。正常成人每日胃液分泌量为1.5～2.5升。胃液所含的固体物中的重要成分有盐酸、胃蛋白酶原、黏液和"内因子"。

盐酸的作用如下：①能激活胃蛋白酶原，并提供胃蛋白酶发挥作用所需的酸性环境；②可抑制和杀死随食物进入胃内的细菌；③盐酸进入小肠后能促进胰液、胆汁和小肠液的分泌；④盐酸所造成的酸性环境有助于小肠对铁和钙的吸收。

蛋白质的消化首先在胃中进行，但最主要的消化还是在小肠中。

（三）小肠内的消化

食糜进入小肠后，在胰液、胆汁、小肠液和小肠运动的作用下，基本完成食物的消化和吸收过程。小肠内消化和吸收过程是消化吸收中最重要的阶段。

1. 胰液的分泌

胰液是由胰腺的外分泌部分泌，pH为7.8～8.4，日分泌量为1～2升。胰液中有胰淀粉酶、胰脂肪酶、胰蛋白酶原和糜蛋白酶原等消化酶，能消化三种宏量营养素。胰淀粉酶可将淀粉水解为麦芽糖及葡萄糖；胰脂肪酶可分解甘油三酯为脂肪酸、甘油一酯和甘油；胰蛋白酶原和糜蛋白酶原等可被激活为胰蛋白酶和糜蛋白酶，都能分解蛋白质，二者共同作用时，可使蛋白质分解为更小分子的多肽和氨基酸。

2. 胆汁的分泌

胆汁是由肝细胞不断生成的具有苦味的有色液汁。成人每日分泌量为800～1000毫升。胆汁除水分外，还有胆色素、胆盐、胆固醇、卵磷脂、脂肪酸、无机盐等成分。胆汁中没有消化酶，但胆汁对脂肪的消化和吸收具有重要作用。胆汁的作用主要是胆盐的作用，胆盐、胆固醇和卵磷脂等均可降低脂肪的表面张力，使脂肪乳化成许多微滴，从而增加胰脂肪酶的作用面积，有利于脂肪的消化。

3. 小肠液的分泌

小肠液边分泌边吸收，这种液体的交流为小肠内营养物质的吸收提供了媒介。小肠液中除水和电解质外，还含有黏液、免疫球蛋白和两种酶：肠激酶（能激活胰蛋白酶原）和小肠淀粉酶。小肠液具有消化食物和保护肠黏膜免受机械性损伤和胃酸的侵蚀的作用。

存在于小肠黏膜的上皮细胞内的有能分解多肽为氨基酸的几种肽酶，以及分解双糖为单糖的几种单糖酶。当营养物质被吸收进入上皮细胞内以后，这些消化酶继续对营养物质进行消化。

蛋白质、脂肪以及双糖以上的碳水化合物的消化主要都在小肠里进行。

（四）大肠的消化功能

大肠是消化管的末段，人类的大肠内没有重要的消化活动。大肠黏膜的上皮和大肠腺均含有许多分泌黏液的杯状细胞，分泌的大肠液富含黏液，起到保护肠黏膜和润滑粪便的作用。大肠内有许多细菌，这些细菌主要来自食物和大肠内的繁殖。大肠内的酸碱度和温度对一般细菌的繁殖极为适宜，故细菌在此大量繁殖。细菌中含有分解食物残渣的酶，其分解产物有单糖、乙酸、乳酸、二氧化碳、沼气、氢气等。对蛋白质的分解称为腐败作用，其分解产物除肽、氨基酸、氨等外，还有多种具有毒性的物质，如吲哚、酚等，这类物质产生后，一部分随粪便排出体外。大肠细菌能利用大肠的内容物合成人体必需的某些维生素，如硫胺素、核黄素及叶酸等B族维生素和维生素K。经细菌分解作用后的食物残渣及其分解产物、肠黏膜的分泌物、脱落的肠上皮细胞和大量的细菌一起组成粪便，排出体外。

二、食物营养素的吸收

口腔及食管内没有食物的吸收。胃只对少量营养素进行吸收，食物营养素吸收的部位主要是小肠，尤其是小肠上端的十二指肠和空肠。回肠有显著的储备能力，用于代偿时的需要。大肠主要是吸收水分和盐类。

（一）胃的吸收

胃的吸收功能很弱，正常情况下仅吸收少量的水分和酒精。

（二）小肠内的吸收

食物中营养素吸收的最主要的部位是小肠。能消化成单糖的碳水化合物在小肠中被完全吸收；脂类的吸收主要在十二指肠的下部和空肠上部；蛋白质消化为氨基酸在小肠内吸收。食物中的维生素也是被小肠吸收，大部分的矿物质和水也是由小肠吸收。

小肠是消化管中最长的部分，小肠黏膜形成许多环形皱褶和大量绒毛凸于肠腔，每条绒毛的表面是一层柱状上皮细胞，柱状上皮细胞顶端的细胞膜又形成许多细小的凸起，称微绒毛（图1-3）。环状皱褶、绒毛和微绒毛的存在，使小肠黏膜的表面积增加，达到200平方米左右。这就使小肠具有巨大的吸收面积。小肠是吸收的主要场所，绝大部分营养成分在小肠内已吸收完毕。食物经过在小肠内的消化作用，已被分解成可被吸收的小分子物质。食物在小肠内停留的时间较长，一般是3～8小时，为充

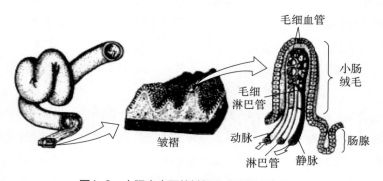

图1-3　小肠内表面的皱褶和小肠绒毛示意图

分吸收提供了充裕的时间。小肠细胞膜的吸收作用主要依靠被动转运与主动转运两种形式来完成。

（三）大肠内的吸收

大肠对营养素的吸收主要是吸收水分和盐类。

另外，细菌分解食物残渣会产生一些具有毒性的物质，有一部分会被吸收入血液中到肝脏解毒。因此，养成每日排便、定时排便的习惯，会防止更多的毒素被吸收到血液中，有利于人体健康。

同步练习

一、判断题

1. 所有的营养素都是必需营养素，不存在所谓非必需营养素。（　　）

2. 新营养学特别强调营养学不仅是一门自然科学，而且还是一门社会学和环境科学，是三位一体的综合性学科。（　　）

3. 营养学的研究内容不仅包括食物与人体健康，还包括社会政治、经济、文化等以及环境与生态系统的变化，对食物供给进而对人类生存、健康的影响。（　　）

4. 对一般群体来说，摄入量达到可耐受最高摄入量（UL）水平对几乎所有个体均不致损害健康，达到此摄入水平对健康是有益的。（　　）

5. 小肠分为十二指肠、空肠和回肠，其中十二指肠为上消化道，空肠和回肠为下消化道。（　　）

6. 蛋白质、脂肪以及双糖以上的碳水化合物的消化主要都在小肠里进行。（　　）

二、填空题

1. 营养是人体从外界环境摄取食物，经过消化、吸收和_____，利用其有益物质，供给能量，构成和更新身体组织，以及调节生理功能的全过程。

2. 烹饪营养的目的就是针对不同的营养需求对象，选择合理食物原料和设计有效的营养膳食，烹制出"_____"兼具的食物。

3. 推荐摄入量（RNI）是指可以满足某一特定性别、年龄及生理状况群体中_____%个体需要量的某种营养素摄入水平。

4. 在人的一生中，先后有两组牙发生，6岁开始逐渐长出第二组牙恒牙替换全部乳牙，恒牙共_____颗。

5. 胃与食管连接处的入口称贲门，胃的下端与十二指肠连接处的出口称_____。

6. 胰岛能分泌_____与胰高血糖素。

三、单项选择题

1. 标准人能量供给量每天为（　　）千卡。

   A. 2000　　　　　　　B. 2250　　　　　　　C. 2400　　　　　　　D. 2500

2. 按照平均需要量（EAR）水平摄入营养素，根据某些指标判断可以满足这一群体中（　　）个体需要量的水平，但不能满足另外（　　）个体对该营养素的需要。

   A. 30%，70%　　　　B. 50%，50%　　　　C. 70%，30%　　　　D. 80%，20%

3. （　　）和耐受最高摄入量（UL）之间是一个"安全摄入范围"，日常摄入量保持在这一范围内，发生缺乏和中毒的危险性都很小。

   A. 平均需要量（EAR）　　　　　　　　B. 推荐摄入量（RNI）

   C. 适宜摄入量（AI）　　　　　　　　　D. 以上都不对

4. 胃腺分泌的胃液是各种细胞分泌的混合物。胃底和胃体部又称泌酸腺区，还能产生一种与（　　）吸收有关的物质——"内因子"。

   A. 维生素B_1　　　　B. 维生素B_2　　　　C. 维生素B_6　　　　D. 维生素B_{12}

5. 营养素中，淀粉的消化是从（　　）开始的。

   A. 口腔　　　　　　B. 胃　　　　　　C. 小肠　　　　　　D. 大肠

6. 食物中营养素吸收的最主要的部位是（　　）。

   A. 口腔　　　　　　B. 胃　　　　　　C. 小肠　　　　　　D. 大肠

7. 小肠是消化管中最长的部分，小肠黏膜的表面积完全展开可达到（　　）平方米左右，这就使小肠具有巨大的吸收面积。

   A. 50　　　　　　B. 100　　　　　　C. 200　　　　　　D. 300

四、多项选择题

1. 营养素是食物中具有特定生理作用，能维持机体生长、发育、活动、生殖以及正常代谢所需的物质。包括（　　）。

   A. 蛋白质　　　　B. 脂类　　　　C. 碳水化合物

   D. 矿物质及维生素　E. 水

2. 宏量营养素因为需要量多，在膳食中所占的比重大，包括（　　）。

   A. 蛋白质　　　　B. 脂类　　　　C. 碳水化合物

   D. 矿物质及维生素　E. 水

3. 矿物质和维生素称为微量营养素，因需要量较少，在膳食中所占比重也小，包括（　　）。

   A. 蛋白质　　　　B. 脂类　　　　C. 碳水化合物

   D. 矿物质　　　　E. 维生素

4. 营养学是研究人体营养规律以及改善措施的科学，包括（　　）等。

   A. 基础营养　　　B. 食物营养　　　C. 人群营养

   D. 公共营养　　　E. 临床营养

5. 营养学上通常使用的标准人的概念，是指（　　）。

   A. 从事轻体力劳动　B. 从事重体力劳动　C. 体重60千克

   D. 成年男子　　　E. 成年女子

6. 胃在正常情况下可吸收少量的（　　）。

   A. 脂肪　　　　　B. 矿物质　　　　C. 维生素

D. 水分　　　　　E. 酒精

五、简答题

1. 简述适宜摄入量（AI）与推荐摄入量（RNI）的异同。

2. 影响人类健康与长寿的因素有哪些？

3. 人体消化系统由哪些消化管和消化腺组成？

第二讲　蛋白质

组成人体的化学物质很多，如果我们将性质相近的物质归在一起，大致有蛋白质、糖类、脂类、水、无机盐等。从中我们可以看出，我们所摄取的营养素，除维生素外，都是构成人体的化学物质。一般讲，水占人体的55%～67%，蛋白质占16%～19%，脂类占10%～15%，糖类占1%～2%，无机盐占3%～4%。这些化学物质在人体内的功能各异，它们构成了人体的各种细胞和细胞间质，并供给细胞活动的能量。任何一种物质的缺乏，都会导致人体的障碍和损伤。

蛋白质是生物体内一种极重要的物质，是化学结构复杂的高分子有机化合物，是人体的必需营养素之一。蛋白质的英文Protein源于希腊文的Proteios，意思是"最重要的"。 生命是物质运动的高级形式，这种运动方式是通过蛋白质来实现的。人体的生长、发育、运动、遗传、繁殖等一切生命活动都离不开蛋白质。生命运动需要蛋白质，也离不开蛋白质。蛋白质是生命的物质基础，没有蛋白质就没有生命。

蛋白质主要由氨基酸组成，氨基酸是构成蛋白质的基本单位，因氨基酸的组合排列不同而组成各种类型的蛋白质。人体中估计有10万种以上的蛋白质。人体中的蛋白质始终处于不断的分解又不断地合成的动态平衡之中，组织蛋白不断地更新和修复。成人体内每天有3%的蛋白质被更新。

第一节　氨基酸

蛋白质的原子组成是碳、氢、氧和氮，有些还含有硫原子。由于碳水化合物及脂肪的原子组成只有碳、氢、氧而不存在氮，因此，蛋白质是人体氮的唯一或最主要的来源，其营养价值也是碳水化合物和脂肪所不能替代的。其构成的基本单位是氨基酸，氨基酸之间以肽键连接。

一、氨基酸

蛋白质分子是生物大分子，相对分子质量约从5000到数百万。构成蛋白质的基本单位是氨基酸，图2–1是氨基酸的化学结构式。

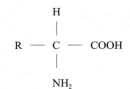

图2–1 氨基酸的化学结构

蛋白质是由许多氨基酸以肽键连接在一起，并形成一定空间结构的大分子。由于其氨基酸的种类、数量、排列次序和空间结构千差万别，就构成了无数种功能各异的蛋白质，也才有了丰富多彩、奥妙无穷的生物世界。构成人体蛋白质的氨基酸的肽有20种。蛋白质被分解时的次级结构称为肽，含10个以上氨基酸的肽称多肽，含10个以下氨基酸的肽称寡肽，含3个或2个氨基酸的分别称3肽和2肽。

二、必需氨基酸

必需氨基酸是指人体不能自身合成或合成速度不能满足机体需要，必须从食物中直接获得的氨基酸。构成人体蛋白质的氨基酸有20种（表2–1），其中9种氨基酸为必需氨基酸，它们是异亮氨酸、亮氨酸、赖氨酸、蛋氨酸、苯丙氨酸、苏氨酸、色氨酸、缬氨酸和组氨酸。

表2–1 人体的氨基酸

必需氨基酸	非必需氨基酸	半必需氨基酸
异亮氨酸	天门冬氨酸	半胱氨酸
亮氨酸	天门冬酰胺	酪氨酸
赖氨酸	谷氨酸	
蛋氨酸	谷氨酰胺	
苯丙氨酸	甘氨酸	
苏氨酸	脯氨酸	
色氨酸	丝氨酸	
缬氨酸	精氨酸	
组氨酸	丙氨酸	

组氨酸是婴儿的必需氨基酸。由于人体组氨酸在肌肉和血红蛋白中储存量较大，而人体对其需求量又相对较小，因此很难证实成人体内有无合成组氨酸的能力，故尚难确定组氨酸是否为成人体的必需氨基酸。

半胱氨酸和酪氨酸在体内分别由蛋氨酸和苯丙氨酸转变而成，如果膳食中能直接提供这两种氨基酸，则人体对蛋氨酸和苯丙氨酸的需要可分别减少30%和50%。所以半胱氨酸和酪氨酸这类可减少人体对某些必需氨基酸需要量的氨基酸，称为半必需氨基酸，或条件必需氨基酸。

在计算食物必需氨基酸组成时，往往将半胱氨酸和蛋氨酸、苯丙氨酸和酪氨酸合并计算。其余的氨基酸，人体自身可以合成以满足机体需要，故称非必需氨基酸。

三、氨基酸模式和限制性氨基酸

（一）氨基酸模式

氨基酸模式是指某种蛋白质中各种必需氨基酸的构成比例。即根据蛋白质中必需氨基酸含量，以含量最少的色氨酸为1计算出的其他氨基酸的相应比值。因人体对组氨酸的需求量相对较小，一般只考虑除组氨酸以外的其他8种必需氨基酸的比例。几种食物蛋白质和人体蛋白质氨基酸模式见表2-2。通常以人体必需氨基酸需要量模式作为参考蛋白质，用以评价食物蛋白质的营养价值。

表 2-2　几种食物蛋白质和人体蛋白质氨基酸模式

氨基酸	全鸡蛋	牛奶	牛肉	大豆	面粉	大米	人体
异亮氨酸	3.2	3.4	4.4	4.3	3.8	4.0	4.0
亮氨酸	5.1	6.8	6.8	5.7	6.4	6.3	7.0
赖氨酸	4.1	5.6	7.2	4.9	1.8	2.3	5.5
蛋氨酸+半胱氨酸	3.4	2.4	3.2	1.2	2.8	2.8	2.3
苯丙氨酸+酪氨酸	5.5	7.3	6.2	3.2	7.2	7.2	3.8
苏氨酸	2.8	3.1	3.6	2.8	2.5	2.5	2.9
缬氨酸	3.9	4.6	4.6	3.2	3.8	3.8	4.8
色氨酸	1.0	1.0	1.0	1.0	1.0	1.0	1.0

注：早期因对组氨酸是否为成人必需氨基酸尚不明确，故未计组氨酸。

（二）限制氨基酸

食物蛋白质的必需氨基酸组成与参考蛋白质相比较，缺乏较多的氨基酸称限制氨基酸，缺乏最多的一种称第一限制氨基酸。由于该种氨基酸缺乏或不足限制或影响了其他氨基酸的利用，从而降低了食物蛋白质的营养价值。食物蛋白质氨基酸组成与人体必需氨基酸需要量模式接近的食物，在体内的利用率就高，反之则低。例如，动物蛋白质中的蛋、奶、肉、鱼等以及大豆蛋白质的氨基酸组成与人体必需氨基酸需要量模式较接近，所含的必需氨基酸在体内的利用率较高，故称为优质蛋白质。

其中鸡蛋蛋白质的氨基酸组成与人体蛋白质氨基酸模式最为接近，在比较食物蛋白质营养价值时常作为参考蛋白，或称标准蛋白。参考蛋白指可测定其他蛋白质质量的标准蛋白。

而在植物蛋白质中，赖氨酸、蛋氨酸、苏氨酸和色氨酸含量相对较低，所以营养价值也相对较低。

第二节　蛋白质及其生理功能

一、蛋白质分类

蛋白质的化学结构非常复杂，大多数蛋白质的化学结构尚未阐明，因此无法根据蛋白质的化学结构进行分类。在营养学上常按营养价值分类。

（一）完全蛋白质

完全蛋白质指所含必需氨基酸种类齐全、数量充足、比例适当，不但能维持成人的健康，并能促进儿童生长发育的蛋白质，如乳类中的酪蛋白、乳白蛋白，蛋类中的卵白蛋白、卵磷蛋白，肉类中的白蛋白、肌蛋白，大豆中的大豆蛋白，小麦中的麦谷蛋白，玉米中的谷蛋白等。完全蛋白质是优质蛋白质。

（二）半完全蛋白质

半完全蛋白质指所含必需氨基酸种类齐全，但有的数量不足，比例不适当，可以维持生命，但不能促进生长发育的蛋白质，如小麦中的麦胶蛋白等。大多数植物蛋白是半完全蛋白。

（三）不完全蛋白质

不完全蛋白质指所含必需氨基酸种类不全，既不能维持生命，也不能促进生长发育的蛋白质，如玉米中的玉米胶蛋白，动物结缔组织和肉皮中的胶原蛋白，豌豆中的豆球蛋白等。

二、蛋白质系数和氮平衡

（一）蛋白质系数

蛋白质是人体氮的唯一来源，碳水化合物和脂肪不能代替。蛋白质的测定非常复杂繁琐，而氮的测定相对容易。如果能知道氮的量，就能相应计算出蛋白质的量。大多数蛋白质的含氮量相当接近，平均约为16%。因此在任何食物样品中，每克氮相当于6.25克蛋白质（即100÷16），其折算系数为6.25。6.25也被称为蛋白质系数。只要测定食物样品中的含氮量，就可以算出其中蛋白质的大致含量：

每百克样品中蛋白质的含量（克）=每克样品中含氮量（克）×6.25×100

（二）氮平衡

所谓氮平衡，是反映机体摄入氮和排出氮的关系，即蛋白质分解代谢与合成代谢处于动态平衡。其关系式如下：

$$B=I-（U+F+S）$$

式中

B：氮平衡；I：摄入氮；U：尿氮；F：粪氮；S：皮肤等氮损失。

当摄入氮和排出氮相等时为零氮平衡，健康成年人应维持零氮平衡并富余5%。

如摄入氮多于排出氮则为正氮平衡，儿童处于生长发育期、妇女怀孕、疾病恢复时，以及运动、劳动等需要增加肌肉时均应保证适当的正氮平衡，以满足机体对蛋白质的需要。

摄入氮少于排出氮则为负氮平衡，人在饥饿、疾病及老年时等，一般处于负氮平衡，但应尽量避免。

三、蛋白质的生理功能

（一）构成身体组织

蛋白质是构成机体组织、器官的重要成分，人体各组织、器官无一不含蛋白质。在人体的瘦组织中，如肌肉组织和心、肝、肾等器官均含有大量蛋白质；骨骼、牙齿，乃至指、趾也含有大量蛋白质；细胞中除水分外，蛋白质约占细胞内物质的80%。因此，构成机体组织、器官的成分是蛋白质最重要的生理功能。身体的生长发育可视为蛋白质的不断积累过程。这对生长发育期的儿童尤为重要。

人体内各种组织细胞的蛋白质始终在不断更新。例如，人血浆蛋白质的半寿期约为10天，肝中大部分蛋白质的半寿期为1～8天，某些蛋白质的半寿期很短，只有数秒钟。只有摄入足够的蛋白质才能维持组织的更新。身体受伤后也需要蛋白质作为修复材料。

（二）调节生理功能

机体生命活动之所以能够有条不紊地进行，有赖于多种生理活性物质的调节。而蛋白质在体内是构成多种具有重要生理活性物质的成分，参与调节生理功能。例如，核蛋白构成细胞核并影响细胞功能；酶蛋白具有促进食物消化、吸收和利用的作用；免疫蛋白具有维持机体免疫功能的作用；收缩蛋白，如肌球蛋白具有调节肌肉收缩的功能；血液中的脂蛋白、运铁蛋白、视黄醇结合蛋白具有运送营养素的作用；血红蛋白具有携带、运送氧的功能；白蛋白具有调节渗透压、维持体液平衡的功能；由蛋白质或蛋白质衍生物构成的某些激素，如垂体激素、甲状腺素、胰岛素及肾上腺素等都是机体的重要调节物质。

（三）供给能量

蛋白质在体内分解成氨基酸后，经脱氨基作用生成的α-酮酸，可以直接或间接经三羧酸循环氧化分解，同时释放能量，是人体能量来源之一。但是，蛋白质的这种功能可以由碳水化合物、脂肪所代替。因此，供给能量是蛋白质的次要功能。

第三节　蛋白质的营养价值评价

评价食物蛋白质的营养价值，对于食品品质的鉴定、新资源食品的研究与开发、指导人群膳食等许多方面都很必要。各种食物的蛋白质、氨基酸模式等都不一样，人体对不同蛋白质的消化、吸收和利用程度也存在差异，所以营养学上，主要是从食物的蛋白质含量、消化吸收程度和被人体利用程度三方面来全面地评价食品蛋白质的营养价值。

一、蛋白质的含量

虽然蛋白质的含量不等于质量，但是没有一定的数量，再好的蛋白质其营养价值也有限，所以蛋白质含量是食物蛋白质营养价值的基础。食物中蛋白质含量测定非常不容易，一般是先测定食物中的氮含量，这样相对容易，再乘以蛋白质系数6.25，就可以得到食物蛋白质的含量。

二、蛋白质消化率

蛋白质的消化率是评价食物蛋白质营养价值的生物学方法之一，是指蛋白质在消化道内被吸收的蛋白质占摄入蛋白质的百分数，是反映食物蛋白质在消化道内被分解和吸收程度的一项指标。

表2-3　几种食物蛋白质的消化率　　　　　　　　　　　　单位：%

食物	真消化率	食物	真消化率	食物	真消化率
鸡蛋	97	大米	87	大豆粉	86
牛奶	95	面粉（精制）	96	菜豆	78
肉、鱼	94	燕麦	86	花生酱	95
玉米	85	小米	79	花生	94
豆子	78	黑小麦	90	中国混合膳食	96

由于蛋白质在食物中存在形式、结构各不相同，食物中含有不利于蛋白质吸收的其他因素的影响等，不同的食物，或同一种食物的不同加工方式，其蛋白质的消化率

都有差异，一般动物性食品中的蛋白质消化率高于植物性食物（表2-3），如鸡蛋和牛奶蛋白质的消化率分别为97%和95%，而玉米和大米蛋白质的消化率分别为85%和87%。大豆整粒食用时，消化率仅60%，而加工成豆腐后，消化率提高到90%以上。这是因为加工后的制品中去除了大豆中的纤维素和其他不利于蛋白质消化吸收的影响因素。

蛋白质消化率一般采用动物或人体实验测定，根据是否考虑内源粪代谢氮因素，可分为表观消化率和真消化率两种方法。

（一）蛋白质表观消化率

蛋白质表观消化率，即不计内源粪代谢氮的蛋白质消化率。通常以动物或人体为实验对象，在实验期内，测定实验对象摄入的食物氮（摄入氮）和从粪便中排出的氮（粪氮），然后按下式计算：

$$蛋白质表观消化率（\%）= \frac{摄入氮-粪氮}{摄入氮} \times 100\%$$

（二）蛋白质真消化率

考虑内源粪代谢氮时的消化率。粪中排出的氮实际上有两个来源：一是来自未被消化吸收的食物蛋白质，即粪氮；二是来自脱落的肠黏膜细胞以及肠道细菌等所含的氮，即粪代谢氮。通常以动物或人体为实验对象，首先设置无氮膳食期。即在实验期内给予无氮膳食，并收集无氮膳食期内的粪便，测定氮含量，即为粪代谢氮；然后再设置被测食物蛋白质实验期，实验期内再分别测定摄入氮和粪氮；从被测食物蛋白质实验期的粪氮中减去无氮膳食期的粪代谢氮，才是摄入食物蛋白质中真正未被消化吸收的部分，故称真蛋白质消化率。计算公式如下：

$$蛋白质真消化率（\%）= \frac{摄入氮-粪氮-粪代谢氮}{摄入氮} \times 100\%$$

由于粪代谢氮测定十分烦琐，且难以准确测定，故在实际工作中常不考虑粪代谢氮，特别是当膳食中的膳食纤维含量很少时，可不必计算粪代谢氮；当膳食中含有多量膳食纤维时，成年男子的粪代谢氮值，可按每天每千克体重12毫克计算。

三、蛋白质利用率

蛋白质利用率是指食物蛋白质被消化吸收后在体内被利用的程度。衡量蛋白质利用率的指标有很多，主要有：生物价、蛋白质净利用率、蛋白质功效比值、氨基酸评分等，各指标是从不同的角度反映利用的程度。生物价是评价食物蛋白质营养价值较常用的方法，这里仅介绍生物价。

蛋白质的生物价是反映食物蛋白质消化吸收后被机体利用的程度：

$$生物价 = \frac{储留氮}{吸收氮} = \frac{吸收氮-（尿氮-尿内源性氮）}{食物氮-（粪氮-粪内源性氮）} \times 100\%$$

生物价越高，说明蛋白质被机体利用的程度越高，蛋白质的营养价值越高，最高值为100。通常采用人或动物进行实验，实验期内分别测定食物、粪便、尿液的含氮量。动物实验时，在实验前给实验动物吃无氮饲料，收集无氮饲料期粪、尿样品，测定氮含量，得粪内源性和尿内源性氮数据；人体实验时，可按成人全日尿内源性氮2~2.5克、粪内源性氮0.91~1.2克计。

食物蛋白质的生物价对指导肝脏及肾脏疾病病人的膳食具有很好的指导意义。生物价越高，表明膳食中蛋白质被人体利用合成蛋白质的程度越高，经肝脏及肾脏代谢和排泄的氮越少，因而，可以减少肝脏和肾脏的负担。常见食物的蛋白质生物价见表2-4。

表2-4　常见食物的蛋白质生物价

食物蛋白质	生物价	食物蛋白质	生物价
鸡蛋全蛋	94	熟大豆	64
鸡蛋蛋白	83	扁豆	72
鸡蛋蛋黄	96	蚕豆	58
脱脂牛奶	85	白面粉	52
鱼	83	小米	57
牛肉	76	玉米	60
猪肉	74	白菜	76
大米	77	红薯	72
小麦	67	马铃薯	67
生大豆	57	花生	59

四、蛋白质的营养缺乏及评价

（一）蛋白质缺乏

蛋白质是人体最重要的营养素，蛋白质缺乏会给人体健康造成灾难性的损伤。

蛋白质缺乏在成人和儿童中都有发生，但处于生长阶段的儿童更为敏感。据世界卫生组织估计，目前世界上大约有500万儿童患蛋白质—能量营养不良，其中有因疾病和营养不当引起，但大多数则是因贫穷和饥饿引起，主要分布在非洲、中南美洲、中东、东南亚和南亚地区等。在蛋白质缺乏的国家，居民蛋白质摄入不足，蛋白质的质量在很大程度上决定了儿童的生长情况和成人的健康。

1. 蛋白营养缺乏症

蛋白营养缺乏症，又称夸休可尔症（Kwashiorkor），来自加纳语，指能量摄入基本满足而蛋白质严重不足的儿童营养性疾病，主要表现为体重下降不明显，腹腿部水肿、虚弱、表情淡漠、生长滞缓、头发变色、变脆和易脱落、易感染其他疾病等。

2003年5月，安徽阜阳地区相继出现婴幼儿因饮用劣质奶粉而腹泻，重度营养不良的情况。据统计，2003年5月以来十个月间，因食用劣质奶粉出现营养不良综合征的共171例，死亡13例。这些劣质奶粉主要是以各种廉价的食品原料如淀粉、蔗糖等全部或部分替代乳粉，再用奶香精等添加剂进行调香调味制成。这些婴幼儿患上的就是蛋白营养缺乏症。

2．营养消瘦症

营养消瘦症，又称为Marasmus，原意即为"消瘦"，指蛋白质和能量摄入均严重不足的儿童营养性疾病，患儿消瘦无力，体重下降明显，仅为同年龄儿童平均体重的60%，没有明显的水肿，因易感染其他疾病而死亡。主要是由于饥饿造成的。

这两种情况可以单独存在，也可并存。对成人来说，蛋白质摄入不足，同样可引起体力下降、水肿、抗病力减弱等症状。

（二）蛋白质过多

蛋白质，尤其是动物性蛋白质摄入过多，对人体同样有害。

首先过多的动物性蛋白质的摄入，就必定伴有较多的动物脂肪和胆固醇摄入。

其次蛋白质过多本身也会产生有害影响。正常情况下，人体不贮存蛋白质，所以必须将过多的蛋白质脱氨分解，氨则由尿排出体外。这一过程需要大量水分，从而加重了肾脏的负荷，若肾功能已经受损，则危害更大。

过多的动物性蛋白摄入，也造成含硫氨基酸摄入过多，这样可加速骨骼中钙的丢失，易产生骨质疏松。

最近的研究表明，同型半胱氨酸可能是心脏疾病的危险因素。摄入较多同型半胱氨酸的男性，发生心脏疾患的风险是对照组的3倍。

摄入蛋白质过多可能与一些癌症有关，尤其是结肠癌、乳腺癌、肾癌、胰腺癌和前列腺癌。

第四节　蛋白质的食物来源及需要量

一、蛋白质的食物来源

蛋白质的食物来源可分为植物性蛋白质和动物性蛋白质两大类。植物蛋白质中，谷类含蛋白质10%左右，蛋白质含量不算高，但由于是人们的主食，所以仍然是膳食蛋白质的主要来源。豆类含有丰富的蛋白质，特别是大豆含蛋白质高达35%～40%，氨基酸组成也比较合理，在体内的利用率较高，是植物蛋白质中非常好的蛋白质来源。此外，薯类、杂豆类、坚果类、菌藻类等植物性食物的蛋白质含量也较高，是人体蛋白质来源的重要补充。

蛋类含蛋白质11% ~ 14%，是优质蛋白质的重要来源。奶类（牛奶）一般含蛋白质3.0% ~ 3.5%，是婴幼儿蛋白质的最佳来源。

肉类包括禽、畜和鱼的肌肉。新鲜肌肉含蛋白质15% ~ 22%，肌肉蛋白质营养价值优于植物蛋白质，是人体蛋白质的重要来源。

为改善膳食蛋白质质量，在膳食中应保证有一定数量的优质蛋白质。一般要求动物性蛋白质和大豆蛋白应占膳食蛋白质总量的30% ~ 50%。

常见食物蛋白质含量见表2-5。

表2-5 常见食物蛋白质含量（克/每百克可食部）

食物	蛋白质	食物	蛋白质
猪肉（瘦）	20.3	小麦粉（富强粉）	10.3
猪肉（肥瘦）	13.2	小麦粉（标准粉）	11.2
牛肉（肥瘦）	19.9	小米	9.0
羊肉（肥瘦）	19.0	面包（平均）	8.3
鸡（平均）	19.3	玉米（鲜）	4.0
鸭（平均）	15.3	玉米面	8.1
鹅	17.9	粳米（标一）	7.7
草鱼	16.6	籼米（标一）	7.7
河蟹	17.5	高粱米	10.4
河虾	16.4	甘薯	1.4
海参	16.5	黄豆	35.0
鸡蛋（平均）	13.3	绿豆	21.6
鸭蛋	12.6	豆腐（平均）	8.1
鹅蛋	11.1	赤小豆	20.2
牛奶（平均）	3.0	核桃（鲜）	12.8
酸奶（平均）	2.5	花生仁	24.8
奶酪（干酪）	25.7	紫菜（干）	26.7
梨（平均）	0.4	蘑菇（干）	21.0
苹果（平均）	0.2	香菇	2.2

二、蛋白质的需要量

理论上成人每人每天摄入约30克蛋白质就可以满足零氮平衡，但从安全性和消化吸收等其他因素考虑，2013年《中国居民膳食营养素参考摄入量》对成人蛋白质的推荐摄入量（RNI）为1克/（千克·天）为宜。

表2-6　中国居民膳食蛋白质参考摄入量

人群	平均需要量/（克/天）		推荐摄入量/（克/天）	
	男	女	男	女
0岁～	—	—	9（AI）	9（AI）
0.5岁～	15	15	20	20
1岁～	20	20	25	25
3岁～	25	25	30	30
6岁～	25	25	35	35
7岁～	30	30	40	40
9岁～	40	40	45	45
10岁～	40	40	50	50
11岁～	50	45	60	55
14岁～	60	50	75	60
18岁～	60	50	65	55
孕妇（中）	—	+10	—	+15
孕妇（晚）	—	+25	—	+30
乳母	—	+20	—	+25

三、提高膳食蛋白质质量

（一）增加膳食中的蛋白质

大豆蛋白质的营养和保健功能已越来越被重视，不仅蛋白质的营养价值高，而且有利于预防高脂血症等慢性疾病。牛奶是富含多种营养素的优质蛋白质食物来源，我国人均牛奶的年消费量较低，2015年5月召开的第四届"奶牛营养与牛奶质量"国际研讨会上披露，我国已是全球奶类生产、加工和消费大国，但人均奶类消费水平依然较低，约为亚洲平均水平的1/2、世界平均水平的1/3。因此，应大力提倡我国各类人群增加牛奶和大豆及其制品的消费。

（二）蛋白质互补

两种或两种以上食物蛋白质混合食用，其中所含有的必需氨基酸取长补短，相互补充，达到较好的比例，从而提高蛋白质利用率的作用，称为蛋白质互补作用。一般大豆蛋白质缺乏蛋氨酸，但富含赖氨酸；而大多数谷类蛋白质却与此相反，缺少赖氨酸而富含蛋氨酸。如上述两种食物混合食用，可以提高蛋白质利用率10%～30%，不同蛋白质的互补作用实际上是所含氨基酸成分相互补充的结果。

将多种食物混合食用，会提高食物蛋白质的生物价。例如，玉米、小米、大豆单独食用时，其生物价分别为60，57，64，如按40%、40%、20%的比例混合食用，生物价可提高到73。如将玉米、面粉、大豆混合食用，蛋白质的生物价也会提高。这是因为玉米、面粉的蛋白质中赖氨酸含量较低，蛋氨酸相对较高；而大豆中的蛋白质恰恰相反，混合食用时赖氨酸和蛋氨酸两者可相互补充。若在植物性食物的基础上再添加少量动物性食物，蛋白质的生物价还会提高，如面粉、小米、大豆、牛肉单独食用时，其蛋白质的生物价分别为67、57、64、76，若按31%、46%、8%、15%的比例混合食用，其蛋白质的生物价可提高到89。可见动、植物性混合食用比单纯植物混合还要好。

表 2-7 几种食物混合食用后蛋白质的生物价

食物名称	单独食用生物价	混合食用所占比例 /%		
小麦	67	37	…	31
大米	57	32	40	46
大豆	64	16	20	8
豌豆	48	15	…	…
玉米	60	…	40	…
牛肉干	76	…	…	15
混合食用生物价		74	73	89

（三）蛋白质互补的原则

为充分发挥食物蛋白质的互补作用，在调配膳食时，应遵循以下三个原则。

（1）搭配的食物种类越多越好。每日摄入的食物种类最好不少于20种，以发挥杂食之利，提高膳食营养的覆盖面。

（2）食物的生物学种属越远越好，如动物性和植物性食物之间的混合比单纯植物性食物之间的混合要好。

（3）食用时间越近越好，同时食用最好，因为单个氨基酸在血液中的停留时间约4小时，然后到达组织器官，再合成组织器官的蛋白质，而合成组织器官蛋白质的氨基酸必须同时到达才能发挥互补作用，合成组织器官蛋白质。

同步练习

一、判断题

1. 蛋白质是生命的物质基础，没有蛋白质就没有生命。（　　）
2. 食物蛋白质氨基酸组成与人体必需氨基酸需要量模式接近的食物，在体内的利用率就高，反之则低。（　　）
3. 食物蛋白质质量很重要，只要保证质量，数量上少也没有关系。（　　）
4. 没有一定的数量，食物中含有再好的蛋白质其营养价值也有限，所以即便是食物蛋白质的质量很差，也要保证有充足的数量。（　　）
5. 一般动物性食品中的蛋白质消化率高于植物性食物。（　　）
6. 成年男子的蛋白质推荐摄入量（RNI）是每天65克。（　　）

二、填空题

1. _____是构成蛋白质的基本单位。
2. 成人体内每天有_____%的蛋白质被更新。
3. 氨基酸模式是指某种蛋白质中各种必需氨基酸的构成比例。即根据蛋白质中必需氨基酸含量，以含量最少的_____为1计算出的其他氨基酸的相应比值。
4. 食物蛋白质的必需氨基酸组成与参考蛋白质相比较，缺乏较多的氨基酸称_____氨基酸。
5. 两种或两种以上食物蛋白质混合食用，其中所含有的必需氨基酸取长补短，相互补充，达到较好的比例，从而提高蛋白质利用率的作用，称为蛋白质_____作用。
6. 营养消瘦症，又称为Marasmus，原意即为"消瘦"，指_____和能量摄入均严重不足的儿童营养性疾病。
7. 一般大豆蛋白质缺乏_____，但富含赖氨酸；而大多数谷类蛋白质却与此相反。

三、单项选择题

1. （　　）是婴儿的必需氨基酸。
   A. 色氨酸　　　　　B. 赖氨酸　　　　　C. 蛋氨酸　　　　　D. 组氨酸

2. （　　）蛋白质的氨基酸组成与人体蛋白质氨基酸模式最为接近，在比较食物蛋白质营养价值时常作为参考蛋白。

    A. 鸡蛋　　　　　　B. 牛奶　　　　　　C. 瘦猪肉　　　　　　D. 大豆

3. 当摄入氮和排出氮相等时为零氮平衡，健康成年人应维持零氮平衡并富余（　　）%。

    A. 0　　　　　　　　B. 5　　　　　　　　C. 10　　　　　　　　D. 15

4. 蛋白质真消化率是考虑了（　　）时的消化率。

    A. 摄入氮　　　　　　B. 粪氮　　　　　　C. 粪代谢氮　　　　　　D. 以上均不对

5. 蛋白质的生物价是反映食物蛋白质（　　）。

    A. 蛋白质的数量

    B. 蛋白质的质量

    C. 蛋白质在消化道内被吸收的蛋白质占摄入蛋白质的百分数

    D. 消化吸收后被机体利用的程度

6. 为改善膳食蛋白质质量，一般要求优质蛋白质（动物性蛋白质和大豆蛋白质）应占膳食蛋白质总量的（　　）。

    A. 10%～20%　　　　B. 20%～30%　　　　C. 30%～50%　　　　D. 40%～60%

7. 蛋白营养缺乏症，又称夸休可尔症（Kwashiorkor），来自加纳语，指（　　）。

    A. 能量、蛋白质基本满足　　　　　　　B. 能量严重不足，蛋白质基本满足

    C. 能量基本满足，蛋白质严重不足　　　D. 能量、蛋白质均严重不足

四、多项选择题

1. （　　）是可减少人体对某些必需氨基酸需要量的氨基酸，称为半必需氨基酸，或条件必需氨基酸。

    A. 半胱氨酸　　　　B. 酪氨酸　　　　C. 谷氨酸

    D. 甘氨酸　　　　　E. 精氨酸

2. （　　）蛋白质是完全蛋白质。

    A. 牛肉　　　　　　B. 鳕鱼　　　　　C. 鱼翅

    D. 大豆　　　　　　E. 玉米

3. 如摄入氮多于排出氮则为正氮平衡，（　　）情形一般处于正氮平衡。

    A. 儿童处于生长发育期　　　　　　B. 妇女怀孕　　　　C. 疾病恢复时

    D. 运动、劳动等需要增加肌肉　　　　E. 饥饿时

4. 以下对蛋白质的生物价描述正确的是（　　）。

    A. 生物价越高，说明蛋白质被机体利用的程度越高，蛋白质的营养价值越高

    B. 生物价最高值为94

    C. 生物价对指导肝脏及肾脏疾病病人的膳食具有很好的指导意义

    D. 生物价越高，表明膳食中蛋白质被人体利用合成蛋白质的程度越高

E. 生物价越高，增加肝脏和肾脏的负担

5. 蛋白质，尤其是动物性蛋白摄入过多，对人体的害处有（　　）。

A. 过多的动物性蛋白质的摄入，就必定伴有较多的动物脂肪和胆固醇摄入

B. 加重了肾脏的负荷

C. 可加速骨骼中钙的丢失，易产生骨质疏松

D. 男性发生心脏疾患的风险增加

E. 患癌，尤其是结肠癌、乳腺癌、肾癌、胰腺癌和前列腺癌的概率增加

6. 提高膳食蛋白质质量，应增加膳食中的蛋白质，应大力提倡我国各类人群增加（　　）及其制品的消费。

A. 牛肉　　　　　B. 鸡蛋　　　　　C. 牛奶

D. 大豆　　　　　E. 杂粮

五、简答题

1. 人体中的必需氨基酸有哪些？

2. 简述蛋白质的生理功能。

3. 蛋白质互补的原则有哪些？

六、计算题

1. 1克大豆中测得含氮0.056克，每克大豆含蛋白质多少克？

2. 某实验室测得1克的鸡蛋样品中含20.8毫克氮，则每百克此鸡蛋样品中含蛋白质多少克？

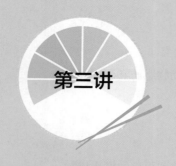

第三讲　碳水化合物

碳水化合物是由碳、氢、氧三种元素组成的有机化合物。由于其分子式中的氢氧比例为2：1，和水相同，故称之为碳水化合物。因为一些不属于碳水化合物的分子也有同样的元素组成比例，如醋酸（$C_2H_4O_2$）、乳酸（$C_3H_6O_3$）等。此外，有一些化合物在结构与性质方面都与糖类相似，如鼠李糖（$C_6H_{12}O_5$），但却属糖类。因此，国际化学名词委员会在1927年曾建议用"糖类"一词来代替碳水化合物。但由于习惯和接受率，"碳水化合物"一词至今仍被广泛使用。

碳水化合物是最早被发现的营养素之一，广泛存在于动植物中，包括构成动物体结构的骨架物质如膳食纤维、果胶、黏多糖和几丁质，以及为能量代谢提供原料的物质如淀粉、糊精、菊糖和糖原等。碳水化合物是人类膳食能量的最主要的来源，对人类营养有着重要作用。

第一节　碳水化合物种类

碳水化合物根据聚合度，可分为糖、寡糖、多糖等三类，见表3-1。

表 3-1　碳水化合物分类

分类（糖分子聚合度）	亚组	组成
糖（1~2）	单糖	葡萄糖，果糖，半乳糖
	双糖	蔗糖，麦芽糖，乳糖，海藻糖
	糖醇	山梨醇，甘露醇
寡糖（3~9）	异麦芽低聚寡糖	麦芽糊精
	其他寡糖	棉子糖，水苏糖，低聚果糖
多糖（≥10）	淀粉	直链淀粉，支链淀粉，变性淀粉
	非淀粉多糖	纤维素，半纤维素，果胶，亲水胶质物

一、糖

糖主要包括单糖、双糖和糖醇。单糖的分子结构简单，不再被水解，可直接被消化道吸收利用。

（一）单糖

食物中的单糖主要有葡萄糖、果糖和半乳糖，单糖是最简单的碳水化合物，是构成寡糖和多糖的基本组成单位；通常根据其所含碳元素的数量分为三碳糖、四碳糖、五碳糖和六碳糖等，其中以六碳糖（己糖）在自然界中分布最广。

1．葡萄糖

葡萄糖是单糖中最重要的一种，人体的血糖就是葡萄糖。所有动物的血液中都有这种糖，但含量很少。葡萄糖广泛存在于大多数水果和蔬菜中，水果中含量最为丰富，尤以葡萄中含量最多。

2．果糖

果糖是最甜的一种糖，其甜度是葡萄糖的1.75倍。果糖和蔗糖同时存在于大多数水果中，蜂蜜中含量最多。

3．半乳糖

半乳糖几乎全部以结合形式存在，在自然界中不单独存在。主要是乳糖、水苏糖、棉子糖等的组成成分之一。其甜度低于葡萄糖。

（二）双糖

食物中的双糖主要有蔗糖、麦芽糖和乳糖等，双糖是由两个单糖分子上的羟基脱水生成的糖苷，广泛存在于自然界中。

1．蔗糖

由一分子葡萄糖和一分子果糖缩合而成。蔗糖广泛存在于植物中，甘蔗和甜菜含量丰富，是绵白糖、砂糖、红糖的主要成分。

2．麦芽糖

由两分子葡萄糖缩合而成。以谷类种子发出的芽中含量较多，尤以麦芽中含量最多，因此称麦芽糖。

3．乳糖

由一分子葡萄糖和一分子半乳糖缩合而成。它只存在于动物的乳汁中，甜度仅为蔗糖的1/6。乳糖不溶于水，在消化道中由乳糖酶作用而分解成葡萄糖和半乳糖。

（三）糖醇

糖醇是单糖的衍生物，如山梨醇、甘露醇、木糖醇等，广泛应用在食品工业及临床中。

1．山梨醇

山梨醇主要存在于植物的果实中，工业上可通过羟化葡萄糖而制得。在体内山梨醇转变成果糖，90%以上被吸收并代谢，其肠道吸收过程比葡萄糖慢得多，对血糖的影响比葡萄糖小得多，因此，山梨醇常作为甜味剂而用于食品中。

2．甘露醇

甘露醇在海藻、蘑菇中含量丰富。甘露醇可通过甘露糖羟化而获得。在临床上可作为利尿剂，或在食品工业上作为无糖食品的甜味剂。

3．木糖醇

木糖醇广泛存在于水果、蔬菜中，甜度与蔗糖相等。工业上可通过氢化木糖而获得，常作为甜味剂。

二、寡糖

寡糖又称低聚糖，是由3～9个单糖构成的一类小分子多糖。由于寡糖中的化学键不能被人体消化酶分解，因此，不易被消化。常见的低聚糖主要有棉籽糖、水苏糖、低聚果糖、大豆低聚糖等。

棉子糖为三糖，由葡萄糖、果糖和半乳糖构成，多见于蜂蜜中，也是大豆低聚糖的主要成分。水苏糖为四糖，由葡萄糖、果糖和两分子半乳糖组成，常与蔗糖、棉子糖共存，主要存在于豆类中。摄入大量豆类常引起腹部胀气，主要是由于棉子糖、水苏糖不能被消化道中的消化酶分解，而被肠道微生物发酵产气引起的。

低聚果糖是蔗糖分子的果糖残基上结合1～3个果糖组成的寡糖。主要存在于水果、蔬菜中，如香蕉、大蒜、洋葱等。在体内不易被消化吸收，但易被大肠双歧杆菌利用，被认为是大肠双歧杆菌的增殖因子。

大豆低聚糖是存在于大豆中的可溶性糖分的总称，主要成分是棉子糖、水苏糖，也含有一定量的蔗糖等其他成分，除大豆外，还常见于其他豆类如豇豆、豌豆、绿豆、扁豆等。大豆低聚糖也是大肠双歧杆菌的增殖因子，常作为功能性食品的基料，用于食品工业生产中。

三、多糖

多糖由大于或等于10个葡萄糖分子脱水缩合而成，无甜味，一般不溶于水，在营养学上可分为淀粉和非淀粉多糖。

（一）淀粉

淀粉是由许多的葡萄糖单体联结而成，在谷类、豆类、坚果类以及薯类等块根类食物中含量丰富。

1．直链淀粉

直链淀粉由葡萄糖分子残基通过α–1，4–糖苷键相连而成（图3–1）。直链淀粉可溶解于热水中，与碘产生蓝色反应，天然食物中含量少。直链淀粉容易"老化"，形成难以消化的抗性淀粉。

2. 支链淀粉

支链淀粉由葡萄糖分子残基通过 α-1，4-糖苷键和 α-1，6-糖苷键相连而成（图3-2）。支链淀粉难溶于水，遇碘产生棕色反应。支链淀粉易使食物糊化，消化率较高。

3. 变性淀粉

变性淀粉又称改性淀粉，是指普通淀粉经过物理或化学方法处理后，使其某些性质改变的淀粉。食品工业中常用于增稠、稳定冷冻食品内部结构、改善食物的风味等。

4. 抗性淀粉

抗性淀粉是健康人小肠内剩余的不被消化吸收的淀粉及其降解产物的总称。广泛存在于一些水果及豆科作物中，其特性是在小肠内部消化，在结肠内发酵并完全吸收。

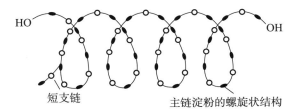

图3-1 直链淀粉的螺旋状结构

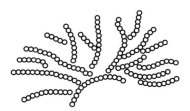

图3-2 支链淀粉的分支链状

5. 糖原

糖原（图3-3）为淀粉在动物体内贮存能量的一种形式，故又称为动物淀粉。它存在于肝脏、肌肉和其他组织中，人体中的淀粉约有1/3存在于肝脏，称为肝糖原，可维持人体正常的血糖浓度；其余2/3存在于肌肉，称为肌糖原，可提供肌肉运动所需要的能量。糖原和血糖的总量占体重1%以下，与蛋白质和脂肪相比，碳水化合物是体内含量较少的大分子营养素。

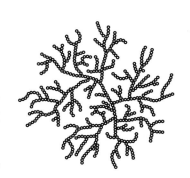

图3-3 糖原的分支状结构示意图

（二）非淀粉多糖

非淀粉多糖主要由植物细胞壁成分组成，在体内不能被消化吸收，在营养学上称为膳食纤维，包括纤维素、半纤维素和果胶、木质素等。

1. 纤维素

纤维素是植物的骨干，植物细胞壁的主要成分，分布于植物的根、茎、叶、花、果、种子以及谷类的外壳中。在人体消化道内缺乏消化纤维素的酶，同时其水溶性较小，不能被酸水解，因此，不能被人体消化吸收。纤维素具有吸水性，可以增加肠道内容物的体积，还可刺激和促进胃肠道的蠕动，有利于其他食物的消化吸收及粪便的排泄。

2．半纤维素

半纤维素也是植物细胞壁的主要成分，通常与纤维素同时存在于植物性食物中。在人体消化道内不能被消化酶分解，但在大肠中易被细菌发酵，大肠中半纤维素比纤维素更易于被细菌分解。

3．果胶

果胶是存在于蔬菜和水果软组织中的无定形物质，可在热溶液中溶解，在酸性溶液中遇热形成凝胶，在食品加工中常作为增稠剂使用。

4．木质素

木质素是使植物木质化的物质，虽然包括在不可利用的碳水化合物的范畴内，但它并不是真正的碳水化合物，而是一种复杂酚类聚合物，因与纤维素、半纤维素同时存在于植物细胞壁中，进食时往往一并摄入人体内，而被认为是膳食纤维的组成成分。通常果蔬植物所含的木质素甚少，人和动物均不能消化木质素。

四、益生元

20世纪90年代末期以来，随着人们对糖尿病等慢性病研究的深入和对膳食治疗的认识，科学界认识到，碳水化合物的所有性质均来源于它的两大特性——小肠消化和结肠发酵。小肠消化与血糖和供能有关，发酵与其肠道健康等功能作用有关。据此，一些新术语如抗性淀粉、膳食纤维、益生元、血糖生成指数等应运而生，这些新术语体现了科学界对不同种类碳水化合物的吸收利用差异上的认识。

近年来已证实某些不消化的碳水化合物在结肠发酵时，有选择性地刺激肠道菌的生长，特别是某些益生菌群的增殖，如乳酸杆菌、双歧杆菌。益生菌可提高人体消化系统功能，尤其是肠道功能。不被消化的碳水化合物常被称为"益生元"，如低聚果糖、菊粉、非淀粉多糖、抗性淀粉等。

第二节　碳水化合物的功能与食物来源

一、碳水化合物的生理功能

（一）储存和提供能量

每克葡萄糖在体内氧化可以产生4千卡（16.7千焦）的能量。在维持人体健康所需要的能量中，55%～65%由碳水化合物提供。糖原是肌肉和肝脏碳水化合物的储存形式，肝脏约储存机体内1/3的糖原。一旦机体需要，肝脏中的糖原即分解为葡萄糖以提供能量。碳水化合物在体内释放能量较快，供能也快，是神经系统和心肌的主要能源，也是肌肉活动时的主要燃料，对维持神经系统和心脏的正常供能，增强耐力、提高工作效率都有重要意义。

（二）构成机体组织及重要生命物质

碳水化合物是构成机体组织的重要物质，并参与细胞的组成和多种活动。每个细胞都有碳水化合物，其含量为2%～10%，主要以糖脂、糖蛋白和蛋白多糖的形式存在，分布在细胞膜、细胞器膜、细胞质以及细胞间基质中。糖和脂形成的糖脂是细胞与神经组织的结构成分之一。除每个细胞都有碳水化合物外，糖结合物还广泛存在于各组织中。

（三）节约蛋白质

当膳食中碳水化合物供应不足时，机体为了满足自身对葡萄糖的需要，则通过糖原异生作用将蛋白质转化为葡萄糖供给能量；而当摄入足够量的碳水化合物时则能预防体内或膳食蛋白质消耗，不需要动用蛋白质来供能，即碳水化合物具有节约蛋白质作用。碳水化合物供应充足，体内有足够的三磷酸腺苷（ATP）产生，也有利于氨基酸的主动转运。

（四）抗生酮作用

脂肪在体内分解代谢，需要葡萄糖的协同作用。当膳食中碳水化合物供应不足时，体内脂肪或食物脂肪被动员并加速分解为脂肪酸来供应能量。在这一代谢过程中，脂肪酸不能彻底氧化而产生过多的酮体，酮体不能及时被氧化而在体内蓄积，以致产生酮血症和酮尿症。膳食中充足的碳水化合物可以防止上述现象的发生，因此称为碳水化合物的抗生酮作用。

（五）解毒作用

碳水化合物经糖醛酸途径代谢生成的葡萄糖醛酸，是体内一种重要的结合解毒剂，在肝脏中能与许多有害物质如细菌毒素、酒精、砷等结合，以消除或减轻这些物质的毒性或生物活性，从而起到解毒作用。

（六）增强肠道功能

非淀粉多糖类，如纤维素、果胶、抗性淀粉、功能性低聚糖等，虽然不能在小肠消化吸收，但能刺激肠道蠕动，增加结肠的发酵，增强肠道的排泄功能。

二、碳水化合物的缺乏与过量

碳水化合物可通过影响生理和代谢过程而直接影响人类健康，因而碳水化合物缺乏或过量都将对疾病或疾病进程产生影响。

（一）缺乏

人体储存葡萄糖的能力有限，成年人一般只能储存400克左右，其中200～300克是作为肌糖原储存于肌肉中。中枢神经系统、红细胞只能依赖葡萄糖的无氧酵解提供能量，在饥饿、禁食或某些病理状态下，细胞中的碳水化合物储备（如糖原）耗竭，为了维持血糖浓度的稳定和满足脑部的供能，体内的糖异生反应得到激活，脂肪动员加强，大量的脂肪酸经过β-氧化提供能量的同时产生酮体，可导致酮症酸中毒。

在正常人群中完全缺乏碳水化合物的膳食或缺乏碳水化合物症状是不存在的。偶尔的低血糖也可以很容易得到纠正。

（二）过量

碳水化合物的摄入量对血脂、低密度脂蛋白胆固醇的影响明显相关。当膳食中饱和脂肪酸摄入量保持不变时，碳水化合物摄入量的改变对血浆低密度脂蛋白胆固醇无影响。高碳水化合物和低脂膳食，可提高血甘脂含量13%，增加心血管疾患发生的危险。

过量的碳水化合物摄入，引起机体碳水化合物氧化率增加。长期的高碳水化合物摄入对糖尿病发生和发展不利。

三、碳水化合物的膳食参考摄入量与食物来源

（一）膳食参考摄入量

人体碳水化合物需要量常从几个方面来考虑，如葡萄糖的氧化分解率，满足脑部以及葡萄糖依赖组织的需要量，糖异生及不可逆的蛋白质和氮损失量，避免酮症酸中毒以及相关疾病风险，以及避免体内蛋白质分解为目标等。此外，人体内源性的产生和能量消耗也是必须要考虑的因素。

碳水化合物的主要作用是给机体某些组织提供葡萄糖。尤其是大脑、神经组织、红细胞、肾小管、睾丸、供氧不足的骨骼肌等，有些器官或组织通常只能利用葡萄糖作为能量源。大脑虽然只有体重2%左右的重量，但它消耗了大约20%基础代谢量。

2013年中国营养学会制定的《中国居民膳食营养素参考摄入量》，提出中国居民碳水化合物平均需要量（EAR），见表3-2。

2013年中国营养学会制订的《中国居民膳食营养素参考摄入量》，提出了宏量营养素可接受范围（AMDR）这一新概念。宏量营养素可接受范围（AMDR）是指脂肪、蛋白质和碳水化合物理想的摄入量范围，该范围可以提供人体对这些必需营养素的需要，并且有利于降低慢性病的发生危险，常用占能量摄入量的百分比表示。

蛋白质、脂肪和碳水化合物都属于在体内代谢过程中能够产生能量的营养素，因此被称之为产能营养素。它们属于人体的必需营养素，而且它们三者的摄入比例还影响微量营养素的摄入状况。另一方面，当产能营养素摄入过量时又可能导致机体能量储存过多，增加非传染性慢性病的发生风险。因此有必要提出宏量营养素可接受范围

（AMDR），以预防营养素缺乏，同时减少摄入过量而导致慢性病的风险。

表 3-2　中国居民碳水化合物平均需要量（EAR）

人群	总碳水化合物/（克/天）
0岁~	65（AI）
0.5岁~	80（AI）
1岁~	120
11岁~	150
18岁~	120
65岁~	—
孕妇	130
乳母	160

注：未制定参考值者用"—"表示。

宏量营养素可接受范围（AMDR）显著的特点之一是具有上限和下限。如果一个个体的摄入量高于或低于推荐的范围，可能引起罹患慢性病的风险增加，或导致必需营养素缺乏的可能性增加。

表3-3是碳水化合物的膳食宏量营养素可接受范围（AMDR）。膳食碳水化合物的膳食宏量营养素可接受范围（AMDR）为占总能量摄入量的50%~65%。添加糖的摄入量占总能量摄入量要小于10%。

表 3-3　中国居民膳食宏量营养素可接受范围（碳水化合物）

人群	总碳水化合物占能量 %	添加糖占能量 %
0岁~	—	—
1岁~	50~65	—
4岁~	50~65	<10
18岁~	50~65	<10
孕妇	50~65	<10
乳母	50~65	<10

注：未制定参考值者用"—"表示。

（二）食物来源

碳水化合物主要来自谷类、薯类，还来源于水果蔬菜类食物和纯碳水化合物（包括淀粉和糖）等。粮谷类一般含碳水化合物60%~80%，薯类含量为15%~29%，豆类为40%~60%。单糖和双糖的来源主要是蔗糖、糖果、甜食、糕点、甜味水果、含糖饮料和蜂蜜等。各类常见富含碳水化合物食物的含量见表3-4，也是我国居民的碳水化合物的主要来源。

表 3-4 常见食物中碳水化合物的含量（克 /100 克可食部）

种类	碳水化合物	总膳食纤维	淀粉	糖
白糖	99.9	—	—	—
蜂蜜	75.6	—	—	—
稻米	77.9	3.5	80.1	1.0
小麦	75.2	12.6	61.8	2.1
玉米（黄）	73.0	11.0	7.1	1.6
小米	75.1	8.5	60.0	4.0
大麦	73.3	17.3	62.2	1.8
燕麦	72.8	10.3	72.8	1.2
麸皮	61.4	31.6	75.9	—
木薯	27.8	—	—	—
粉条	84.2	—	—	—
藕粉	93.0	—	—	—
甘薯	25.2	15.6	5.0	
马铃薯	17.2	16.6	0.6	
芋头	26.2	2.5	1.1	
黄豆	34.2	15.5	—	
黑豆	33.6	10.2	—	
绿豆	62.0	6.4	—	
赤小豆	63.4	7.7	—	
花生	12.5	6.3	6.2	—

乳糖是哺乳动物乳腺分泌的一种特有的碳水化合物，一般仅存在于奶及奶制品中。乳糖在不同动物的乳中含量略有不同，常见的几种动物乳中的乳糖浓度：人奶为7.0%；牛奶为4.7%；马奶为2.6%；绵羊奶为4.4%；山羊奶为4.6%。

第三节 膳食纤维

膳食纤维的定义有两种，一是从生理学角度将膳食纤维定义为哺乳动物消化系统内未被消化的植物细胞的残存物，包括纤维素、半纤维素、果胶、树胶、抗性淀粉和木质素等；二是从化学角度将膳食纤维定义为植物的非淀粉多糖和木质素。

膳食纤维可分为可溶性膳食纤维与非可溶性膳食纤维。前者包括部分半纤维素、果胶和树胶等，后者包括纤维素、木质素等。

一、膳食纤维的主要特性

（一）吸水作用

膳食纤维有很强的吸水能力或与水结合的能力。此作用可使肠道中粪便的体积增大，加快其转运速度，减少其中有害物质接触肠壁的时间。

（二）黏滞作用

一些膳食纤维具有强的黏滞性，能形成黏液性溶液，包括果胶、树胶、海藻多糖等。

（三）结合有机化合物作用

膳食纤维具有结合胆酸和胆固醇的作用。

（四）阳离子交换作用

其作用与糖醛酸的羧基有关，可在胃肠内结合无机盐，如K^+、Na^+、Fe^{3+}等阳离子形成膳食纤维复合物，影响其吸收。

（五）细菌发酵作用

膳食纤维在肠道易被细菌酵解，其中可溶性膳食纤维可完全被细菌所酵解，而不溶性膳食纤维则不易被酵解。酵解后产生的短链脂肪酸可作为肠道细胞和细菌的能量来源。

二、膳食纤维的生理功能

（一）有利于食物的消化过程

膳食纤维能增加食物在口腔咀嚼的时间，可促进肠道消化酶分泌，同时加速肠道内容物的排泄，这些都有利于食物的消化吸收。

（二）降低血清胆固醇

膳食纤维可结合胆酸，故有降血脂作用，此作用以可溶性纤维（如果胶、树胶、豆胶）的降脂作用较明显，而非水溶性纤维无此种作用。

（三）预防胆结石形成

大部分胆结石是由于胆汁内胆固醇过度饱和所致，当胆汁酸与胆固醇失去平衡时，就会析出小的胆固醇结晶而形成胆结石。膳食纤维可降低胆汁和胆固醇的浓度，使胆固醇饱和度降低，而减少胆结石症的发生。

（四）维护结肠功能

肠道厌氧菌大量繁殖会使中性或酸性粪固醇，特别是胆酸、胆固醇及其代谢物降解，产生的代谢产物可能是致癌物。膳食纤维可抑制厌氧菌，促使嗜氧菌的生长，使具有致癌性的代谢物减少；同时膳食纤维还可借其吸水性扩大粪便体积，缩短粪便在肠道的时间，防止致癌物质与易感的肠黏膜之间的长时间接触，从而减少

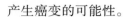

产生癌变的可能性。

（五）防止能量过剩和肥胖

膳食纤维有很强的吸水能力或结合水的能力，可增加胃内容物容积而增加饱腹感，从而减少摄入的食物和能量，有利于控制体重，防止肥胖。

（六）防止便秘

膳食纤维尚有防止习惯性便秘，预防食道裂孔疝、痔疮等作用。

三、膳食参考摄入量与食物来源

（一）参考摄入量

2013年中国营养学会制定的《中国居民膳食营养素参考摄入量》中，膳食纤维的特定建议值（SPL）使用其适宜摄入量（AI）为每日摄入25克。过多摄入对机体无益，还可影响营养素的吸收利用，这是因为膳食纤维可与钙、铁、锌等结合，从而影响这些元素的吸收利用。

2013年中国营养学会制定的《中国居民膳食营养素参考摄入量》，提出了特定建议值（SPL）这一新概念。近几十年的研究证明了营养素以外的某些膳食成分，其中多数属于植物化合物，具有改善人体生理功能、预防慢性疾病的生物学作用。《中国居民膳食营养素参考摄入量》提出的特定建议值（SPL），是指某些疾病易感人群膳食中这些成分的摄入量达到或接近这个建议水平时，有利于维护人体健康。

（二）食物来源

膳食纤维主要来源于植物性食物，如粮谷类的麸皮和糠含有大量纤维素、半纤维素和木质素；柑橘、苹果、香蕉、柠檬等水果和洋白菜、甜菜、苜蓿、豌豆、蚕豆等蔬菜含有较多的果胶。除了天然食物所含自然状态的膳食纤维外，近年有多种粉末状、单晶体等形式从天然食物中提取的膳食纤维产品。

第四节　食物血糖生成指数

1981年，加拿大多伦多大学的营养学教授大卫·靳克斯提出了食物血糖生成指数的概念。传统上曾认为所有淀粉食物对血糖的影响相同。但在临床指导和研究中，他发现用《食物成分数据》中碳水化合物的含量，指导病人控制血糖却常常得不到预期效果。大卫和同事们进行了66种食物实验，得出一些与广泛认知的"学术观念"不同的结论：许多淀粉食物（面包、土豆和许多品种的大米）都能够快速消化和吸收，并不是普遍认为的比糖缓慢。简单与复杂的碳水化合物的化学分类方法，在人体实验中不能吻合！研究发现大多数含糖食品（糖果、冰激凌等），并不像人们普遍认为的那样迅速升高血糖。一样的食物，不同的加工方法可有不同的血糖反应。1997年，国际粮农组织和世界卫生组织联合组织的专家委员会正式肯定了食物血糖生成指数的意义。

一、食物血糖生成指数的概念

食物血糖生成指数，简称血糖指数，指餐后不同食物血糖耐量曲线在基线内面积与标准糖（葡萄糖）耐量面积之比，以百分比表示（图3-4）。

$$GI = \frac{某食物在食后2小时血糖曲线下面积}{相当含量葡萄糖在食后2小时血糖曲线下面积} \times 100\%$$

血糖生成指数（GI）指的是人体食用一定食物后会引起多大的血糖反应。它通常反映了一个食物能够引起人体血糖升高多少的能力。血糖生成指数是由人体试验而来的，而多数评价食物的方法是化学方法，因此也常说食物血糖生成指数是一种生理学参数。

当血糖生成指数在55以下时，可认为该食物为低GI食物；

当血糖生成指数在55~70时，该食物为中等GI食物；

当血糖生成指数在70以上时，该食物为高GI食物。

血糖生成指数GI是用以衡量某种食物或某种膳食组成对血糖浓度影响的一个指标。高GI的食物或膳食，表示进入胃肠后消化快、吸收完全，葡萄糖迅速进入血液，血糖浓度波动大；低GI的食物或膳食，则表示在胃肠内停留时间长，释放缓慢，葡萄糖进入血液后峰值低，下降速度慢，血糖浓度波动小。

因此，用食物血糖生成指数，合理安排膳食，对于调节和控制血糖生成指数人体血糖大有好处。一般来说，只要一半的食物从高血糖生成指数替换成低血糖生成指数，就能获得显著改善血糖的效果。

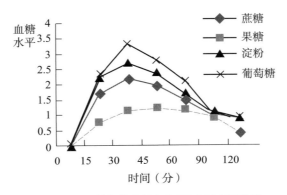

图3-4 不同糖与葡萄糖在食后2小时血糖曲线

无论对健康人还是糖尿病病人来说，保持一个稳定的血糖浓度、没有大的波动才是理想状态，而达到这个状态就是合理地利用低GI食物。而高GI食物，进入胃肠后消化快、吸收率高，葡萄糖进入血液后峰值高、释放快。食物GI可作为糖尿病患者选择多糖类食物的参考依据，也可广泛用于高血压病人和肥胖者的膳食管理、居民营养教育，甚至扩展到运动员的膳食管理、食欲研究等。

二、食物血糖生成指数的应用

（一）人类主食如谷类和薯类是人体血糖高低的主导

这类食物富含碳水化合物，科学利用这部分食物，就能掌握和控制血糖变化。

（二）同等量的碳水化合物，有不一样的血糖生成

不要轻易用食物碳水化合物的含量来决定食物取舍，因为碳水化合物含量高低并不一定与血糖生成呈正相关。用食物交换份法有很大的冒险性。

如表3-5所示，不同食物在相同的碳水化合物含量下对血糖的影响不同。如藕粉中碳水化合物含量高，但对血糖的影响小；而西瓜的碳水化合物含量低，但对血糖的影响却较大。

表 3-5　部分食物碳水化合物含量和 GI

食物名称	能量 （千焦 /100 克食物）	碳水化合物含量 （克 /100 克食物）	GI （ 50 克碳水化合物）
馒头	870	44.2	88.1
西瓜	105	5.5	72.0
香蕉	381	22.0	52.6
挂面（煮）	456	24.3	41.0
藕粉	1556	93.0	32.6
苹果	218	13.5	36.0
杏干	1381	83.2	31.0
绿豆	1322	62.0	27.2

（三）糖，并不比米饭的血糖高

我们大家，尤其是糖尿病病人早就认为糖是应该严格控制的食物，"糖尿病患者不可吃白糖"——在每个医生的医嘱中都有同样的语言。

几十年里，我们都这样认为，单糖结构简单，比淀粉更容易消化吸收，因此白糖最容易引起血糖升高。所以，我们应尽一切可能避免食用白糖、麦芽糖等。

这种看法是不是正确？研究发现：分别进食50克葡萄糖、淀粉、蔗糖和果糖，实际上血糖反应不同。麦芽糖和淀粉几乎一致，而进食50克淀粉比进食蔗糖引起更

高的血糖反应（图3-5）。等量碳水化合物食物对血糖影响不同，并不是单糖不好，多糖好。

（四）一样的食物，由于加工工艺不同，有不同的血糖应答

就像食物用不同调料有不同口味一样，图3-6中的4种食物，每一种食物都有一个宽范围的血糖生成指数值，清楚明了地反映了食物血糖应答与加工有关。

（五）不消化的碳水化合物可以被结肠细菌利用，然后再消化吸收

以前的教科书告诉我们，食物在小肠消化吸收，可是近来研究发现，不消化的碳水化合物也可以在结肠通过细菌发酵重新吸收。曾有人说，早点、晚点吸收还不是一样，血糖总是要升上来的。然而，这就像两个水龙头下分别放着两个水桶，一个水流如注，不但冲击水桶，而且一会就会装满溢出；而另一个慢慢滴注，迟缓有序，水平面静静地上升。不消化的碳水化合物就像后者，对血糖影响平缓但有相同的能量。

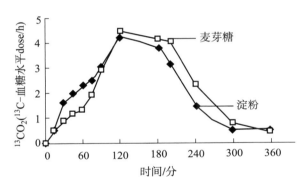

图3-5　麦芽糖与精制淀粉的相似性

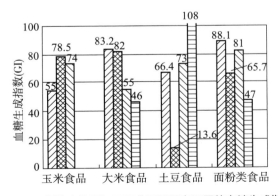

图3-6　一样的食物因加工工艺不同而有不同的血糖生成指数

| 同步练习 | ✐

一、判断题

1. 碳水化合物是碳的水合物，其分子式符合$C_n(H_2O)_n$的通式。（　　）

2. 淀粉没有甜味，所以不是糖。（　　）

3. 蔗糖由一分子葡萄糖和一分子果糖缩合而成。（　　）

4. 由于寡糖中的化学键不能被人体消化酶分解，因此，不易被消化。（　　）

5. 支链淀粉容易"老化"，形成难以消化的抗性淀粉。（　　）

6. 直链淀粉易使食物糊化，消化率较高。（　　）

7. 当血糖生成指数在55至70之间时，该食物为中等血糖生成指数食物。（　　）

8. 同等量的碳水化合物有一样的血糖生成指数。（　　）

二、填空题

1. 人体的血糖是＿＿＿＿＿＿糖。

2. 糖醇是＿＿＿＿＿＿的衍生物。

3. 淀粉是由许多的＿＿＿＿＿＿单体连接而成。

4. 膳食碳水化合物的膳食宏量营养素可接受范围（AMDR），添加糖的摄入量占总能量摄入量要小于＿＿＿＿＿＿％。

5. 膳食纤维主要来源于＿＿＿＿＿＿性食物。

6. 食物血糖生成指数的概念是1981年由加拿大多伦多大学的营养学教授＿＿＿＿＿＿提出的。

7. 当血糖生成指数在＿＿＿＿＿＿以下时，可认为该食物为低血糖生成指数（GI）食物。

8. 食物在小肠消化吸收后，不消化碳水化合物也可以在＿＿＿＿＿＿通过细菌发酵重吸收。

三、单项选择题

1. （　　）是人类膳食能量的最主要的来源，对人类营养有着重要作用。

　　A. 蛋白质　　　　　　B. 碳水化合物　　　　C. 脂肪　　　　　　　D. 纤维素

2. （　　）的分子结构简单，不再被水解，可直接被消化道吸收利用。

　　A. 单糖　　　　　　　B. 双糖　　　　　　　C. 糖醇　　　　　　　D. 淀粉

3. 麦芽糖由（　　）缩合而成。

　　A. 一分子葡萄糖和一分子果糖　　　　　　B. 两分子葡萄糖

  C. 一分子葡萄糖和一分子半乳糖　　　　D. 两分子果糖

4. 膳食纤维中，（　　）不是真正的碳水化合物。

  A. 纤维素　　　　　B. 半纤维素　　　　C. 果胶　　　　　　D. 木质素

5.（　　）常被称为"益生元"。

  A. 能被消化的蛋白质　　　　　　　　B. 能被消化的脂肪

  C. 能被消化的碳水化合物　　　　　　D. 不被消化的碳水化合物

6. 1岁以上人群碳水化合物的宏量营养素可接受范围（AMDR）在（　　）。

  A. 50% ~ 60%　　B. 50% ~ 65%　　C. 55% ~ 65%　　D. 55% ~ 70%

7. 血糖生成指数是由（　　）而来的，因此也常说食物血糖生成指数是一种生理学参数。

  A. 化学分析　　　B. 理论推导　　　C. 人体试验　　　D. 营养计算

8. 在下列食物里，（　　）最容易引起血糖升高。

  A. 白糖　　　　　B. 淀粉　　　　　C. 绿豆　　　　　D. 苹果

四、多项选择题

1. 食物中的双糖主要有（　　）等。

  A. 葡萄糖　　　　B. 果糖　　　　　C. 蔗糖

  D. 麦芽糖　　　　E. 乳糖

2. 摄入大量豆类常引起腹部胀气，主要是由于（　　）不能被消化道中的消化酶分解，而被肠道微生物发酵产气引起的。

  A. 棉子糖　　　　B. 水苏糖　　　　C. 乳糖

  D. 果糖　　　　　E. 低聚果糖

3. 糖原为淀粉在人体内贮存能量的一种形式，故又称为动物淀粉，它主要存在于（　　）和其他组织中。

  A. 肌肉　　　　　B. 肝脏　　　　　C. 肾脏

  D. 心脏　　　　　E. 血液

4. 膳食纤维包括（　　）等。

  A. 纤维素　　　　B. 半纤维素　　　　C. 肌肉纤维

  D. 果胶　　　　　E. 木质素

5. 膳食纤维的主要特性有（　　）。

  A. 吸水作用　　　B. 黏滞作用　　　　C. 结合有机化合物作用

  D. 阳离子交换作用　E. 细菌发酵作用

6. 2013年中国营养学会制定的《中国居民膳食营养素参考摄入量》中，膳食纤维的（　　）为每日摄入25克。

  A. 平均需要量（EAR）　　　　　　B. 推荐摄入量（RNI）

C. 适宜摄入量（AI）   D. 可耐受最高摄入量（UL）

E. 特定建议值（SPL）

7. 高GI的食物或膳食，表示（　　）。

A. 进入胃肠后消化快   B. 吸收完全

C. 葡萄糖迅速进入血液   D. 葡萄糖进入血液后释放快

E. 血糖浓度波动大

五、简答题

1. 简述碳水化合物的生理功能。

2. 什么是宏量营养素可接受范围（AMDR）?

3. 简述膳食纤维的生理功能。

第四讲　脂类及能量

第一节　食物中的脂类物质

脂类是脂肪和类似脂肪物质的统称，包括脂肪、类脂（磷脂和固醇类）。脂类是一类化学结构相似或完全不同的有机化合物。人体脂类总量占体重的10%～20%。

脂肪，又称甘油三酯，是由1分子甘油和1～3分子脂肪酸所形成的酯，包括一酰甘油、二酰甘油、三酰甘油。脂肪是体内重要的储能和供能物质，约占体内脂类总量的95%；类似脂肪物质又叫类脂，主要包括磷脂和固醇类，约占全身脂类总量的5%，是细胞膜、机体组织器官、尤其是神经组织的重要组成成分。

脂类是膳食中重要的营养素，烹调时赋予食物特殊的色、香、味，增进食欲，适量摄入对满足机体生理需要，促进维生素A、维生素E等脂溶性维生素的吸收和利用，维持人体健康发挥着重要作用。

一、脂肪

食物中脂肪主要由甘油三酯构成，三分子脂肪酸与一分子的甘油形成甘油三酯（图4-1）。通常，来自动物性食物的甘油三酯由于碳链长、饱和程度高，熔点高，常温下呈固态，故称为脂；来自植物性食物中的甘油三酯由于不饱和程度高，熔点低，故称油。甘油三酯分子中的三个脂肪酸，其结构不完全相同，在自然界中还未发现有单一脂肪酸构成的甘油三酯。脂肪因其所含的脂肪酸链的长短、饱和程度和空间结构不同，而呈现不同的特性和功能。

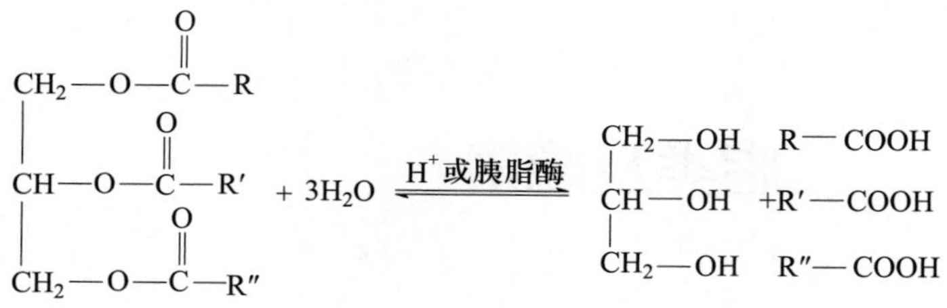

$$\begin{array}{c}
\text{CH}_2-\text{O}-\overset{\displaystyle\overset{O}{\|}}{C}-R \\
\text{CH}-\text{O}-\overset{\displaystyle\overset{O}{\|}}{C}-R' \\
\text{CH}_2-\text{O}-\overset{\displaystyle\overset{O}{\|}}{C}-R''
\end{array} + 3H_2O \xrightarrow{\text{H}^+\text{或胰脂酶}}
\begin{array}{l}
\text{CH}_2-\text{OH} \quad R-\text{COOH} \\
\text{CH}-\text{OH} \quad +R'-\text{COOH} \\
\text{CH}_2-\text{OH} \quad R''-\text{COOH}
\end{array}$$

图4-1　甘油三酯的结构式

人体内脂肪主要分布在腹腔、皮下和肌肉纤维之间，与食物中甘油三酯的生理功能有相同或不同之处。

（一）脂肪酸

脂肪是由甘油和脂肪酸构成，其中甘油的分子比较简单，而脂肪酸的种类和长短却不相同。因此脂肪的性质和特点主要取决于脂肪酸，不同食物中的脂肪所含有的脂肪酸种类和含量不一样。

脂肪酸是构成脂肪的基本单位，是具有甲基端（—CH$_3$）和羧基端（—COOH）的碳氢链，大多数脂肪酸含有排列成一条直链的偶数碳原子。目前已知存在于自然界的脂肪酸有40多种。其结构通式为CH$_3$（CH$_2$）nCOOH。式中n的数目大部分为2～24个，基本上都是偶数碳原子。常见分类如下。

1. 按碳原子数分类

分为短链脂肪酸（含2～4碳）、中链脂肪酸（含6～12碳）、长链脂肪酸（含14～24碳）。

2. 按其碳链上是否存在双键分类

分为饱和脂肪酸和不饱和脂肪酸。饱和脂肪酸碳链中不含双键；不饱和脂肪酸碳链中含有双键。

不饱和脂肪酸按含双键数目又可分为单不饱和脂肪酸和多不饱和脂肪酸，含有一个双键的为单不饱和脂肪酸，含有两个或两个以上双键的为多不饱和脂肪酸。

脂肪酸的命名和表达方式可以用碳的数目和不饱和双键的数目来表示。例如棕榈酸为16个碳的饱和脂肪酸，没有不饱和双键，故以C$_{16:0}$表示；油酸含有18个碳和一个不饱和双键，以C$_{18:1}$表示。

饱和脂肪酸在动物脂肪中含量居多，饱和脂肪酸与胆固醇形成酯，容易在动脉内膜沉积形成粥样斑块而促进动脉硬化的形成。不饱和脂肪酸在植物油和鱼油中含量最多，可以促进胆固醇的消耗，从而具有降低血脂的作用。

3. 按羧酸不饱和双键出现的位置分类

脂肪酸分子上的碳原子用阿拉伯数字编号定位通常有两种系统。Δ编号系统从羧基碳原子算起；n或ω编号系统则从离羧基最远的甲基端碳原子算起。可分为n-3、n-6、n-7和n-9系列脂肪酸，或ω-3、ω-6、ω-7和ω-9系列脂肪酸。不饱和脂肪酸甲基端的碳原子称为n碳（或ω碳），如果第一个不饱和键所在n碳原子的序号是3，则为

n–3或ω–3系脂肪酸，依次类推。

示例：　　　　CH_3—CH_2—CH_2—CH_2—CH_2—CH_2—CH_2—CH_2—CH_2—COOH

Δ编号系统　　　10　　9　　8　　7　　6　　5　　4　　3　　2　　1

n或ω编号系统　　1　　2　　3　　4　　5　　6　　7　　8　　9　　10

表4-1　常见脂肪酸

名称	表达式	食物来源
丁酸	$C_{4:0}$	奶油
己酸	$C_{6:0}$	奶油
辛酸	$C_{8:0}$	椰子油、奶油
癸酸	$C_{10:0}$	椰子油、奶油、棕榈油
月桂酸	$C_{12:0}$	椰子油、奶油
肉豆蔻酸	$C_{14:0}$	椰子油、奶油、肉豆蔻脂肪
棕榈酸	$C_{16:0}$	牛羊肉、猪肉大部分脂肪
棕榈油酸	$C_{16:1}$，n –7 cis	棕榈油
硬脂酸	$C_{18:0}$	牛羊肉、猪肉大部分脂肪
油酸	$C_{18:1}$，n –9 cis	大多数油脂
反油酸	$C_{18:1}$，n –9 trans	人造黄油
亚油酸	$C_{18:2}$，n –6，9 all cis	植物油
α-亚麻酸	$C_{18:3}$，n –3，6，9 all cis	植物油
γ-亚麻酸	$C_{18:3}$，n –3，6，12 all cis	微生物发酵
花生酸	$C_{20:0}$	花生油、猪油
神经酸	$C_{20:1}$，n –9cis	鱼油
花生四烯酸	$C_{20:4}$，n –6，9，12，15 all cis	植物油、微生物发酵
二十碳五烯酸（EPA）	$C_{20:5}$，n –3，6，9，12，15 all cis	鱼油
芥子酸	$C_{22:1}$，n –9 cis	菜籽油
二十二碳六烯酸（DHA）	$C_{22:6}$，n –3，6，9，12，15，18 all cis	鱼油

注：cis 为顺式，trans 为反式。

各种脂肪酸（表4-1）的结构不同，功能也不一样，对它们的一些特殊功能的研究，也是营养学上的重要研究与开发的领域。一般来说，人体细胞中不饱和脂肪酸的含量至少是饱和脂肪酸的2倍，但各种组织中两者的组成有很大差异，并在一定程度上与膳食中脂肪的种类有关。

4. 按羧酸的空间结构分类

按脂肪酸空间结构分类（表4-2）。分为顺式脂肪酸，其联结到双键两端碳原子上的两个氢原子都在链的同侧；反式脂肪酸，其联结到双键两端碳原子上的两个氢原子在链的不同侧。

天然食物中的油脂，其脂肪酸结构多为顺式脂肪酸。人造黄油是植物油经氢化处理后而制成的，在此过程中，植物油的双键与氧结合变成饱和键，并使其形态由液态变为固态，同时其结构也由顺式变为反式。

表4-2　顺式脂肪酸和反式脂肪酸结构比较

	顺式脂肪酸	反式脂肪酸
结构式	$\begin{array}{c}\text{H H}\\ \mid\ \mid\\ \text{C=C}\end{array}$	$\begin{array}{c}\text{H}\\ \mid\\ \text{C=C}\\ \quad\ \mid\\ \quad\ \text{H}\end{array}$

（二）必需脂肪酸

必需脂肪酸是指人体必需，自身不能合成或合成不能满足需要，需要从食物中获得的脂肪酸。必需脂肪酸有两种：亚油酸（$C_{18:2}$）和α-亚麻酸（$C_{18:3}$）。

亚油酸是含18碳原子2个双键的n–6系多不饱和脂肪酸，以甘油酯的形式存在于多种植物油脂中的必需脂肪酸。亚麻酸是含18个碳原子3个双键的n–3系多不饱和脂肪酸。分为α-亚麻酸和γ-亚麻酸。α-亚麻酸以甘油酯的形式存在于亚麻籽油、紫苏籽油和其他干性油中，是人体的必需脂肪酸。γ-亚麻酸以甘油酯的形式存在于月见草油中。

必需脂肪酸有以下功能：①构成磷脂的组成成分：磷脂是细胞膜的主要结构成分，它是膜磷脂具有流动特性的物质基础，所以必需脂肪酸与细胞膜的结构和功能直接相关；②前列腺素合成的前体：前列腺素存在于许多器官中，有多种生理功能，如使血管扩张和收缩、神经传导、影响肾脏水的排泄，奶中的前列腺素可以防止婴儿消化道损伤等；③参与胆固醇代谢：胆固醇需要和亚油酸形成胆固醇亚油酸酯后，才能在体内转运，进行正常代谢。如果必需脂肪酸缺乏，胆固醇则与一些饱和脂肪酸结合，由于不能进行正常运转代谢，而在动脉沉积，形成动脉粥样硬化；④参与动物精子的形成：膳食中长期缺乏必需脂肪酸，动物可出现不孕症，授乳过程也可发生障碍；⑤维护视力：α-亚麻酸的衍生物DHA（二十二碳六烯酸），是维持视网膜光感受体功能所必需的脂肪酸。α-亚麻酸缺乏时，可引起光感受器细胞受损，视力减退。此外，长期缺乏α-亚麻酸时，对调节注意力和认知过程也有不良影响。

但是，过多地摄入必需脂肪酸，也可使体内氧化物、过氧化物等增加，同样对机体产生不利影响。必需脂肪酸的摄入量每天应不少于总能量的3%。

（三）其他多不饱和脂肪酸

这类脂肪酸在体内可由必需脂肪酸转化而来。

1. n–6系列多不饱和脂肪酸

亚油酸和花生四烯酸是n–6系列多不饱和脂肪酸中重要的脂肪酸，对于哺乳动物来说是必需的。这类脂肪酸完全来自植物，主要是植物油。n–6系列多不饱和脂肪酸可调节血脂和参与磷脂组成。

其中花生四烯酸还是形成类二十烷酸的重要前体物质，花生四烯酸缺乏时皮肤易感染、伤口愈合减慢。此外，n–6系列多不饱和脂肪酸还具有促进生长、发育和妊娠作用，这与类二十烷酸调节下丘脑和垂体前叶激素释放有关。

2. n–3系列多不饱和脂肪酸

α–亚麻酸是n–3系列脂肪酸的母体。它的碳链能被延长为更长链的多不饱和脂肪酸，如EPA和DHA。植物油（含有亚麻酸）和鱼油（主要包含EPA、DHA）是n–3系列多不饱和脂肪酸的主要来源。

EPA：即二十碳五烯酸（$C_{20:5}$）。EPA具有帮助降低胆固醇和甘油三酯的含量，促进体内饱和脂肪酸代谢的作用。从而降低血液黏稠度，增进血液循环，提高组织供氧而消除疲劳。防止脂肪在血管壁的沉积，预防动脉粥样硬化的形成和发展、预防脑血栓、脑溢血、高血压等心血管疾病。

DHA：即二十二碳六烯酸（$C_{22:6}$）。DHA对脑神经生长发育至关重要；DHA对婴儿视觉发育起重要作用；DHA对儿童智能发育的重要作用；DHA具有抗过敏、增强免疫作用。

二、类脂类

类脂主要有磷脂、固醇类、糖脂等。类脂在体内的含量较恒定，即使肥胖患者其含量也不增多；反之，在饥饿状态也不减少，故有"固定脂"或"不动脂"之称。

（一）磷脂

磷脂是含有磷酸根、脂肪酸、甘油和氮的化合物。体内除甘油三酯外，磷脂是最多的脂类，主要形式有甘油磷脂、卵磷脂、神经鞘磷脂等。甘油磷脂存在于各种组织、血浆，并有少量储于体脂库中。它是构成细胞膜的物质并与机体的脂肪运输有关。卵磷脂又称为磷脂酰胆碱，存在于蛋黄和血浆中。神经鞘磷脂存在于神经鞘。

磷脂的功能主要有：①磷脂也和甘油三酯一样提供能量；②可促进细胞内、外的物质交流；③乳化剂作用：磷脂可以使体液中的脂肪悬浮在体液中，有利于其吸收、转运和代谢；④对预防心血管疾病具有一定作用；⑤可促进和改善大脑组织和神经系统的功能。

卵磷脂是细胞膜的主要组成成分，细胞的存活又要依赖膜的完整性，因此卵磷脂对于细胞的结构和功能十分重要。人体可从食物中获得卵磷脂，也可由肝脏通过其他底物合成机体所需的卵磷脂。但大剂量使用卵磷脂可导致胃肠道应激、多汗，流涎，以及食欲丧失等。

（二）类固醇及固醇

类固醇是含有环戊烷多氢菲的化合物。类固醇中含有自由羟基者视为高分子醇，称为固醇。常见的固醇有动物组织中的胆固醇和植物组织中的谷固醇。

胆固醇是最重要的一种固醇，是细胞膜的重要成分，人体内90%的胆固醇存在于细胞之中，也是人体内许多重要的活性物质的合成材料，如胆汁、性激素（如睾酮）、肾上腺素（如皮质醇）等，因此肾上腺皮质中胆固醇含量很高，主要作为激素合成的原料。胆固醇还可在体内转变成7–脱氢胆固醇，后者在皮肤中经紫外线照射可转变成维生素D_3。

人体自身可以合成内源性胆固醇。肝脏和肠壁细胞是体内合成胆固醇最旺盛的组织。

（三）糖脂

糖脂是含有碳水化合物、脂肪酸和氨基乙醇的化合物。糖脂包括脑苷脂类和神经苷脂。糖脂也是构成细胞膜所必需的。

第二节　脂类的生理功能与食物来源

一、脂类的生理功能

（一）供给能量、贮存能量

脂肪是人体能量的重要来源，每克脂肪在体内氧化可供给能量9千卡。脂肪酸是细胞的重要能量来源。过程中产生三磷酸腺苷，三磷酸腺苷是高能化合物，是细胞化学能的来源。当人体摄入能量过多而不能被利用时，就转变为脂肪贮存起来。

（二）促进脂溶性维生素吸收

脂肪是脂溶性维生素的溶媒，可促进脂溶性维生素的吸收。另外，有些食物脂肪含有脂溶性维生素，如鱼肝油、奶油含有丰富维生素A和维生素D。

（三）维持体温、保护脏器

脂肪是热的不良导体，在皮下可阻止体热散失，有助于御寒。在器官周围的脂肪，有缓冲机械冲击的作用，可固定和保护器官。

（四）增加饱腹感

脂肪在胃内停留时间较长，使人不易感到饥饿。食物中脂肪含量越多，胃排空的速度越慢，所需时间越长。

（五）提高膳食感官性状

改善食物的感观性状脂肪作为食品烹调加工的重要原料，可以改善食物的色、香、味、形，达到美观和促进食欲的作用。

二、膳食脂肪的营养学评价

膳食脂肪的营养价值可从脂肪消化率、必需脂肪酸含量、各种脂肪酸比例、脂溶性维生素含量等方面进行评价。

（一）脂肪的消化率

食物脂肪的消化率与其熔点密切相关。熔点低于体温的脂肪消化率可高达97%～98%；高于体温的脂肪消化率约90%；熔点高于50℃的脂肪较难消化，多见于动物脂肪。含不饱和脂肪酸和短链脂肪酸越多的脂肪，熔点越低，越容易消化，多见于植物脂肪。一般植物脂肪的消化率要高于动物脂肪。

（二）必需脂肪酸含量

一般植物油中必需脂肪酸亚油酸和α-亚麻酸含量高于动物脂肪，其营养价值优于动物脂肪。但椰子油中亚油酸含量很低，其不饱和脂肪酸含量也少。

（三）各种脂肪酸的比例

机体对饱和脂肪酸、单不饱和脂肪酸和多不饱和脂肪酸的需要不仅要有一定的数量，还应有一定的比例（表4-3）。有研究推荐饱和脂肪酸、单不饱和脂肪酸、多不饱和脂肪酸的比例应为1∶1∶1；日本学者则建议为3∶4∶3比例更适宜，所以该比例仍需要进一步的研究。

表 4-3 常见食用油脂中主要脂肪酸构成（占脂肪总量的％）

食用油脂	饱和脂肪酸	不饱和脂肪酸			其他脂肪酸
		油酸	亚油酸	α- 亚麻酸	
椰子油	92	0	6	2	
橄榄油	10	83	7	—	
菜籽油（青油）	13	20	16	9	42（主要是芥酸）
花生油	19	41	38	0.4	1
茶油	10	78	10	l	1
葵花子油	14	19	63	4	
豆油	16	22	52	7	3
棉子油	24	25	44	0.4	3
玉米油	15	27	56	0.6	1
芝麻油（香油）	14	38	46	0.8	1
米糠油	20	43	33	3	
棕榈油	42	44	12	—	
猪油	43	44	9	—	3
牛油	62	29	2	1	6
羊油	57	33	3	2	3
鸭油	29	52	14	0.8	4

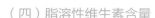

（四）脂溶性维生素含量

脂溶性维生素含量高的脂类其营养价值也高。植物油中富含维生素E，特别是谷类种子的胚油（如麦胚油）维生素E的含量非常丰富。动物脂肪几乎不含维生素，而器官脂肪如肝脏脂肪中含有丰富的维生素A、维生素D，某些海产鱼肝脏脂肪中维生素A、维生素D含量更高。

三、膳食脂肪参考摄入量

膳食脂肪的需要量受年龄、生理状态、饮食习惯、经济条件、运动及气候季节等因素的影响，变动范围较大。由于生产情况、气候条件、饮食习惯的差异，各个国家的脂肪摄入量差异也很大。

2013年中国营养学会制定的《中国居民膳食营养素参考摄入量》，提出了脂肪的宏量营养素可接受范围（AMDR），见表4-4。0～6月龄婴儿的脂肪需要，是根据母乳中脂肪的含量而定，按0～6月龄婴儿每日摄入母乳750毫升计，每升母乳680千卡能量，脂肪含量以36.5克/升计，脂肪供能比为48.3%，依此推荐0～6月龄婴儿脂肪的适宜摄入量（AI）为48%。6月龄后婴儿，膳食仍以母乳或乳类食品为主，所含脂肪仍比较高，但添加辅食的脂肪含量不高，脂肪的供能比相应降低。1～3岁幼儿膳食由高脂含量的母乳或乳制品向成人混合膳食过渡，膳食脂肪供能逐渐降低至35%。

表 4-4　中国居民膳食中脂肪的宏量营养素可接受范围（AMDR）

人群	总脂肪	饱和脂肪酸	n-6 多不饱和脂肪酸	n-3 多不饱和脂肪酸	EPA+DHA
单位	占能量 %				克 / 天
0岁～	48	—	—	—	—
0.5岁～	40	—	—	—	—
1岁～	35	—	—	—	—
4岁～	20～30	<8	—	—	—
18岁～	20～30	<10	2.5～9.0	0.5～2.0	0.25～2.0
孕妇	20～30	<10	2.5～9.0	0.5～2.0	
乳母	20～30	<10	2.5～9.0	0.5～2.0	

2013年中国营养学会制定的《中国居民膳食营养素参考摄入量》，提出了脂肪酸适宜摄入量（AI），见表4-5。

2015版《美国居民膳食指南》中撤销了对胆固醇的摄入限制。2013年中国营养学会制订的《中国居民膳食营养素参考摄入量》，也撤销了2000年版对胆固醇摄入量的推荐值<300毫克/天的规定，也没有设定膳食胆固醇的宏量营养素可接受范围

（AMDR）。虽然血液中的胆固醇含量应该受到控制，但是没有实验表明食物中的胆固醇含量高会一定被人体吸收导致血液中胆固醇含量高。这项改动并非说明胆固醇完全无害，只是认为其危害性不足以对之加以限制，胆固醇仍然是心血管健康的潜在威胁之一。

表 4-5　中国居民脂肪酸参考摄入量（适宜摄入量）

人群	亚油酸 （占能量%）	α-亚麻酸 （占能量%）	花生四烯酸 （占能量%）	EPA+DHA （克/天）	DHA （克/天）
0岁~	7.3	0.87	0.15	—	0.10
0.5岁~	6.0	0.66	—	—	0.10
1岁~	4.0	0.60	—	—	0.10
4岁~	4.0	0.60	—	—	—
孕妇	4.0	0.60	—	0.25	0.20
乳母	4.0	0.60	—	0.25	0.20

注：未制定参考值者用"—"表示。

四、脂类的主要食物来源

人类膳食脂肪主要来源于动物脂肪组织、肉类及植物的种子。动物脂肪中饱和脂肪酸和单不饱和脂肪酸含量较多，而多不饱和脂肪酸含量较少。海生动物和鱼也富含不饱和脂肪酸，如深海鱼、贝类食物含二十碳五烯酸（EPA）和二十二碳六烯酸（DHA）相对较多。植物脂肪（或油）主要富含不饱和脂肪酸。植物油中普遍含有亚油酸，豆油和紫苏籽油、亚麻籽油中α-亚麻酸较多，但可可黄油、椰子油和棕榈油则富含饱和脂肪酸。

磷脂含量较多的食物为蛋黄、肝脏、大豆、麦胚和花生等。

含胆固醇丰富的食物是动物脑、肝、肾等内脏和蛋类，肉类和奶类也含有一定量的胆固醇。但是没有实验表明食物中的胆固醇含量高会一定被人体吸收导致血液中胆固醇含量高。

第三节　反式脂肪酸

按脂肪酸空间结构分类，分为顺式脂肪酸和反式脂肪酸。顺式脂肪酸，其联结到双键两端碳原子上的两个氢原子都在链的同侧；反式脂肪酸，其连接到双键两端碳原子上的两个氢原子在链的不同侧。

一、反式脂肪酸的食物来源

天然食物中的油脂，其脂肪酸结构多为顺式脂肪酸。人造黄油是植物油经氢化处理后而制成的，在此过程中，植物油的双键与氧结合变成饱和键，并使其形态由液态变为固态，同时其结构也由顺式变为反式。

（一）天然食物

反式脂肪酸一个来源是天然食物，主要是反刍动物的产品，如牛、羊等的肉、脂肪、乳和乳制品。因为牛、羊等是反刍动物，在它的胃里有很多细菌参与消化过程，会发酵产生反式脂肪。这些反式脂肪会进入牛的体内，所以牛肉、牛奶、牛油都会含有少量反式脂肪，一般牛脂中含反式脂肪酸2.5%～4%，乳脂中含5%～9.7%。

鸡和猪也通过饲料吸收反式脂肪酸，反式脂肪酸因此进入猪肉和家禽产品中。

水果蔬菜中均有反式脂肪酸。水果蔬菜中本身脂肪含量就低，所以所含反式脂肪酸的总量很低。

（二）加工食品

反式脂肪酸另一个来源是食品加工过程，主要是在植物油的氢化、精炼过程中产生。

加工食品中含有反式脂肪酸，如植物性奶油、马铃薯片、沙拉酱、饼干、蛋糕、面包、曲奇饼、雪糕、薯条、方便面汤料等中均有。西式快餐如炸薯条、炸鸡腿中更多。

这些食品主要是使用了部分氢化处理的植物油。经高温加热处理的植物油：因植物油在精炼脱臭工艺中通常需要250℃以上高温和2小时的加热时间。由于高温及长时间加热，可能产生一定量的反式脂肪酸。人造奶油为7.1%～17.7%（最高为31.9%），起酥油为10.3%（最高为38.4%）。

食物煎炒烹炸过程中油温过高且时间过长也会产生少量反式脂肪。

二、反式脂肪酸的危害

（一）形成血栓

反式脂肪酸会增加人体血液的黏稠度和凝聚力，容易导致血栓的形成，对于血管壁脆弱的老年人来说，危害尤为严重。

（二）影响发育

怀孕期或哺乳期的妇女，过多摄入含有反式脂肪酸的食物会影响胎儿的健康。研究发现，胎儿或婴儿可以通过胎盘或乳汁被动摄入反式脂肪酸，他们比成人更容易患上必需脂肪酸缺乏症，影响胎儿和婴儿的生长发育。除此之外还会影响生长发育期的青少年对必需脂肪酸的吸收。反式脂肪酸还会对青少年中枢神经系统的生长发育造成不良影响。

（三）影响生育

反式脂肪酸会减少男性荷尔蒙的分泌，对精子的活跃性产生负面影响，中断精子在身体内的反应过程。

（四）降低记忆

研究认为，青壮年时期饮食习惯不好的人，老年时患阿尔兹海默症（老年痴呆症）的比例更大。

（五）容易发胖

反式脂肪酸不容易被人体消化，容易在腹部积累，导致肥胖。喜欢吃薯条等零食的人应提高警惕，油炸食品中的反式脂肪酸会造成明显的脂肪堆积。

（六）容易引发冠心病

根据法国国家健康与医学研究所的一项最新研究成果表明，反式脂肪酸能使有效防止心脏病及其他心血管疾病的胆固醇（HDL）的含量下降。

三、反式脂肪酸的控制摄入量

（一）控制摄入量

世界卫生组织以及各国主管部门对反式脂肪的规定是基于它对心血管健康的影响而制定的。世界卫生组织的建议是，每天来自反式脂肪的热量不超过食物总热量的1%（大致相当于2克），中国采用了这一目标来做评估。而英法等国则是把2%作为推荐标准。需要特别指出的是：这不是一个"安全标准"，只能算是一个"指导意见"，它并不是说超过这个量就"有害"，低于这个量就"安全"，而是说"低于这个量，带来的风险可以接受"。我们追求的目标，也还应该是"尽可能低"。

我国卫生主管部门于2011年10月12日发布了编号为GB28050—2011的国家标准《食品安全国家标准 预包装食品营养标签通则》，其中"4 强制标示内容"的4.4条款规定，"食品配料含有或生产过程中使用了氢化和（或）部分氢化油脂时，在营养成分表中还应标示出反式脂肪（酸）的含量"。另外在D.4.2条款规定，"每天摄入反式脂肪酸不应超过2.2克，过多摄入有害健康。反式脂肪酸摄入量应少于每日总能量的1%，过多有害健康。过多摄入反式脂肪酸可使血液胆固醇增高，从而增加心血管疾病发生的危险。"

（二）摄入控制

日常饮食还是要尽量减少含反式脂肪比较多的食品，控制反式脂肪酸带来的风险。

1. 控制食用油摄入

精炼植物油中也含有少量的反式脂肪酸，日常居民们购买的食用油绝大部分都是精炼植物油，《中国居民膳食指南》推荐每日植物油摄入量应控制在25～30克。

2. 慎食含氢化植物油的加工食品

配料表中有氢化植物油、代可可脂、人造奶油、起酥油、植物奶油、人造酥油等的食品不宜过多食用。

第四节　能量

人体在生命活动过程中不断从外界环境中摄取食物，从中获得人体必需的营养物质，其中包括碳水化合物、脂类和蛋白质，一般称为三大营养素。三大营养素经消化转变成小分子营养物质被吸收入血液，这些被吸收的小分子营养物质在细胞内经过合成代谢构成机体组成成分或更新衰老的组织；同时经过分解代谢形成代谢产物，并释放出所蕴藏的化学能。这些化学能经过转化便成为生命活动过程中各种能量的来源，所以分解代谢是放能反应，而合成代谢则需要供给能量，因此是吸能反应。机体在物质代谢过程中所伴随的能量释放、转移和利用构成了整个能量代谢过程，是生命活动的基本特征之一。

一、能量和能量单位

"能"在自然界的存在形式有太阳能、化学能、机械能、电能。按照能量守恒定律，能量既不能创造也不能消失，但可以从一种形式转变为另一种形式。为了计量上的方便，对各种不同存在形式的"能"需要制定一个统一的单位，即焦耳或卡。营养学上所使用的能量单位，多年来一直用卡或千卡。1千卡指1千克纯水的温度由15℃上升到16℃所需要的能量。

现在国际和我国通用的能量单位是焦耳：1焦耳是1牛顿力的作用点在力的方向上移动1米距离所作的功。1000焦耳等于1千焦；1000千焦等于1兆焦耳。

两种能量单位的换算如下：

1千卡=4.184千焦	1千焦=0.239千卡
1000千卡=4.184兆焦	1兆焦=239千卡

二、能量来源

（一）产能营养素

人体所需要的能量来源于食物中的碳水化合物、脂肪、蛋白质，三者统称为"产能营养素"或"热源质"。

1. 碳水化合物

碳水化合物是人体的主要能量来源。在我国，人体一般所需能量约60%以上是由食物中的碳水化合物提供的。食物中的碳水化合物经消化产生的葡萄糖等被吸收后，一部分以糖原的形式储存在肝脏和肌肉。肌糖原是骨骼肌随时可动用的储备能源，用来满足骨骼肌的需要。肝糖原也是一种储备能源，储存量不大，主要用于维持血糖水平的相对稳定。脑组织消耗的能量较多，在通常情况下，脑组织消耗的能量均来自碳水化合物的有氧氧化，因而脑组织对缺氧非常敏感。另外，脑组织细胞储存的糖原又极少，代谢消耗的碳水化合物主要来自血糖，所以脑功能对血糖水平有很大的依赖性，血糖水平过低可引起抽搐甚至昏迷。

2．脂肪

在正常情况下，人体所消耗能量的40%～50%来自体内的脂肪，其中包括从食物中摄取的碳水化合物所转化成的脂肪。在短期饥饿情况下，则主要由体内的脂肪供给能量。所以，脂肪也是重要的能源物质，但它不能在人体缺氧条件下供给能量。

3．蛋白质

人体在一般情况下主要是利用碳水化合物和脂肪氧化供能。但在某些特殊情况下，人体所需能源物质供能不足，如长期不能进食或能量消耗过多时，体内的糖原和储存脂肪已大量消耗之后，将依靠组织蛋白质分解产生氨基酸来获得能量，以维持必要的生理功能。

进食是周期性的，而能量消耗则是连续不断的，因而储备的能源物质不断被利用，又不断补充。当机体处于饥饿状态时，碳水化合物的储备迅速减少，而脂肪和蛋白质则作为长期能量消耗时的能源。

（二）能量系数

每克产能营养素在体内氧化所产生的能量值称为"能量系数"，也称"食物的热价"或"食物的能量卡价"。食物的卡价是经体外燃烧实验推算而得。

产能营养素体内氧化产生的能量值应为：1克碳水化合物在体外燃烧时平均产生能量17.15千焦（4.10千卡）；1克脂肪平均产能39.54千焦（9.45千卡）；1克蛋白质平均产能18.2千焦（4.35千卡）。

食物中的营养素在消化道内并非100%吸收。一般混合膳食中碳水化合物的吸收率为98%、脂肪为95%、蛋白质为92%。所以，三种产能营养素在体内氧化实际产生能量，即"能量系数"则为：

1克碳水化合物：17.15千焦×98%=16.81千焦（4.0千卡）

1克脂肪：　　　39.54千焦×95%=37.56千焦（9.0千卡）

1克蛋白质：　　18.2千焦×92%=16.74千焦（4.0千卡）

（三）能量来源分配

三种产能营养素在体内都有其特殊的生理功能，虽能相互转化，但不能完全代替，三者在总能量供给中应有一个恰当的比例，即合理的分配。根据我国的饮食习惯，成人碳水化合物以占总能量供给的55%～65%，脂肪占20%～30%，蛋白质占10%～15%为宜。年龄小，蛋白质及脂肪供能占的比例应适当增加。成人脂肪摄入量一般不宜超过总能量的30%。

三、人体的能量消耗

机体的能量消耗主要由基础代谢、体力活动、食物热效应和生长发育等构成，其中正常成人能量消耗主要用于基础代谢、体力活动和食物的热效应，而孕妇、乳母、婴幼儿、儿童、青少年和刚病愈的机体还包括生长发育的能量消耗。

（一）基础代谢

基础代谢指机体处于清醒、静卧（不受肌肉活动和神经紧张的影响）和空腹状态下（饭后12～14小时，不受食物特殊动力作用）以及一定环境温度（22℃±2℃）下维持生命所需的最低热能需要量。而单位时间内的基础代谢，称为基础代谢率，一般是以每小时、每平方米体表面积所发散的热量来表示［千焦/（平方米·小时）或千卡/（平方米·小时）］。一般而言，基础代谢占人体能量总消耗的一半以上，为60%～70%。

影响基础代谢的因素很多，主要有以下几点：①体表面积。基础代谢率的高低与体重并不成比例关系，而与体表面积基本上成正比。因此，用每平方米体表面积为标准来衡量能量代谢率是比较合适的。②年龄。在人的一生中，婴幼儿阶段是代谢最活跃的阶段，其中包括基础代谢率，以后到青春期又出现一个较高代谢的阶段。成年以后，随着年龄的增加，代谢缓慢地降低，其中也有一定的个体差异。③性别。实际测定表明，在同一年龄、同一体表面积的情况下，女性基础代谢率低于男性。④激素。激素对细胞的代谢及调节都有较大影响。如甲状腺功能亢进可使基础代谢率明显升高；相反，患黏液水肿时，基础代谢率低于正常。去甲肾上腺素可使基础代谢率下降25%。⑤季节与劳动强度。基础代谢率在不同季节和不同劳动强度人群中存在一定差别，说明气候和劳动强度对基础代谢率有一定影响。例如，寒季基础代谢率高于暑季，劳动强度高者高于劳动强度低者。

（二）体力活动

除基础代谢外，体力活动是影响人体能量消耗的主要因素。因为生理情况相近的人，基础代谢消耗的能量是相近的，而体力活动一般分为职业活动、交通活动、家务活动和休闲活动等，这些活动的变化活动因人而异，因此体力活动情况相差很大。通常各种体力活动所消耗的能量约占人体总能量消耗的15%～30%。

影响体力活动能量消耗的因素有：①肌肉越发达者，活动能量消耗越多。②体重越重者，能量消耗越多。③劳动强度越大、持续时间越长，能量消耗越多。其中劳动强度是主要影响因素，而劳动强度主要涉及劳动时牵动的肌肉多少和负荷的大小。④与工作的熟练程度有关，对工作熟练程度高者能量消耗较少。

职业劳动强度是主要影响因素。我国将一般成人体力活动分为三级，即轻体力劳动、中等体力劳动、重体力劳动，见表4-6。

表 4-6 中国成人活动水平分级

活动水平	职业工作时间分配	工作内容举例	PAL	
			男	女
轻	75%时间坐或站立 25%时间站着活动	办公室工作、修理电器钟表、售货员、酒店服务员、化学实验操作、讲课等	1.55	1.56
中	25%时间坐或站立 75%时间特殊职业活动	学生日常活动、机动车驾驶、电工安装、车床操作、金工切割、餐厅服务员等	1.78	1.64
重	40%时间坐或站立 60%时间特殊职业活动	非厨师、机械化农业劳动、炼钢、舞蹈、体育运动、装卸、采矿等	2.10	1.82

注：PAL，即 24 小时总能量消耗量除以 24 小时基础代谢。

（三）食物热效应

食物热效应是指由于进食而引起能量消耗额外增加的现象，又称为食物特殊动力作用。例如，进食碳水化合物可使能量消耗增加5%～10%，进食脂肪增加0%～5%，进食蛋白质增加20%～30%。成人摄入的混合膳食，每日由于食物热效应而额外增加的能量消耗，相当于基础代谢的10%。

（四）生长发育

处在生长发育过程中的儿童，其一天的能量消耗还应包括生长发育所需要的能量。孕妇的能量消耗则应包括胎儿由于迅速发育所需的能量，加上自身器官及生殖系统的孕期发育特殊需要的能量，尤其在怀孕后半期。

婴幼儿、儿童和青少年的生长发育需要能量，主要包括两方面，一是合成新组织所需的能量；二是储存在这些新组织中的能量。生长发育所需的能量，在出生后前3个月约占总能量需要量的35%，在12个月时迅速降到总能量需要量的5%，出生后第二年约为总能量需要量的3%，到青少年期为总能量需要量的1%～2%。

怀孕期间，胎儿、胎盘的增长和母体组织（如子宫、乳房、脂肪储存等）的增加需要额外的能量，此外也需要额外的能量维持这些增加组织的代谢。

哺乳期的能量附加量由两部分组成，一是乳汁中含有的能量；二是产生乳汁所需要的能量。营养良好的乳母哺乳期所需要的附加能量可部分来源于孕期脂肪的储存。

四、能量的推荐摄入量及食物来源

（一）能量需要量

能量需要量是指能长期保持良好的健康状态、维持良好的体型和机体构成以及理想活动水平的个体或群体，达到能量平衡时所需的膳食能量摄入量。

能量需要量的制定需考虑性别、年龄、体重、身高和体力活动的不同。成人能量需要量的定义为：一定年龄、性别、体重、身高和身体活动水平的健康群体中，维持能量平衡所需要摄入的膳食能量。儿童能量需要量的定义为，一定年龄、体重、身高、性别（1岁以上儿童）的个体，维持能量平衡和正常生长发育所需要的膳食能量摄入量。孕妇的能量需要量包括胎儿组织增长所需要的能量；对于乳母，能量需要量还需要加上泌乳的能量需要量。中国居民膳食能量需要量见表4-7。

一个标准人，即从事轻体力劳动的体重60千克的成年男子（18~50岁），其每天能量需要量2250千卡；类似的成年女子其每天能量需要量1800千卡。

表4-7　中国居民膳食能量需要量（千卡/天）

人群	男			女		
身体活动水平	轻	中	重	轻	中	重
0岁~	90千卡/（千克·天）					
0.5岁~	80千卡/（千克·天）					
1岁~		900			800	
2岁~		1100			1000	
3岁~		1250			1200	
4岁~		1300			1250	
5岁~		1400			1300	
6岁~	1400	1600	1800	1250	1450	1650
7岁~	1500	1700	1900	1350	1550	1750
8岁~	1650	1850	2100	1450	1700	1900
9岁~	1750	2000	2250	1550	1800	2000
10岁~	1800	2050	2300	1650	1900	2150
11岁~	2050	2350	2600	1800	2050	2300
14岁~	2500	2850	3200	2000	2300	2550
18岁~	2250	2600	3000	1800	2100	2400
50岁~	2100	2450	2800	1750	2050	2350
65岁~	2050	2350	—	1700	1950	—
80岁~	1900	2200	—	1500	1750	—
孕妇（早）	—	—	—		+0	
孕妇（中）	—	—	—		+300	
孕妇（晚）	—	—	—		+450	
乳母	—	—	—		+500	

注：未制定参考值者用"—"表示。"+"表示在同龄人群参考值基础上额外增加量。

（二）能量的食物来源

一般而言，能量含量较高的食物，单位重量食材能量含量高；反之，能量含量较低的食物，单位重量食材能量含量低。

在我们食用的食材中，油脂类食物、精制糖属于能量含量最高的食品，可称为纯能量型食物；禽、畜等动物性食物的能量含量次之；谷薯及杂豆类等粮食类食材能量含量适中；鱼虾类、奶类能量含量又低一些；蔬菜、水果类食材属于能量含量较低的食品。

同步练习 ✏️

一、判断题

1. 脂肪是由甘油和脂肪酸构成，其中甘油的分子比较简单，脂肪的性质和特点主要取决于脂肪酸。（　）
2. 长链脂肪酸的碳原子数在14～24个，基本上都是奇数碳原子。（　）
3. 饱和脂肪酸碳链中不含双键；不饱和脂肪酸碳链中含有双键。（　）
4. 含有一个双键的为单不饱和脂肪酸，含有三个或三个以上双键的为多不饱和脂肪酸。（　）
5. 天然食物中的油脂，其脂肪酸结构多为反式脂肪酸。（　）
6. 类脂是类似脂肪物质，因此肥胖患者类脂含量增多；反之，在饥饿状态减少。（　）
7. 2013年中国营养学会制定的《中国居民膳食营养素参考摄入量》，撤销了2000年版对胆固醇摄入量的推荐值＜300毫克/天的规定，说明胆固醇完全无害。（　）

二、填空题

1. 食物中_____主要由甘油三酯构成。
2. _____是构成脂肪的基本单位。
3. 二十碳五烯酸（$C_{20:5}$）一般用三个大写英文字母标示为_____。
4. _____是含有磷酸根、脂肪酸、甘油和氮的化合物。
5. 食物脂肪的消化率与其_____密切相关。
6. 4岁以上人群总脂肪的宏量营养素可接受范围（AMDR）在_____%之间。
7. 能量单位的换算：1千焦=_____千卡。

三、单项选择题

1. $C_{20:4}$是指有20个碳原子、4个双键的脂肪酸（　）。

    A. 亚油酸 　　　　B. 亚麻酸 　　　　C. 花生四烯酸 　　　　D. DHA

2. DHA又称脑黄金，即（　）。

    A. 十八碳二烯酸　　B. 十八碳三烯酸　　C. 二十碳五烯酸　　D. 二十二碳六烯酸

3. 关于脂肪的消化率说法正确的是（　）。

    A. 一般动物脂肪高于植物脂肪　　　　B. 一般植物脂肪高于动物脂肪

    C. 动物脂肪与植物脂肪相同　　　　　D. 不能确定

4. 关于膳食脂肪营养学评价说法不正确的是（　　）。

A. 一般植物脂肪的消化率要高于动物脂肪

B. 一般植物油中的饱和脂肪酸含量高于动物脂肪

C. 一般植物油中必需脂肪酸亚油酸和α-亚麻酸含量高于动物脂肪

D. 脂溶性维生素含量高的脂类其营养价值也高

5.（　　）含二十碳五烯酸（EPA）和二十二碳六烯酸（DHA）相对较多。

A. 猪脂牛脂　　　　B. 鸡脂鸭脂　　　　C. 深海鱼、贝类食物　D. 植物油

6. 世界卫生组织的建议是，每天来自反式脂肪的热量不超过食物总热量的1%，中国采用了这一目标来做评估。这意味着（　　）。

A. 这是一个安全标准　　　　　　　　B. 超过这个量就有害

C. 低于这个量就安全　　　　　　　　D. 低于这个量，带来的风险可以接受

7. 一个从事轻体力劳动的成年男子（标准人）和类似的成年女子其每天能量需要量分别为（　　）。

A. 2050千卡；1800千卡　　　　　　B. 2250千卡；1800千卡

C. 2400千卡；2100千卡　　　　　　D. 2700千卡；2400千卡

8. 下列食材：①谷薯及杂豆类等粮食类；②蔬菜、水果类；③禽、畜等动物；④鱼虾类、奶类；⑤油脂类、精制糖食物。所含能量从低到高的排列顺序是（　　）。

A. ①②③④⑤　　　B. ⑤④③②①　　　C. ⑤③①④②　　　D. ②④①③⑤

四、多项选择题

1. 脂类包括（　　）。

A. 脂肪　　　　　　B. 磷脂　　　　　　C. 固醇

D. 糖脂　　　　　　E. 脂溶性维生素

2. 人体所需的必需脂肪酸有（　　）。

A. 亚油酸　　　　　B. α-亚麻酸　　　　C. 花生四烯酸

D. EPA　　　　　　E. DHA

3. n-6系列多不饱和脂肪酸包括（　　）。

A. 亚油酸　　　　　B. α-亚麻酸　　　　C. 花生四烯酸

D. EPA　　　　　　E. DHA

4. n-3系列多不饱和脂肪酸包括（　　）。

A. 亚油酸　　　　　B. α-亚麻酸　　　　C. 花生四烯酸

D. EPA　　　　　　E. DHA

5. 磷脂的功能主要有（　　）。

A. 磷脂也和甘油三酯一样提供能量

B. 可促进细胞内、外的物质交流

C. 磷脂可以使体液中的脂肪悬浮在体液中，有利于其吸收、转运和代谢

D. 对预防心血管疾病具有一定作用

E. 可促进和改善大脑组织和神经系统的功能

6. 下列食物中存在反式脂肪酸的有（　　）。

A. 羊肉　　　　　　B. 牛乳　　　　　　C. 沙拉酱

D. 薯条　　　　　　E. 方便面汤料

7. 能提供能量的营养素有（　　）。

A. 蛋白质　　　　　B. 脂类　　　　　　C. 碳水化合物

D. 矿物质　　　　　E. 维生素

五、简答题

1. 必需脂肪酸有哪些功能？

2. 简述脂类的生理功能。

3. 反式脂肪酸有何危害？

4. 加工食品的配料表中含有哪些氢化植物油可能会含有反式脂肪酸？

5. 机体的能量消耗主要由哪些方面构成？

六、计算题

1. 一个鸡蛋含蛋白质6.2克，脂肪4.4克，碳水化合物1.5克，这个鸡蛋可提供多少能量？

2. 一个孕妇每日需能量2100千卡，需三大产能营养素各提供多少千卡能量？

3. 0～6月龄婴儿每日摄入母乳750毫升计，每升母乳680千卡能量，脂肪含量以36.5克/升计，脂肪供能占总能量的百分之多少？

第五讲　矿物质

人体组织中含有自然界各种元素，目前在地壳中发现的94种天然元素在人体内几乎都能检测到，其元素的种类和含量与其生存的地理环境表层元素的组成及膳食摄入量有关。

人体中所有元素，除了组成有机化合物的碳、氢、氧、氮外，其余的元素均称为矿物质，也称无机盐或灰分。

第一节　矿物质概述

一、矿物质的分类

按照化学元素在机体内的含量多少，通常将矿物质元素分为常量元素和微量元素两类。凡体内含量大于体重0.01%的矿物质称常量元素（或宏量元素），它包括钙、磷、钠、钾、硫、氯、镁；凡体内含量小于体重0.01%的称为微量元素（或痕量元素）。

根据目前对微量元素的研究进展，有二十余种元素被认为是构成人体组织、参与机体代谢、维持生理功能所必需的，其中，铁、铜、锌、硒、铬、碘、钴和钼被认为是必需微量元素；锰、硅、镍、硼、钒为可能必需微量元素；氟、铅、镉、汞、砷、铝、锡和锂为具有潜在毒性，但低剂量可能具有功能作用的微量元素。当然把元素定义为必需或者有毒并不恰当，因为任何一种物质都有潜在的毒性，关键在于人群所暴露的剂量。其他微量元素为功能未知元素或是偶然进入人体的非必需元素。

二、矿物质的特点

（一）矿物质在体内不能合成，必须从外界摄取

矿物质与蛋白质、脂肪和碳水化合物等营养素不同，不能在体内合成。且每天都有一定量的矿物质随尿、粪便、汗液、毛发、指甲、上皮细胞脱落以及月经、哺乳等

过程排出体外。因此，为满足机体的需要，矿物质必须不断地从膳食中得到补充。

（二）矿物质是唯一可以通过天然水途径获取的营养素

除了通过食物外，矿物质还可以通过天然水获取。在天然水中含有大量的矿物质元素，并容易被机体吸收。但长期饮用含量超标的水，容易导致毒性作用，如我国是氟中毒高发国家，其中饮水型氟中毒是最主要类型，患病人数也最多，主要分布在华北、西北、东北和黄淮海平原地区。

（三）矿物质在体内分布极不均匀

如钙和磷主要分布在骨骼和牙齿，铁分布在红细胞，碘集中在甲状腺，钴分布在造血系统，锌分布在肌肉组织等。

（四）矿物质之间存在协同或拮抗作用

一种矿物质元素可影响另一种的吸收或改变其在体内的分布，特别是对彼此的吸收影响更显著。例如摄入过量铁或铜可以抑制锌的吸收和利用，而摄入过量的锌也可以抑制铁的吸收，但是铁却可以促进氟的吸收。

（五）摄入过多易产生毒性作用

某些微量元素在体内的生理剂量与中毒剂量范围较窄，摄入过多易产生毒性作用。如我国居民氟的适宜摄入量为1.5毫克/天，而其可耐受最高摄入量为3.0毫克/天，它们之间相差仅一倍。

三、人体矿物质缺乏与过量的原因

（一）地球环境因素

地壳中矿物质元素的分布不平衡，致使某些地区表层土壤中某种矿物质元素含量过低或过高，导致人群因长期摄入在这种环境中生长的食物或饮用水而引起亚临床症状甚至疾病。以我国为例，占我国国土72%地区（包括东北、中部和西部等地区）均缺硒，低硒地区土壤硒含量仅为0.25～0.95毫克/千克，流行病学调查发现硒缺乏与克山病的分布一致，硒缺乏是当地居民克山病高发的重要因素。而我国湖北恩施地区土壤表层硒含量高达50～7150毫克/千克，该地区居民因长期摄入富含硒食物而导致慢性硒中毒。

（二）食物成分及加工因素

食物中含有天然存在的矿物质拮抗物，如菠菜中含有较多草酸盐可与钙或铁结合成难溶的螯合物而影响其吸收。馒头、面包在制作过程中，经过发酵能够降低植酸的含量。尼罗河三角地区居民因习惯食用未发酵面包，导致面粉中植酸与锌结合成不溶性物质，抑制锌的吸收利用，从而导致儿童出现锌缺乏疾病。食物加工过程中可造成矿物质的损失，如粮谷表层富含的矿物质常因碾磨过于精细而丢失；蔬菜浸泡于水中或蔬菜水煮后把水倒掉可损失大量矿物质。食品加工过程所使用的金属机械、管道、

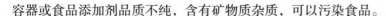

容器或食品添加剂品质不纯，含有矿物质杂质，可以污染食品。

（三）人体自身因素

由于摄入不足，消耗增加导致矿物质缺乏，如厌食、挑食、疾病状态导致食物摄入不足或摄入食物品种单调，使矿物质供给量达不到机体需求量；生理需求增加引起的钙、锌、铁等矿物质缺乏，如儿童、青少年、孕妇、乳母阶段对营养素需求的增加导致矿物质的不足。当机体长期排泄功能障碍时有可能造成矿物质在体内蓄积，引起急性或慢性毒性作用。

四、矿物质的生理功能

矿物质对人体的生理功能有一定的共性，主要表现在以下几个方面。

（一）构成肌体的重要材料

如钙、镁、磷是骨骼和牙齿的重要成分，磷、硫是构成肌体内某些蛋白质的成分。

（二）维持组织细胞的渗透压

如钠、钾、氯等与蛋白质共同维持各种组织的渗透压，在体液的移动与潴留过程中起着重要作用。

（三）维持肌体的酸、碱平衡

硫、磷、氯等酸性离子与钙、镁、钾等碱性离子的适当配合，以及重碳酸盐和蛋白质的缓冲作用，共同调节肌体的酸、碱平衡。

（四）维持神经肌肉的兴奋性与细胞膜的通透性

各种无机离子，特别是保持一定比例的钾、钠、钙、镁离子的适当配合，是维持神经肌肉兴奋性和细胞膜具有一定的通透性的必要条件。

（五）构成肌体的生理活性物质

人体内许多重要的生理活性物质，例如红细胞中的血红蛋白、甲状腺素、谷胱甘肽过氧化物酶等，分别含有微量元素铁、碘、硒等。

（六）构成酶系统中的激活剂

人体内的一些酶从无活性的状态转化为有活性、能发挥生理功能的状态需要有激活物的作用，许多无机离子有这样的功能，如氯离子可激活唾液淀粉酶、胃蛋白酶等；还有一些金属元素本身就是酶的一部分。

第二节　钙

钙是人体内含量最多的一种无机元素，成年后可达到1200克，相当于人体体重的

2%。钙对人体有非常重要的生理功能，也是我国居民最容易缺乏的无机盐之一。膳食中还有多种因素影响钙的消化、吸收和代谢过程，因而其利用率更低。膳食调整对预防和改善我国居民的钙营养不良状况有非常重要的意义。

一、钙的生理功能

（一）构成骨骼和牙齿的结构

钙是骨骼和牙齿的重要成分。体内的钙约99%集中在骨骼及牙齿，主要以羟磷灰石及磷酸钙两种形式存在。成骨细胞与黏多糖等构成骨基质，羟磷灰石及磷酸钙沉积于骨基质，形成骨骼及牙齿。

骨钙的更新速率随年龄的增长而减慢，幼儿的骨骼每1～2年更新一次，成人更新一次则需10～12年。男性18岁以后，女性更早一些，骨的长度开始稳定，但骨的密度仍继续增加若干年。40岁以后骨中的矿物质逐渐减少，转换速率为每年0.7%。

（二）维持肌肉和神经的正常活动

钙离子与神经和肌肉的兴奋、神经冲动的传导、心脏的正常搏动等生理活动有密切的关系。如血清钙离子浓度降低时，肌肉、神经的兴奋性增高，可引起手足抽搐；而钙离子浓度过高时，则损害肌肉的收缩功能，引起心脏和呼吸衰竭。

（三）参与血凝过程

钙有激活凝血酶原使之变成凝血酶的作用。

（四）在体内还参与调节或激活多种酶的活性作用

如ATP酶、脂肪酶、蛋白质分解酶、钙调蛋白等。钙对细胞的吞噬、激素的分泌也有影响等。

二、钙的缺乏与过量

（一）钙缺乏

钙摄入量过低可致钙缺乏症，主要表现为骨骼的病变，即儿童时期的佝偻病和成年人的骨质疏松症。

1. 儿童佝偻病

儿童长期钙缺乏和维生素D不足可导致生长发育迟缓，骨软化、骨骼变形，严重缺乏者可导致佝偻病，出现"O"形或"X"形腿（图5-1）、肋骨串珠、鸡胸等症状。

2. 中老年人骨质疏松

中老年人随年龄增加，骨骼逐渐脱钙。尤其妇女绝经以后，因雌激素分泌减少，钙丢失加快，骨质降低到一定程度时，就不能保持骨骼结构的完整，甚至压缩变形，以致在很小外力下即可发生骨折，即为骨质疏松症。

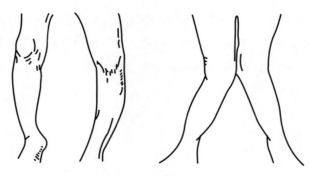

图5-1　佝偻病

3．易患龋齿

缺钙者易患龋齿，影响牙齿质量。

（二）钙过量

钙为毒性最小的一类元素，无明显毒副作用。当然过量摄入钙也可能产生不良作用，高钙尿是肾结石的一个重要危险因素，补充钙剂能增加肾结石的相对危险性。

钙过量对机体可产生不利影响，包括以下几种。

1．增加肾结石的危险

人体内每天有10%～20%的钙需要通过肾脏排出，过多的钙增加肾脏的工作量，尿液中排泄钙增多会增加结晶核产生的概率，从而形成结石，所以认为钙过量会增加肾结石的风险。

2．奶碱综合征

奶碱综合征的典型症候群包括高血钙症、碱中毒和肾功能障碍。其严重程度决定于钙和碱摄入量的多少和持续时间。急性发作呈现为高血钙和碱中毒，特征是易兴奋、头疼、眩晕、恶心和呕吐、虚弱、肌痛和冷漠，严重者出现记忆丧失、嗜睡和昏迷。

3．过量钙干扰其他矿物质的吸收和利用

钙和铁、锌、镁、磷等元素存在相互作用。例如，钙可明显抑制铁的吸收；高钙膳食会降低锌的生物利用率；钙镁比大于5，可致镁缺乏。

三、钙的膳食参考摄入量

中国营养学会提出的成年人钙的推荐摄入量（RNI）为800毫克/天。不同年龄段的人钙的参考摄入量见表5-1。

膳食中的钙主要在pH较低的小肠上段吸收，需有活性维生素D参与。适量维生素D、某些氨基酸（赖氨酸、精氨酸、色氨酸）、乳糖和适当的钙、磷比例，均有利于钙吸收。

膳食中不利于钙吸收的因素有，谷物中的植酸，某些蔬菜（如菠菜、苋菜、竹笋等）中的草酸，过多的膳食纤维、碱性磷酸盐、脂肪等。抗酸药、四环素、肝素也不利于钙的吸收。蛋白质摄入过高，增加肾小球滤过率，降低肾小管对钙的再吸收，使钙排出增加。

钙的吸收与年龄有关，随年龄增长其吸收率下降。婴儿钙的吸收率超过50%，儿童约为40%，成年人只为20%左右。一般在40岁以后，钙吸收率逐渐下降。但在人体对钙的需要量大时，钙的吸收率增加，妊娠、哺乳和青春期，钙的需要量最大，因而钙的吸收率增高；需要量小时，吸收率降低。

表 5-1　钙的参考摄入量（毫克／天）

人群	平均摄入量	推荐摄入量	最大可耐受摄入量
0岁~	—	200（AI）	1000
1岁~	500	600	1500
4岁~	650	800	2000
7岁~	800	1000	2000
11岁~	1000	1200	2000
14岁~	800	1000	2000
18岁~	650	800	2000
50岁~	800	1000	2000
孕妇（早）	+0	+0	2000
孕妇（中）	+160	+200	2000
孕妇（晚）	+160	+200	2000
乳母	+160	+200	2000

四、钙的主要食物来源

奶和奶制品是钙的最好食物来源，含量丰富，且吸收率高。豆类、坚果类、绿色蔬菜、各种瓜子也是钙的较好来源。少数食物如虾皮、海带、芝麻酱等含钙量特别高。常见食物的钙含量见表5-2。

有人认为猪骨富含钙，喝猪骨汤是补钙的好办法，这其实是补钙的一个误区。骨头汤里主要的成分为水、脂肪、少量的含氮浸出物，钙和蛋白质的含量很少，长时间煲煮还可产生大量嘌呤。浓白、口感好的骨头汤是因其中的脂肪含量高，并非钙含量高。骨头里的钙是以磷酸盐形式存在的，不容易溶解到汤里。有实验证明，500克猪骨加2升纯净水在高压锅里炖煮30分钟，不加醋的猪骨汤每100克钙含量只有1.1毫克，另加醋75毫升的猪骨汤每100克钙含量也只有4.32毫克。水中的硬度以碳酸钙计小于150毫克/升时，称为软水，相当于含钙6毫克/100克以下的水为软水。一般的自来水都超过这个标准。

表 5-2　含钙丰富的食物（毫克 /100 克）

食物	含量	食物	含量	食物	含量
牛乳	104	苜蓿	713	酸枣棘	435
奶酪	799	荠菜	294	紫菜	264
全脂牛奶粉	676	雪里蕻	230	海带（湿）	241
酸奶	118	苋菜	187	黑木耳	247
虾皮	991	乌塌菜	186	口蘑	169
虾米	555	油菜薹	156	黄豆	191
河虾	325	榛子（炒）	815	豆腐	164
泥鳅	299	花生仁（炒）	284	豆腐皮	116
红螺	539	葵花籽仁	115	千张	313
河蚌	248	白芝麻	620	豆腐干	308
鲜海参	285	黑芝麻	780	素鸡	180

第三节　其他常量元素

一、磷

正常人体内含磷600～700克，每千克无脂肪组织约含磷12克。体内磷的85.7%集中于骨骼和牙齿中，其余散在分布于全身各组织及体液中，其中一半存在于肌肉组织中。

（一）生理功能

1. 构成骨骼和牙齿

磷在骨及牙齿中的存在形式主要是无机磷酸盐，主要成分是羟磷灰石。构成机体支架和承担负重作用，并作为磷的储存库，其重要性与骨、牙齿中钙盐作用相同。

2. 组成生命的重要物质

磷是组成核酸、磷蛋白、磷脂、环腺苷酸、环鸟苷酸、多种酶的成分。

3. 参与能量代谢

高能磷酸化合物如三磷酸腺苷及磷酸肌酸等为能量载体，在细胞内能量的转换、代谢中，以及作为能源物质在生命活动中起有重要作用。

4. 参与酸碱平衡的调节

磷酸盐缓冲体系接近中性，构成体内缓冲体系。

（二）缺乏与过量

1. 缺乏

一般不会由于膳食原因引起营养性磷缺乏，只有在一些特殊情况下才会出现。如早产儿若仅喂以母乳，因人乳含磷量较低，不能满足早产儿骨磷沉积的需要，可发生磷缺乏，出现佝偻病样骨骼异常。

2. 过量

一般情况下，不易发生由膳食摄入过量磷的问题。在某些特殊情况下，如医用口服、灌肠或静脉注射大量磷酸盐后，可形成高磷血症。

（三）需要量与食物来源

1. 需要量

以往因为食物中含磷普遍而丰富，很少因为膳食原因引起营养性磷缺乏。仅仅是与钙的需要量相联系而考虑钙、磷比值。

中国营养学会2013年《中国居民膳食营养素参考摄入量》中，成人磷推荐摄入量（RNI）为720毫克/天。磷的参考摄入量见表5-3。成年人可耐受最高摄入量（UL）为3500毫克/天。

表5-3　常见常量元素参考摄入量（毫克/天）

人群	磷 推荐摄入量	钾		钠		镁 推荐摄入量	氯 适宜摄入量
		适宜摄入量	建议摄入量	适宜摄入量	建议摄入量		
0岁~	100（AI）	350	——	170	—	20（AI）	260
0.5岁~	180（AI）	350	—	350	—	65（AI）	550
1岁~	300	900	—	700	—	140	1100
4岁~	350	1200	2100	900	1200	160	1400
7岁~	470	1500	2800	1200	1500	220	1900
11岁~	640	1900	3400	1400	1900	300	2200
14岁~	710	2200	3900	1600	2200	320	2500
18岁~	720	2000	3600	1500	2000	330	2300
50岁~	720	2000	3600	1400	1900	330	2200
65岁~	700	2000	3600	1400	1800	320	2200
80岁~	670	2000	3600	1300	1700	310	2000
孕妇	+0	+0	3600	+0	2000	+40	+0
乳母	+400	+0	3600	+0	2000	+0	+0

2. 食物来源

磷在食物中分布很广，无论动物性食物或植物性食物，在其细胞中，都含有丰富的磷，动物的乳汁中也含有磷。磷是与蛋白质并存的，瘦肉、蛋、奶、动物的肝、肾含量都很高，海带、紫菜、芝麻酱、花生、干豆类、坚果粗粮含磷也较丰富。但粮谷中的磷为植酸磷，不经过加工处理，吸收利用率低。

二、钾

正常成人体内钾总量约为50毫摩尔/千克。体内钾主要存于细胞内，约占总量的98%，其他存在于细胞外。

（一）生理功能

钾参与碳水化合物、蛋白质的代谢；维持细胞内正常渗透压；维持神经肌肉的应激性和正常功能；维持心肌的正常功能；维持细胞内外正常的酸碱平衡。

（二）缺乏与过量

1. 缺乏

人体内钾总量减少可引起钾缺乏症，可在神经肌肉、消化、心血管、泌尿、中枢神经等系统发生功能性或病理性改变。主要表现为肌肉无力或瘫痪、心律失常、横纹肌肉裂解症及肾功能障碍等。

2. 过量

体内钾过多，血钾浓度高于5.5毫摩尔/升时，可出现毒性反应，称高钾血症。钾过多可使细胞外钾离子上升，心肌自律性、传导性和兴奋性受抑制。主要表现在神经肌肉和心血管方面。神经肌肉表现为极度疲乏软弱，四肢无力，下肢沉重。心血管系统可见心率缓慢，心音减弱。

（三）需要量与食物来源

1. 需要量

中国营养学会2013年《中国居民膳食营养素参考摄入量》中，成人钾适宜摄入量（AI）为2000毫克/天，预防非传染性慢性病的建议摄入量为3600毫克/天。钾的参考摄入量见表5–3。

预防非传染性慢性病的建议摄入量是2013年《中国居民膳食营养素参考摄入量》新增加的一个指标。膳食营养素摄入量过高或过低导致的慢性病一般涉及肥胖、糖尿病、高血压、血脂异常、脑中风、心肌梗死以及某些癌症。预防非传染性慢性病的建议摄入量是以非传染性慢性病的一级预防为目标，提出的必需营养素的每日摄入量。当非传染性慢性病易感人群某些营养素的摄入量接近或达到建议摄入量时，可以降低他们发生非传染性慢性病的风险。

2. 食物来源

大部分食物都含有钾，但蔬菜和水果是钾最好的来源。每100克谷类中含钾100～200毫克，豆类中600～800毫克，蔬菜和水果中200～500毫克，肉类中含量为150～300毫克，鱼类中200～300毫克。每100克食物含量高于800毫克以上的食物有紫菜、黄豆、冬菇、赤豆等。

三、钠

钠是人体中一种重要无机元素，一般情况下，成人体内钠含量为77（女）～100（男）克，约占体重的0.15%，体内钠主要在细胞外液，占总体钠的44%～50%，骨骼中含量也高达40%～47%，细胞内液含量较低，仅9%～10%。食盐即氯化钠是人体获得钠的主要来源。

（一）生理功能

钠可以调节体内水分与渗透压；维持酸碱平衡；钠对三磷酸腺苷的生成和利用、肌肉运动、心血管功能、能量代谢都有关系；还可以增强神经肌肉兴奋性。

（二）缺乏与过量

1. 缺乏

人体内钠在一般情况下不易缺乏。但在某些情况下，如禁食、少食，膳食钠限制过严而摄入量非常低时，或在高温、重体力劳动、过量出汗、胃肠疾病、反复呕吐、腹泻（泻剂应用）使钠过量排出丢失时，或某些疾病引起肾不能有效保留钠时，胃肠外营养缺钠或低钠时，利尿剂的使用而抑制肾小管重吸收钠时均可引起钠缺乏。钠的缺乏在早期症状不明显，倦怠、淡漠、无神、甚至起立时昏倒。失钠达0.5克/千卡体重以上时，可出现恶心、呕吐、血压下降、痛性肌肉痉挛，尿中无氯化物检出。当失钠达0.75～1.2克/千克体重时，可出现恶心、呕吐、视力模糊、心率加速、脉搏细弱、血压下降、肌肉痉挛、疼痛反射消失，甚至淡漠、木僵、昏迷、外周循环衰竭、休克，终因急性肾功能衰竭而死亡。

2. 过量

钠摄入量过多、尿中钠钾离子比值增高，是高血压的重要因素。尿中钠钾离子比值与血压呈正相关，而尿钾与血压呈负相关。在高血压家族史人群较普遍存在对盐敏感的现象，而对盐不敏感的或较耐盐者，在无高血压家族史者中较普遍。

正常情况下，钠摄入过多并不蓄积，但某些情况下，如误将食盐当作食糖加入婴儿奶粉中喂哺，则可引起中毒甚至死亡。急性中毒，可出现水肿、血压上升、血浆胆固醇升高、脂肪清除率降低、胃黏膜上皮细胞受损等。

（三）需要量与食物来源

1. 需要量

中国营养学会2013年《中国居民膳食营养素参考摄入量》中，成人钠适宜摄入量（AI）为1500毫克/天，50岁以后摄入量（AI）为1400毫克/天，预防非传染性慢性病的建议摄入量为2000毫克/天。钠的参考摄入量见表5-3。

2. 食物来源

钠普遍存在于各种食物中，一般动物性食物钠含量高于植物性食物，但人体钠来源主要为食盐（钠）、以及加工、制备食物过程中加入的钠或含钠的复合物如谷氨酸、小苏打即碳酸氢钠等，以及酱油、盐渍或腌制肉或烟熏食品、酱咸菜类、发酵豆制品、咸味休闲食品等。

四、镁

正常成人身体总镁含量约25克，其中60%～65%存在于骨骼和牙齿中，27%分布于软组织。镁主要分布于细胞内，细胞外液的镁不超过1%。

（一）生理功能

1. 激活多种酶的活性

镁作为多种酶的激活剂，参与300余种酶促反应。镁能与细胞内许多重要成分，如三磷酸腺苷等形成复合物而激活酶系，或直接作为酶的激活剂激活酶系。

2. 维护骨骼生长和神经肌肉的兴奋性

镁是骨细胞结构和功能所必需的元素。

3. 维护胃肠道和激素的功能

对胃肠道的作用：具有利胆作用、导泻作用。对激素的作用：血浆镁的变化直接影响甲状旁腺激素的分泌。

（二）缺乏与过量

1. 缺乏

引起镁缺乏的原因很多，主要有：镁摄入不足、吸收障碍、丢失过多以及多种临床疾病等。镁缺乏可致血清钙下降，神经肌肉兴奋性亢进；对血管功能可能有潜在的影响；镁对骨矿物质的内稳态有重要作用，镁缺乏可能是绝经后骨质疏松症的一种危险因素。

2. 过量

在正常情况下，肠、肾及甲状旁腺等能调解镁代谢，一般不易发生镁中毒。用镁盐抗酸、导泻、利胆、抗惊厥或治疗高血压脑病，亦不至于发生镁中毒。只有在肾功能不全者、糖尿病酮症的早期、肾上腺皮质功能不全、黏液水肿、骨髓瘤、草酸中毒、肺部痰患及关节炎等发生血镁升高时方可见镁中毒。

（三）需要量与食物来源

1. 需要量

2013年中国营养学会制订的《中国居民膳食营养素参考摄入量》中成人镁推荐摄入量（RNI）定为330毫克/天。

2. 食物来源

镁虽然普遍存在于食物，但食物中的镁含量差别甚大。由于叶绿素是镁卟啉的螯合物，所以绿叶蔬菜是富含镁的。食物中诸如糙粮、坚果也含有丰富的镁，而肉类、淀粉类食物及牛奶中的镁含量属中等。

除了食物之外，从饮水中也可以获得少量镁。

五、氯

氯是人体必需常量元素之一，是维持体液和电解质平衡中所必需的，也是胃液的一种必需成分。自然界中常以氯化物形式存在，最普通形式是食盐。氯在人体含量平均为1.17克/千克，总量为82～100克，占体重的0.15%，广泛分布于全身。主要以氯离子形式与钠、钾化合存在。其中氯化钾主要在细胞内液，而氯化钠主要在细胞外液中。

（一）生理功能

氯离子维持细胞外液的容量与渗透压；维持体液酸碱平衡；参与血液二氧化碳运输；还参与胃液中胃酸形成，胃酸促进维生素B_{12}和铁的吸收；激活唾液淀粉酶分解淀粉，促进食物消化；刺激肝脏功能，促使肝中代谢废物排出；氯还有稳定神经细胞膜电位的作用等。

（二）缺乏与过量

1. 缺乏

由于氯来源广泛，特别是食盐，摄入量往往大于正常需要水平。因此，由饮食引起的氯缺乏很少见。但不合理配方膳（含氯量1～2毫摩尔/升）的应用、患先天性腹泻（再吸收障碍）的婴儿，可致氯缺乏。

大量出汗、腹泻、呕吐、或肾病肾功能改变、或使用利尿剂等引起的氯的大量丢失，均可造成氯的缺乏。氯的缺乏常伴有钠缺乏，此时，造成低氯性代谢性碱中毒，常可发生肌肉收缩不良，消化功能受损，且可影响生长发育。

2. 过量

人体摄入氯过多引起对机体的危害作用并不多见。仅见于严重失水、持续摄入高氯化钠（如食盐）或过多氯化铵。此外，敏感个体尚可致血压升高。

（三）需要量与食物来源

1. 需要量

中国营养学会2013年《中国居民膳食营养素参考摄入量》中，成人氯适宜摄入量（AI）为2300毫克/天，50岁以后摄入量为2200毫克/天。氯的参考摄入量见表5-3。

2. 食物来源

膳食氯几乎完全来源于氯化钠，仅少量来自氯化钾。因此食盐及其加工食品酱油，盐渍、腌制食品，酱咸菜以及咸味食品等都富含氯化物。一般天然食品中氯的含量差异较大；天然水中也几乎都含有氯，估计日常每天从饮水中提供40毫克左右，与从食盐未源的氯的量（约6克）相比并不重要。

六、硫

硫是人体必需常量元素之一，人体内硫约占体重的0.25%。

（一）生理功能

硫参与构成各种蛋白质、酶类、肽（谷胱甘肽）和激素（胰岛素、肾上腺皮质激素）等；几乎参与体内所有类别代谢活动，发挥各种生理功能。

其他含硫化合物还有壳聚糖，是结缔组织基质成分，起了保护关节的重要作用。角蛋白含有大量的胱氨酸，起了保持皮肤、头发和指甲健康的作用。

（二）缺乏与过量

1. 缺乏

目前还未发现人类存在硫缺乏症。毛发低硫营养不良是一种罕见的常染色体隐性遗传病，表现为特征性的头发短、脆，发硫含量异常低下。

2. 过量

饮水中含有过量的硫酸盐可能导致渗透性腹泻和稀便；还可能导致溃疡性结肠炎。

（三）需要量与食物来源

1. 需要量

由于未发现人类存在硫缺乏症，因而国内外均没有对硫制定参考摄入量。

2. 食物来源

硫的主要膳食来源是含硫氨基酸，主要存在于动物蛋白、谷类蛋白和豆类蛋白中。

第四节　微量元素

一、铁

人体内铁总量为4~5克，可分为功能性铁和储存铁。功能性铁是铁的主要存在形式，其中血红蛋白含铁量占总铁量的60%~75%；储存铁存在于肝、脾与骨髓中，占体内总铁量的25%~30%。正常男性的储存铁约为1000毫克，女性仅为300~400毫克。铁缺乏是中国居民常见的一种营养缺乏症。

（一）生理功能

铁为血红蛋白与肌红蛋白、细胞色素A以及一些呼吸酶的主要成分，参与体内氧与二氧化碳的转运、交换和组织呼吸过程；铁与红细胞形成和成熟有关；铁与免疫关系密切，铁可提高机体免疫力；铁还有许多重要功能，如催化β-胡萝卜素转化为维生素A、参与嘌呤与胶原的合成、抗体的产生，脂类从血液中转运以及药物在肝脏的解毒等。

（二）缺乏与过量

1. 缺乏

铁缺乏是一种常见的营养缺乏病，特别是0～4岁的婴幼儿、青少年、育龄期妇女、孕妇、乳母更易发生。体内铁缺乏，引起含铁酶减少或铁依赖酶活性降低，使细胞呼吸障碍，从而影响组织器官功能，降低食欲。严重者可有渗出性肠病变及吸收不良综合征等。铁缺乏的儿童易烦躁，对周围不感兴趣，成人则冷漠呆板。当血红蛋白继续降低，则出现面色苍白，口唇黏膜和眼结膜苍白，有疲劳乏力、头晕、心悸、指甲脆薄、反甲等。儿童少年身体发育受阻，出现体力下降、注意力与记忆力调节过程障碍、学习能力降低等现象。

早产、低出生体重儿及胎儿死亡与孕早期贫血有关。铁缺乏可损害儿童的认知能力，且在以后补充铁后，也难以恢复。铁缺乏也可引起心理活动和智力发育的损害及行为改变。

2. 过量

铁过量可致中毒，急性中毒常见于误服过量铁剂，多见于儿童，主要症状为消化道出血，且死亡率很高。慢性铁中毒可发生于消化道吸收的铁过多和肠道外输入过多的铁。多种疾病如心脏病、肝脏疾病、糖尿病及某些肿瘤等与体内铁的储存过多也有关。

（三）需要量与食物来源

1. 需要量

中国营养学会2013年制定的《中国居民膳食参考摄入量》中，成人铁推荐摄入量（RNI）男子为12毫克/天，女子为20毫克/天；可耐受最高摄入量（UL）男女均为42毫克/天（表5-4）。

铁在食物中主要以三价铁形式存在，少数为还原铁（亚铁）。肉类等食物中的铁40%左右是血红素铁，其他为非血红素铁。

非血红素铁明显受膳食因素影响，粮谷和蔬菜中的植酸盐、草酸盐以及茶叶和咖啡中的多酚类物质均可影响铁的吸收；胃中胃酸缺乏或服用过多的抗酸药物，不利于铁离子的释出，也阻碍铁吸收。维生素C、维生素B_2、某些单糖、有机酸以及动物肉类有促进非血红素铁吸收的作用。肉、禽、鱼类食物中铁的吸收率较高。

血红素铁在体内吸收时不受膳食中植酸、磷酸等的影响，但与非血红素铁一样都受体内铁需要量与储存量的影响。当铁储存量多时，吸收率降低；储存量减少时，需要量增加，吸收率亦增加。胃肠吸收不良综合征也影响铁的吸收，缺铁性贫血时铁吸收率增高。

表 5-4　铁的参考摄入量（毫克 / 天）

人群	推荐摄入量		最大可耐受摄入量
	男	女	
0岁~	0.3（AI）		—
0.5岁~	10		—
1岁~	9		25
4岁~	10		30
7岁~	13		35
11岁~	15	18	40
14岁~	16	18	40
18岁~	12	20	42
50岁~	12	12	42
孕妇（早）	—	+0	42
孕妇（中）	—	+4	42
孕妇（晚）	—	+9	42
乳母	—	+4	42

2．食物来源

铁广泛存在于各种食物中，但分布极不均衡，吸收率相差也极大。一般动物性食物铁的含量和吸收率均较高，因此膳食中铁的良好来源，主要为动物肝脏、动物全血、畜禽肉类、鱼类（表5-5）。

植物性食物中铁吸收率较动物性食物为低。干薹菜、黑木耳中含铁量高。蔬菜中一般颜色越深，铁的含量越高。

蛋类铁的含量不算低，但吸收率较低，仅达3%。牛奶是贫铁食物，且吸收率不高。

也可以选用铁酱油补铁。铁酱油，又叫铁强化酱油，是在普通酱油中添加了铁成分，以达到吃酱油时就能补铁的目的一种营养强化酱油（图5-2）。

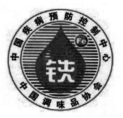

图5-2　铁酱油定点生产企业标识

表 5-5　部分食物的含铁量（毫克 /100 克）

食物	含量	食物	含量	食物	含量
猪肝	22.6	猪瘦肉	3.0	黄豆	8.2
羊肝	7.5	牛瘦肉	2.8	豆腐皮	13.9
鸡肝	12.0	羊瘦肉	3.9	豆腐	1.9
鸭肝	23.1	鸡胸脯肉	0.6	腰果	4.8
猪血	8.7	鸭胸脯肉	4.1	南瓜子仁	1.5
鸡血	25.0	草鱼	0.8	蜂蜜	1.0
鸭血	30.5	鲫鱼	1.3	面粉	3.5

续表

食物	含量	食物	含量	食物	含量
鸡蛋	2.0	蝲蛄	14.5	稻米	2.3
鸭蛋	2.9	干蕈菜	283.7	菠菜	2.9
鹌鹑蛋	3.2	干松蘑	86.0	芹菜	0.8
牛奶	0.3	干木耳	97.4	绿豆	6.5

二、锌

成人体内锌含量为2.0～2.5克，以肝、肾、肌肉、视网膜、前列腺为高。血液中75%～85%的锌分布在红细胞，35%～5%分布于白细胞，其余在血浆中。锌对生长发育、免疫功能、物质代谢和生殖功能等均有重要作用。

（一）生理功能

1. 催化功能

有近百种酶依赖锌的催化。

2. 结构功能

锌在酶中也有结构方面的作用。

3. 调节功能

锌作为一个调节基因表达的因子，在体内有广泛作用。

（二）缺乏与过量

1. 缺乏

人类锌缺乏体征是一种或多种锌的生物学功能降低的结果，严重的先天性锌吸收不良会导致肠病性肢端性皮炎。这种严重缺锌引起的皮肤损害和免疫功能损伤，目前并不常见。人类锌缺乏的常见体征是生长缓慢、皮肤伤口愈合不良、味觉障碍、胃肠道疾患、免疫功能减退等。

2. 过量

成人一次性摄入2克以上的锌会发生锌中毒，其主要特征是锌对胃肠道的直接作用，导致上腹疼痛、腹泻、恶心、呕吐。长期每天补充100毫克较大量锌可发生贫血、免疫功能下降、高密度脂蛋白胆固醇降低等。长期每天服用25毫克锌，可引起铜继发性缺乏，损害免疫器官和免疫功能，影响中性粒细胞及巨噬细胞活力，抑制其趋化性和吞噬作用及减弱细胞的杀伤能力。

（三）需要量与食物来源

1. 需要量

中国营养学会2013年制定的《中国居民膳食参考摄入量》中，成人锌推荐摄入量（RNI）男子为每天12.5毫克，女子为7.5毫克；可耐受最高摄入量（UL）男女均为每天40毫克（表5-6）。

植物性食物中含有的植酸、鞣酸和纤维素等均不利于锌的吸收，而动物性食物中的锌生物利用率较高，维生素D可促进锌的吸收。我国居民的膳食以植物性食物为主，含植酸和纤维较多，锌的生物利用率一般为15%～20%。

表5-6 锌的参考摄入量（毫克/天）

人群	推荐摄入量		最大可耐受摄入量
	男	女	
0岁～	2.0（适宜摄入量）		—
0.5岁～	3.5		—
1岁～	4.0		8
4岁～	5.5		12
7岁～	7.0		19
11岁～	10.0	9.0	28
14岁～	11.5	8.5	35
18岁～	12.5	7.5	40
孕妇（早）	—	+2.0	40
孕妇（中）	—	+2.0	40
孕妇（晚）	—	+2.0	40
乳母	—	+4.5	40

2. 食物来源

锌的来源广泛，但食物中的锌含量差别很大，吸收利用率也有很大差异。贝壳类海产品、红色肉类、动物内脏、菌藻类蔬菜都是锌的极好来源（表5-7）。植物性食物含锌较低，精细的粮食加工过程可导致锌大量丢失。如小麦加工成精面粉大约80%的锌被去掉；豆类制成罐头比新鲜大豆锌含量损失60%左右。

表5-7 部分食物的含锌量（毫克/100克）

食物	含量	食物	含量	食物	含量
猪瘦肉	2.99	草鱼	0.87	标准粉	1.64
牛瘦肉	3.71	带鱼	0.70	富强粉	0.97
羊瘦肉	6.06	黄鳝	1.97	粳米	1.07
鸡胸脯肉	0.51	生蚝	71.2	玉米	0.90
鸭胸脯肉	1.17	泥蚶	11.59	大麦	4.36
猪肝	5.78	扇贝	11.69	小米	1.87
羊肝	3.45	河蚌	6.23	干蘑菇	6.29
鸡肝	2.40	鸡蛋	1.10	口蘑	9.04
鸭肝	3.08	牛奶	0.42	菠菜	0.85

三、碘

碘在人体的总量有22～50毫克，其中50%存在于肌肉中，20%存在于甲状腺内，10%存在于皮肤，6%存在于骨骼内，其余14%分散在于各内分泌组织、中枢神经和血浆中。甲状腺组织中浓度最高，甲状腺所含的碘有99%为有机结合碘，1%以碘离子形式存在。

（一）生理功能

碘在体内主要参与甲状腺素的合成，其生理作用也是通过甲状腺素的作用表现出来的。至今尚未发现碘的独立功能。甲状腺素调节和促进代谢，与生长发育关系密切。

碘参与能量代谢；促进代谢和身体的生长发育；促进神经系统发育；垂体激素作用。

（二）缺乏与过量

1. 缺乏

碘缺乏不仅会引起甲状腺肿和少数克汀病（呆小症）发生，还可引起更多的亚临床克汀病和儿童智力低下的发生。碘缺乏病包括了甲状腺肿、流产、先天畸形、死亡率增高、地方性克汀病等。孕妇严重缺碘，可殃及胎儿发育，使新生儿生长损伤，尤其是神经、肌肉、认知能力低下，以及胚胎期和围产期死亡率上升。

2. 过量

较长时间的高碘摄入也可导致高碘性甲状腺肿等的高碘性危害。高碘、低碘都可引起甲状腺肿，高碘时碘越多患病率也越高。

（三）需要量与食物来源

1. 需要量

人体对碘的需要量，取决于对甲状腺素的需要量。维持正常代谢和生命活动所需的甲状腺素是相对稳定的，合成这些激素所需的碘量为50～75微克。

中国营养学会2013年制定的《中国居民膳食参考摄入量》中，成人碘每天适宜摄入量（AI）为120微克；可耐受最高摄入量（UL）男女均为600微克。

2. 食物来源

人类所需的碘主要来自食物，为一日总摄入量的80%～90%，其次为饮水与食盐。食物中碘含量的高低取决于各地区土壤及土质等背景含量。甲状腺肿流行地区的食物常低于非流行地区的同类食物。

海洋生物含碘量丰富，是碘的良好来源，如海带、紫菜、海鱼、蚶干、蛤干、干贝、淡菜、海参、海蜇、龙虾等。其中干海带含碘量可达36毫克/百克。而远离海洋的内陆山区或不易被海风吹到的地区，土壤和空气中含碘量较低，这些地区的食物含碘量也不高。

陆地食品含碘量动物性食品高于植物性食品，蛋、奶含碘量相对稍高，其次为肉类，淡水鱼的含碘量低于肉类。

在碘缺乏地区采取碘强化是有效预防碘缺乏的重要措施，如在食盐中加碘等。碘盐是我国强制性的强化食品。在食盐中加入碘酸钾，国家规定在食盐中添加碘的标准为20～30毫克/千克。按每天食用6克盐计，加碘量为71～107微克。

四、硒

硒是人体必需的微量元素，这一认识是20世纪后半叶营养学上最重要的发现之一。成人体内硒总量在3～20毫克，广泛分布于人体各组织器官和体液中，肾中硒浓度最高，肝脏次之，血液中相对低些，脂肪组织中含量最低。

（一）生理功能

硒构成含硒蛋白与含硒酶；硒具有抗氧化作用；对甲状腺激素的调节作用；维持正常免疫功能硒具有抗肿瘤作用。

（二）缺乏与过量

1. 缺乏

硒缺乏已被证实是发生克山病的重要原因。克山病在我国最初发生于黑龙江省克山地区，临床上主要症状为心脏扩大、心功能失代偿、心力衰竭等。克山病的病因虽然未能完全解释清楚，但人体硒缺乏状态是克山病发病的主要和基本因素已得到学术界共识。此外，缺硒与大骨节病也有关，补硒可以缓解一些症状，对病人骨骺端改变有促进修复、防止恶化的较好效果。

2. 过量

硒摄入过多也可致中毒。20世纪60年代，我国湖北恩施地区和陕西紫阳县发生过吃高硒玉米而引起急性中毒的病例。病人3～4天内头发全部脱落，中毒体征主要是头发脱落和指甲变形，严重者可致死亡。

（三）需要量与食物来源

1. 需要量

膳食硒需要量是以防止克山病发生为指标的最低硒摄入量。大约每天20微克作为膳食硒最低需要量。

中国营养学会2013年制定的《中国居民膳食参考摄入量》中，成人硒每天推荐摄入量（RNI）为60微克；可耐受最高摄入量（UL）为400微克。

性别、年龄、健康状况等，以及膳食中硒的化学形式和量，是否存在硫、重金属、维生素，都可影响硒在体内的吸收和分布。

2. 食物来源

硒的良好来源是海洋食物和动物的肝、肾及肉类。谷类和其他种子的硒含量依赖它们生长土壤的硒含量，因环境的不同而差异较大。蔬菜和水果的含硒量甚微。

五、氟

正常人体内含氟总量为2～3克，约有96%积存于骨骼及牙齿中，少量存于内脏、软组织及体液中。

（一）生理功能

氟在骨骼与牙齿的形成中有重要作用。人体骨骼固体的60%为骨盐（主要为羟磷灰石），氟能与骨盐结晶表面的离子进行交换，形成氟磷灰石而成为骨盐的组成部分。骨盐中的氟多时，骨质坚硬，而且适量的氟有利于钙和磷的利用及在骨骼中沉积，可加速骨骼成长，促进生长，并维护骨骼的健康。

氟也是牙齿的重要成分，氟被牙釉质中的羟磷灰石吸附后，在牙齿表面形成一层抗酸性腐蚀的、坚硬的氟磷灰石保护层。

（二）缺乏与过量

1. 缺乏

氟缺乏时，由于釉质中不能形成氟磷灰石而得不到保护，牙釉质易被微生物、有机酸和酶侵蚀而发生龋齿。此外，钙磷的利用也会受到影响，而可导致骨质疏松。

2. 过量

摄入过量的氟可引起急性或慢性氟中毒。急性氟中毒的症状和体征为恶心、呕吐、腹泻、腹痛、心功能不全、惊厥、麻痹以及昏厥，多见于特殊的工业环境中。氟的慢性中毒主要发生于高氟地区，因长期摄入过量的氟而引起，主要造成骨骼和牙齿的损害，其临床表现为斑釉症和氟骨症。长期摄入高剂量的氟（饮水中含1～2毫克/升）所引起的不良反应为氟斑牙，而长期摄入高剂量的氟则可引起氟骨症。近年来的研究表明，过量的氟对机体的免疫功能也有损伤。

（三）需要量与食物来源

1. 需要量

中国营养学会2013年制定的《中国居民膳食参考摄入量》中，成人氟每天适宜摄入量（AI）为1.5毫克；可耐受最高摄入量（UL）为3.5毫克。人体每日摄入的氟大约65%来自饮水，30%来自食物。我国规定饮用水含氟量标准为0.5～1毫克/升。

膳食和饮水中的氟摄入人体后，主要在胃部吸收。氟的吸收很快，吸收率也很高。饮水中的氟可完全吸收，食物中的氟一般吸收率为75%～90%。铝盐、钙盐可降低氟在肠道中的吸收，而脂肪水平提高可增加氟的吸收。

2. 食物来源

一般情况下，动物性食品中氟高于植物性食品，海洋动物中氟高于淡水及陆地食品，茶叶、鸡肉、鱼及海产品都是含氟高的食物。

| 同步练习 | ✎

一、判断题

1. 把元素定义为必需或者有毒并不恰当，因为任何一种物质都有潜在的毒性，关键在于人群所暴露的剂量。（　）

2. 钙过量会增加人体肾结石的危险。（　）

3. 钙的吸收与年龄有关，随年龄增长其吸收率上升。（　）

4. 猪骨富含钙，喝猪骨汤是补钙的好办法之一。（　）

5. 磷是组成生命的重要物质，组成核酸、磷蛋白、磷脂、环腺苷酸、环鸟苷酸、多种酶的成分。（　）

6. 血红素铁在体内吸收时受膳食中植酸、磷酸等的影响。（　）

7. 人类锌缺乏的常见体征是生长缓慢、皮肤伤口愈合不良、味觉障碍、胃肠道疾患、免疫功能减退等。（　）

8. 碘缺乏会引起克山病发生。（　）

9. 硒缺乏会引起克汀病发生。（　）

10. 陆地食品含碘量植物性食品高于动物性食品。（　）

二、填空题

1. 人体组织中含有自然界各种元素，目前在地壳中发现的94种天然元素在人体内几乎都能检测到，其元素的种类和含量与其生存的地理环境表层元素的组成及_____有关。

2. 在人体所含的所有元素中，从高到低钙的含量排在第_____位。

3. _____是钙的最好食物来源。

4. 钠摄入量过多、尿中钠钾离子比值增高，是_____的重要因素。

5. 膳食氯几乎完全来源于_____，仅少量来自氯化钾。

6. _____为血红蛋白与肌红蛋白、细胞色素A以及一些呼吸酶的主要成分，参与体内氧与二氧化碳的转运、交换和组织呼吸过程。

7. 在我们所学习的矿物质中，唯一的一个成人女子的推荐摄入量比男子高的是_____。

8. 贝壳类海产品是锌的极好来源，其中_____以每百克含71.2毫克锌在我们所吃的食物中居于前列。

9. _____在体内主要参与甲状腺素的合成，其生理作用也是通过甲状腺素的作用表现出来的。

10. _____是牙齿的重要成分，被牙釉质中的羟磷灰石吸附后，在牙齿表面形成一层抗酸性腐蚀的、坚硬的保护层。

三、单项选择题

1. 凡体内含量大于体重（　　）的矿物质称常量元素，小于此值的称为微量元素。

 A. 0.01‰   B. 0.01%   C. 0.1%   D. 1%

2. 在人体所含的所有元素中，从高到低铁的含量排在第（　　）位。

 A. 9   B. 10   C. 11   D. 12

3. 中国营养学会提出的成年人每天钙的推荐摄入量（RNI）为（　　）毫克。

 A. 700   B. 800   C. 900   D. 1000

4. 当非传染性慢性病易感人群某些营养素的摄入量接近或达到（　　）摄入量时，可以降低他们发生非传染性慢性病的风险。

 A. 平均   B. 推荐   C. 适宜   D. 建议

5. 由于叶绿素是镁卟啉的螯合物，所以绿叶蔬菜富含（　　）。

 A. 钠   B. 钾   C. 钙   D. 镁

6. 由于未发现人类存在（　　）缺乏症，因而国内外均没有对这种常量元素制定参考摄入量。

 A. 氯   B. 钠   C. 磷   D. 硫

7. 不能用于强化铁的载体是（　　）。

 A. 玉米面   B. 蛋黄酱   C. 米粉   D. 酱油

8. （　　）有促进非血红素铁吸收的作用。

 A. 植酸盐   B. 草酸盐   C. 维生素C   D. 多酚类物质

9. 以下关于碘和甲状腺肿关系的说法正确的是（　　）。

 A. 碘缺乏可以引起甲状腺肿，碘过量不会

 B. 碘过量可以引起甲状腺肿，碘缺乏不会

 C. 碘缺乏和碘过量都会引起甲状腺肿

 D. 碘缺乏和碘过量都不会引起甲状腺肿

10. 人体每日摄入的（　　）大约65%来自饮水，30%来自食物。

 A. 氟   B. 钾   C. 硒   D. 碘

四、多项选择题

1. 人体中所有元素，除了组成有机化合物的（　　）外，其余的元素均称为矿物质，也称无机盐或灰分。

　　A. 氢　　　　　　　　B. 碳　　　　　　　　C. 氮

　　D. 氧　　　　　　　　E. 硫

2. 下面的现象中是人体矿物质缺乏的原因有（　　）。

　　A. 某些地区表层土壤中某种矿物质元素含量过低

　　B. 菠菜中含有较多草酸盐可与钙或铁结合成难溶的螯合物而影响其吸收

　　C. 食用未发酵面包，导致面粉中植酸抑制锌的吸收利用

　　D. 厌食、挑食、疾病状态使矿物质供给量达不到机体需求量

　　E. 儿童、青少年、孕妇、乳母阶段对营养素需求的增加导致矿物质的不足

3. 下面的现象中是人体矿物质过量的原因有（　　）。

　　A. 某些地区表层土壤中某种矿物质元素含量过高

　　B. 菠菜中含有较多草酸盐可与钙或铁结合成难溶的螯合物而促进其吸收

　　C. 食用未发酵面包，导致面粉中植酸促进锌的吸收利用

　　D. 食品加工过程所使用的金属机械等含有矿物质杂质

　　E. 机体长期排泄功能障碍时有可能造成矿物质在体内蓄积

4. 钙具有的生理功能有（　　）。

　　A. 构成骨骼和牙齿的结构

　　B. 维持肌肉和神经的正常活动

　　C. 参与血凝过程

　　D. 在体内还参与调节或激活多种酶的活性作用

　　E. 参与甲状腺素的合成

5. 钙摄入量过低可致钙缺乏症，主要表现为（　　）。

　　A. 儿童佝偻病　　　B. 中老年人骨质疏松症　　　　C. 易患龋齿

　　D克汀病　　　　　　E. 克山病

6. 在骨骼与牙齿的形成中有重要作用的矿物质有（　　）。

　　A. 钙　　　　　　　　B. 磷　　　　　　　　C. 硫

　　D. 铁　　　　　　　　E. 氟

7. 铁缺乏是一种常见的营养缺乏病，特别是（　　）更易发生。

　　A. 0～4岁的婴幼儿　B. 青少年　　　　　C. 育龄期妇女

　　D. 孕妇、乳母　　　E. 老年人

8. 膳食中铁的良好来源，主要为（　　）。

　　A. 动物肝脏　　　　B. 动物全血　　　　C. 畜禽肉类、鱼类

D. 鸡蛋　　　　　　E. 干苔菜、黑木耳

9. 一般认为下列各项中，属于锌的生理功能为（　　）。

A. 抑制功能　　　　B. 平衡功能　　　　C. 结构功能

D. 调节功能　　　　E. 催化功能

10. 以下是氟过量时的症状（　　）。

A. 大骨节病　　　　B. 龋齿　　　　　　C. 骨质疏松

D. 氟斑牙　　　　　E. 氟骨症

五、简答题

1. 矿物质有何特点？

2. 简述矿物质的生理功能。

3. 膳食中有利于和不利于钙的吸收的因素都有哪些？

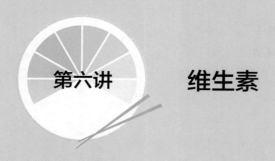

第六讲　维生素

第一节　维生素概述

一、维生素的特点

维生素是一般不能在体内合成，或合成不能满足机体需要，必须由食物不断供给，用来维持人体正常生理功能所必需的一类微量的低分子有机化合物。

维生素虽然在机体内含量极微，但在机体的代谢、生长发育等过程中起重要作用。它们虽种类繁多，性质各异，但都具有以下共同特点：

①维生素或其前体都在天然食物中存在，但是没有一种天然食物含有人体所需的全部维生素；

②维生素不是机体的组成成分，在体内不提供热能；

③维生素参与维持机体正常生理功能，需要量极少，通常以毫克、微克计，但是必不可少的成分；

④维生素一般不能在体内合成或合成的量极少，不能满足机体需要，必须由食物不断供给；

⑤食物中某些维生素长期缺乏或不足，即可引起代谢紊乱和出现病理状态，形成维生素缺乏症。

二、维生素的分类

各种维生素类化学结构不同，生理功能各异，科学家们发现维生素的生理作用与它们的溶解度有很大关系，所以通常按照维生素的溶解性能不同将其分为脂溶性维生素和水溶性维生素两大类。

脂溶性维生素主要有维生素A、维生素D、维生素E及维生素K；水溶性维生素主要有B族维生素及维生素C。B族维生素包括维生素B_1、维生素B_2、维生素B_6、维生素B_{12}和烟酸、叶酸、泛酸、生物素、胆碱等。两类维生素的溶解性不同，吸收、排泄、体内的积存、缺乏症出现的快慢以及毒性有着很大的差异，见表6–1。

表6-1　脂溶性维生素与水溶性维生素的异同点

项目	脂溶性维生素	水溶性维生素
化学组成	仅含碳、氢、氧	除碳、氢、氧外，有的还有氮、钴或硫等元素
溶解性	溶于脂肪及脂溶剂	溶于水
吸收、排泄	随脂肪经淋巴系统吸收，从胆汁少量排出	经血液吸收过量时，很快从尿中排出
积存性	摄入后，大部分积存在体内	一般在体内无非功能性的单纯积存
缺乏症出现时间	缓慢	较快
营养状况评价与毒性	不能用尿进行分析评价 大剂量摄入（6~10倍推荐摄入量），易引起中毒	大多数可以通过血或尿进行评价，几乎无毒性，除非极大量

三、维生素的缺乏和过量

（一）缺乏

维生素为人体所必需，缺乏至一定程度可引起维生素缺乏病。维生素缺乏的原因是食物中供给量不足，或维生素在体内存在吸收障碍，或破坏分解增强和生理需要量增加等。维生素缺乏在体内是一个渐进过程：初始储备量降低，继而有关生化代谢异常、生理功能改变，然后才是组织病理变化，并出现临床症状和体征。

（二）过量

过量补充维生素也可能带来副作用，甚至毒性。维生素虽然对人体有益，但绝不能过量服用。脂溶性维生素在体内的吸收往往与机体对脂肪的吸收有关，且排泄率不高，摄入过多会对身体产生有害影响，甚至中毒。水溶性维生素排泄率较高，毒性较低，但超过生理需要量过多时，也会出现代谢不正常等不良反应。

第二节　脂溶性维生素

脂溶性维生素包括维生素A、维生素D、维生素E及维生素K等。

一、维生素A

维生素A又叫视黄醇或抗干眼病维生素，是人类最早发现的维生素。维生素A只在动物性食物中存在，但植物性食物中含有的许多属于β-胡萝卜素及其他类胡萝卜素，可以在人体内转化为维生素A，故胡萝卜素又称为维生素A原。

维生素A和胡萝卜素均溶于脂肪及大多数有机溶剂中，不溶于水。动物性食品中的维生素A相对稳定，一般烹调和加工过程中不致被破坏。

（一）生理功能

1. 维持视觉功能

视网膜上的杆状细胞含有的视紫红质，是由视黄醛与视蛋白结合而成，其对暗光敏感。要维持良好的暗光视觉，就需要源源不断地向杆状细胞供给充足的视黄醛。维生素A缺乏时，暗适应时间延长。

2. 维持皮肤黏膜完整性

维生素A是调节糖蛋白合成的一种辅酶，对上皮细胞的细胞膜起稳定作用，维持上皮细胞的形态完整和功能健全。维生素A缺乏影响最早的是眼睛结膜、角膜和泪腺上皮细胞，泪腺分泌减少导致干眼症，结膜或角膜干燥、软化甚至穿孔。皮肤毛囊、皮脂腺、汗腺、舌味蕾、呼吸道和肠道黏膜、泌尿和生殖黏膜等上皮细胞均会受到影响，从而产生相应临床表现和黏膜屏障功能受损。

3. 维持和促进免疫功能

类视黄醇对维护免疫功能是必需的。类视黄酸通过核受体对靶基因的调控，可以提高细胞免疫功能，促进免疫细胞产生抗体，以及促进T淋巴细胞产生某些淋巴因子。

4. 促进生长发育和维持生殖功能

生殖组织和哺乳动物的胚胎发生依赖视黄酸受体（RAR）进行基因调节，通过相关方式，维生素A对这些组织具有极其重要的作用。维生素A缺乏时，长骨形成和牙齿发育均受障碍；男性睾丸萎缩，精子数量减少、活力下降。

5. 抗氧化作用

类胡萝卜素能捕捉自由基，淬灭单线态氧，提高抗氧化防御能力。高维生素A和β-胡萝卜素摄入量者患肺癌等上皮癌症的危险性减少。

6. 其他功能

目前许多研究显示，维生素A与骨质代谢存在密切的关系。维生素A缺乏可使破骨细胞数目减少，成骨细胞的功能失控，导致骨膜骨质过度增生，骨腔变小。过量维生素A可刺激骨的重吸收，并抑制骨的再形成。这种影响可能与慢性维生素A中毒时的高钙血症有着共同的机制。

（二）缺乏与过量

1. 缺乏

（1）眼部症状

①夜盲症：在未发生夜盲前，先有暗适应障碍。暗适应指从亮处进入暗处，眼睛在黑暗中适应一段时间才能看到物体的生理现象。这段在黑暗中不能看到东西的时间叫做暗适应时间。视紫红质是一种与维持暗视觉有关的蛋白质，维生素A缺乏，维持暗视觉的视紫红质生成发生障碍，影响视网膜对暗光的敏感度，导致暗适应能力降低，以致夜盲。患者多在黎明及黄昏时看物不清，病情较重则发展为夜盲。

②角膜软化：维生素A缺乏严重时，初期引起角膜干燥、角化，失去光泽，后期可出现软化、溃疡、穿孔，最终导致失明。

（2）皮肤症状　初期时仅表现出皮肤干燥，以后由于毛囊上皮角化，出现角化过度的丘疹，以上臂后侧和大腿前外侧出现最早，以后逐渐扩展到上、下肢伸侧，肩和下腹部，很少累及胸、背和臀部。

（3）其他症状　在维生素A缺乏时，儿童可表现为骨组织停止生长，发育迟缓，另外，可出现齿龈增生角化，牙齿生长延缓，其表面可出现裂纹并容易发生龋齿。

2. 过量

正常膳食不会引起维生素A中毒，除非大量食用含有维生素A极高的食物如动物肝脏等。服用大量维生素A补充剂如鱼肝油、维生素A胶囊等是引起中毒的主要原因，特别是在儿童当中。急性维生素A中毒多在食用后3～6小时发病，多发生于一次或多次连续摄入成人膳食推荐摄入量的100倍，或儿童大于其推荐摄入量的20倍。

（三）需要量与食物来源

1. 需要量

维生素A成人膳食推荐摄入量（RNI），男性为每天800μgRE，女性为每天700μgRE，最好有1/3来自动物性食物。可耐受最高摄入量（UL）为每天3000μgRE。其中，RE为视黄醇当量。计算食物中维生素A的量需要把植物性食物中的胡萝卜素的量换算成相当于维生素A的量。

【例6-1】制作一盘番茄炒鸡蛋，需大豆油20克，番茄去柄后250克，去壳鸡蛋2个100克，这盘菜含维生素A多少？

查《中国食物成分表》，每百克大豆油含胡萝卜素为0，每百克番茄含β-胡萝卜素550微克，每百克鸡蛋含视黄醇234微克。则：

250克番茄含β-胡萝卜素1375微克，相当于维生素A229微克。则这盘番茄炒鸡蛋的维生素A含量为229+234=463μgRE。

2. 食物来源

维生素A在部分动物性食品中含量丰富，如动物肝脏、肾脏、蛋黄、全脂乳类。在蛋类和奶类摄入不足时，往往依靠植物来源的胡萝卜素来供应维生素A。胡萝卜素在深绿色和橙黄色蔬菜中含量较高，如西蓝花、胡萝卜、菠菜、苋菜、油菜、空心菜等，水果中以芒果、橘子、木瓜、枇杷等橙黄色品种含量比较丰富。

（四）稳定性

维生素A和胡萝卜素都对酸、碱和热稳定，通常烹调加工不易破坏，但易氧化和受紫外线破坏，因此要注意避氧、隔光。当食物中含有磷脂、维生素E、维生素C和其他抗氧化剂时，维生素A和胡萝卜素较为稳定。脂肪酸败可引起维生素A严重破坏。

二、维生素D

维生素D因具有抗佝偻病的作用，所以又叫抗佝偻病维生素。以维生素D_3（胆钙化醇）和维生素D_2（麦角钙化醇）两种形式最为常见。

人体内维生素D_3的来源是皮肤表皮和真皮内的7-脱氢胆固醇经紫外线照射转变而来，从动物性食物中摄入者甚少，故一般成人只要经常接触阳光，在一般膳食条件下是不会引起维生素D_3缺乏的。维生素D_2是植物体内的麦角固醇经紫外线照射而来，其活性只有维生素D_3的1/3。由于7-脱氢胆固醇和麦角固醇经紫外线照射可转变为维生素D，故它们称为维生素D原。

（一）生理功能

1. 促进小肠黏膜对钙吸收

运至小肠的维生素D_3进入小肠黏膜细胞，并在该处诱发一种特异的钙结合蛋白的合成，这种蛋白质的作用是能把钙从刷状缘处主动转运，透过黏膜细胞进入血液循环。

2. 促进骨组织的钙化

促进和维持血浆中适宜的钙、磷浓度，满足骨钙化过程的需要。

3. 促进肾小管对钙、磷的重吸收

通过促进重吸收减少钙、磷的流失，从而保持血浆中钙、磷的浓度。

（二）缺乏与过量

1. 缺乏

维生素D缺乏症根据年龄不同，有不同的临床表现。婴幼儿时期维生素D缺乏可导致佝偻病的发生，成人阶段的维生素D缺乏则会形成骨软化症。维生素D缺乏症主要发生于生活在日照不足、气温偏低的地区，食物中缺乏维生素D来源的人群中，尤其以婴幼儿、妇女、老年人常见。

2. 过量

维生素D中毒的主要原因有是短期内多次给予大剂量维生素D，以治疗维生素D

缺乏症，或者是每日补充维生素D剂量过大。

（三）需要量与食物来源

1. 需要量

由于维生素D不仅可以通过膳食摄取，还可以经过阳光照射皮肤而合成，经皮肤合成量的多少要受到光照时间、紫外线强度、暴露面积等诸多因素的影响，因此，维生素D每日的最低需要量很难确定。

2013年中国营养学会制定的《中国居民膳食营养素参考摄入量》中，成人（18岁以上）维生素D的推荐摄入量（RNI）为每天10微克，可耐受最高量（UL）为每天50微克。

2. 食物来源

维生素D_2和维生素D_3在食物中含量较低。植物性食物如蘑菇、蕈类中含有少量维生素D_2，部分动物性食品中含有维生素D_3，以肝脏和鱼油含量最丰富，其次是鸡蛋、黄油和富含脂肪的海鱼，如鲱鱼、鲑鱼和沙丁鱼等。牛乳和人乳中有少量维生素D，市售牛奶中常常强化维生素使其成为膳食中维生素D的重要来源。谷类、豆类、蔬菜、水果中几乎不含维生素D。

（四）稳定性

维生素D溶于脂肪溶剂，对热、碱较稳定。如在130℃加热90分钟也不被破坏，故通常烹调方法不至于损失。光及酸促进其异构化。脂肪酸败也可引起维生素D破坏。

三、维生素E

维生素E又名生育酚，维生素E是生育酚与三烯生育酚的总称。自然界中的维生素E共有8种化合物，即α-生育酚、β-生育酚、γ-生育酚与δ-生育酚和α-三烯生育酚、β-三烯生育酚、γ-三烯生育酚与δ-三烯生育酚。这8种化合物生理活性不相同，其中α-生育酚是自然界中分布最广泛、含量最丰富、活性最高的维生素E形式（通常作为维生素E的代表），β-生育酚、γ-生育酚和δ-生育酚的活性，分别为α-生育酚的50%、10%和2%。α-三烯生育酚的活性大约为α-生育酚的30%。

（一）生理功能

1. 抗氧化

维生素E是非酶抗氧化系统中最重要的抗氧化剂，可以清除体内的自由基，并阻断其引发的链反应，防止生物膜和脂蛋白中多不饱和脂肪酸、细胞骨架及其他蛋白质的巯基受自由基和氧化剂的攻击。

2. 抗动脉粥样硬化

维生素E可抑制细胞膜脂质的过氧化反应，增加低密度脂蛋白胆固醇的抗氧化能力，减少氧化型低密度脂蛋白胆固醇的产生。维生素E能够抑制血小板在血管表面凝

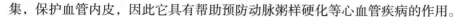

集，保护血管内皮，因此它具有帮助预防动脉粥样硬化等心血管疾病的作用。

3. 免疫功能

维生素E可减少褐脂质（细胞内某些成分被氧化分解后的沉积物）的形成，并能够保护T淋巴细胞，从而保护人体的免疫功能。

（二）缺乏与过量

1. 缺乏

维生素E广泛存在于自然界食物中，并几乎贮存在体内所有器官组织中。维生素E可在体内贮存较长时间，一般不会引起缺乏。但机体脂肪吸收不良或患某些疾病时可导致维生素E的缺乏。成年人患维生素E吸收不良时，因体内的贮存，数年后才表现出维生素E的缺乏；但儿童维生素E缺乏，若不及时给予维生素E补充，可迅速发生神经方面的症状，并影响认知能力和运动发育。

2. 过量

在脂溶性维生素中，维生素E的毒性相对较低。动物试验未发现维生素E有致畸、致癌、致突变作用，大剂量时可抑制动物生长、干扰甲状腺功能及血液凝固、使肝中脂类增加。有证据表明，人体维生素E长期摄入每天1000毫克以上，可能出现中毒症状，如视觉模糊、头痛和极度疲乏等。

（三）需要量与食物来源

1. 需要量

维生素E的需要量随着生理时期的不同而发生变化。妊娠期间的妇女对维生素E的需要量有所增加，以满足胎儿的生长发育需要。由于维生素E会随着乳汁分泌，因此乳母需要增加维生素E的摄入，以弥补哺乳造成的损失。由于维生素E有抗衰老和防止氧自由基损伤的作用，因此老年人有必要适当增加维生素E的摄入。

中国营养学会在2013年制定的《中国居民膳食营养素参考摄入量》中规定了各年龄组的维生素E适宜摄入量（AI），以生育酚当量（α-TE）来表示，成年男女为每天14毫克α-TE，可耐受最高摄入量（UL）为每天700毫克α-TE。

2. 食物来源

维生素E主要存在于各种动植物原料中，特别是油料种子（如麦胚油、棉籽油、玉米油）、某些谷物和各种坚果类食物，如核桃、葵花籽、松子等，其他食物如麦胚、豆类含量也较多，蛋类、鸡（鸭）肫、绿叶蔬菜也有一定含量，肉、鱼、水果、其他蔬菜含量很少。

（四）稳定性

维生素E为浅黄色油状液体，溶于酒精、脂肪与脂溶剂，不溶于水，对酸稳定。在有氧条件下，维生素E对光、热、碱不稳定，易发生氧化，各种生育酚都可被氧化为生育酚自由基、生育醌及生育氢醌。在无氧条件下，维生素E对光、热、碱相对稳定。油脂氧化酸败，可加速维生素E的破坏。

四、维生素K

维生素K是一类萘醌的化合物，自然界有两种：维生素K_1或称叶绿醌，从绿色植物分离所得；维生素K_2或称甲基萘醌类，由细菌合成，有多种化学结构。人工合成的维生素K_3，其结构为2-甲基-1，4-萘醌，常被用作动物饲料。

（一）生理功能

1. 血液凝固作用

血凝过程中的许多凝血因子的生物合成有赖于维生素K，如凝血因子Ⅱ（凝血酶原）、凝血因子Ⅵ（转变加速因子前体）、凝血因子Ⅸ（凝血酶激酶组分）和凝血因子Ⅶ。血浆中还有四种蛋白质（蛋白质C、S、Z和M）被确定为维生素K依赖性蛋白质，它们有抑制或刺激血液凝固的作用。维生素K缺乏的主要症状是出血，在某些情况下产生致命的贫血，血液减压显示凝血时间延长和凝血酶原含量低下。

2. 在骨代谢中的作用

骨中有两种蛋白质与维生素K有关，即骨钙素和γ-羧基谷氨酸蛋白质（MGP）。骨钙素溶于水，在成骨细胞中合成，其功能是调节钙磷比例，将钙结合到骨组织。MGP不溶于水，在骨以外的组织（如肾、肺、脾）中合成，其功能是将钙结合到骨的有机成分和矿物质中。维生素K作为辅酶参与骨钙素和MGP的形成，所以通过这两种蛋白质影响骨组织的代谢。血清骨钙素是评价维生素K营养状况的灵敏指标，也可作为老年妇女骨质疏松的预报指标。

（二）缺乏与过量

1. 缺乏

由于维生素K来源丰富，正常成人肠道微生物能合成维生素K，所以很少发生维生素K缺乏。导致维生素K缺乏的主要疾病是"新生儿出血症"，这是由于维生素K的胎盘转运很少，出生时维生素K的储存量有限，肠道细菌丛尚未建立，合成维生素K的能力较弱所致。其后果将产生内脏出血和中枢神经系统损伤，并有高死亡率。

2. 过量

目前，动物或人群研究均未显示从食物或补充剂摄入维生素K会对机体产生不良影响。

（三）需要量与食物来源

1. 需要量

中国营养学会在2013年制定的《中国居民膳食营养素参考摄入量》确定维生素K的每日适宜摄入量（AI）为80微克。

维生素K_1与K_2的毒性很小，但维生素K_3是有毒的，可产生致命的贫血、低凝血酶原血症和黄疸。目前尚未确定维生素K的可耐受最高摄入量（UL）值。

2．食物来源

维生素K_1是绿色植物中叶绿体的组成成分，故绿色蔬菜含量丰富，动物肝脏、鱼类的含量也较高，而水果和谷物含量较少，肉类和乳制品含量中等。

（四）稳定性

维生素K在室温是黄色油状物，其他衍生物在室温为黄色结晶。它们溶于脂肪及脂溶剂而不溶于水，对光和碱敏感，但对热和氧化剂相对稳定。

第三节　水溶性维生素（上）

水溶性维生素主要有B族维生素及维生素C等。B族维生素有维生素B_1、维生素B_2、维生素B_6、维生素B_{12}和烟酸、叶酸、泛酸、生物素、胆碱等。

一、维生素C

维生素C又称抗坏血酸，是一种含有6个碳原子的酸性多羟基化合物，维生素C虽然不含有羧基，但仍具有有机酸的性质。维生素C易溶于水，不溶于脂肪溶剂。

（一）生理功能

1．羟化作用

维生素C参与体内重要的羟化反应，该反应是体内多种重要物质代谢的关键过程。维生素C参与胶原蛋白合成，其作为脯氨酸羟化酶与赖氨酸羟化酶的辅助因子，催化多肽链中的脯氨酸残基与赖氨酸残基羟化为羟脯氨酸残基与羟赖氨酸残基，然后合成胶原蛋白。维生素C还参与并促进胆固醇转化为胆汁酸的羟化过程；参与羟化酶作用，促进氨基酸合成神经递质5-羟色胺及去甲肾上腺素。此外，维生素C能增强混合功能氧化酶活性，催化药物、毒物在内质网上的羟化作用及其解毒过程。

2．抗氧化作用

维生素C具有较强的还原性，是一种很强的水溶性抗氧化剂，与脂溶性抗氧化剂协同作用，在体内还原超氧化物、羟自由基、次氯酸及其他活性氧化物，清除自由基，防止脂质过氧化反应。维生素C的抗氧化作用具体表现在以下几个方面：①将不易吸收的三价铁（Fe^{3+}）还原为易吸收的二价铁（Fe^{2+}），促进铁的吸收，是治疗缺铁性贫血的重要辅助用药；②将无活性的叶酸还原为具有生物活性的四氢叶酸，防治巨幼红细胞性贫血；③抵御低密度脂蛋白胆固醇的氧化，防止氧化型低密度脂蛋白胆固醇和泡沫细胞的形成，预防动脉粥样硬化的发生；④防止和延缓维生素A、维生素E的氧化，使生育酚自由基重新还原为生育酚。反应中生成的维生素C自由基，在一定条件下经NADH酶系还原为维生素C；⑤能与维生素E及β-胡萝卜素联合作用，提高机体红细胞的抗氧化能力，保护红细胞，减少溶血的发生。

另外，体内多种含巯基的酶，发挥催化作用需要有—SH，维生素C能使酶分子中的—SH维持在还原状态，从而保持酶的活性，有效地发挥作用。

3. 提高机体免疫力

维生素C提高机体免疫力主要通过两方面的作用：①白细胞的吞噬功能依赖于血浆维生素C水平；②维生素C能通过抗氧化作用促进抗体形成，在抗体分子中含有相当数量的二硫键（—S—S—），这些二硫键是由2个半胱氨酸构成的，合成抗体必须有半胱氨酸，较高浓度的维生素C能通过使二硫键（—S—S—）还原为巯基（—SH），促进食物中的胱氨酸还原为半胱氨酸，以促进抗体的形成。

4. 解毒

大剂量维生素C对某些毒物如重金属离子Pb^{2+}、Hg^{2+}、As^{2+}、Cd^{2+}、苯、细菌毒素及某些药物具有解毒作用。

（二）缺乏与过量

1. 缺乏

维生素C缺乏时可引起坏血病。坏血病起病缓慢，自饮食缺乏维生素C至发展成坏血病，一般历时4~7个月。患者多有体重减轻、四肢无力、衰弱、肌肉关节等疼痛、牙龈松肿，牙龈炎、间或有感染发炎、婴儿常有激动、软弱、倦怠、食欲减退、四肢动痛、肋软骨接头处扩大、四肢长骨端肿胀以及有出血倾向等，全身任何部位可出现大小不等和程度不同的出血、血肿或瘀斑。维生素C缺乏还可引起胶原合成障碍，故可致骨有机质形成不良而导致骨质疏松。坏血病患者若得不到及时治疗，可发展到晚期，此时可因发热、水肿、麻痹或肠坏疽而死亡。

2. 过量

维生素C的毒性很小，但过量服用仍能产生一些副作用。主要因为维生素C的分解代谢产物之一是草酸盐，过量摄取维生素C时，草酸盐排泄量增加，可能会导致泌尿系统结石。成人每日摄入超过2~3克的维生素C，可引起渗透性腹泻，此时小肠蠕动加速，导致人体出现腹痛、腹泻等症状，且容易造成人体脱水。

（三）需要量与食物来源

1. 需要量

中国营养学会建议的膳食推荐摄入量（RNI），成年人为每天100毫克，可耐受最高摄入量（UL）为每天2000毫克。

2. 食物来源

维生素C主要来源于新鲜蔬菜与水果。蔬菜中，辣椒、茼蒿、苦瓜、白菜、豆角、菠菜、土豆、韭菜等中含量丰富；水果中，酸枣、红枣、草莓、柑橘、柠檬等中含量最多；在动物的内脏中也含有少量的维生素C。

（四）稳定性

维生素C在酸性环境中稳定，但在有氧、热、光和碱性环境下不稳定，特别是有氧化酶及痕量铜、铁等金属离子存在时，可促进其氧化破坏。氧化酶一般在蔬菜中含量较多，特别是黄瓜和白菜类，但柑橘类含量较少，所以蔬菜在储存过程中，维生素C都有不同程度损失。但在枣、刺梨等水果中含有生物类黄酮，能保护食物中抗坏血酸的稳定性。

二、维生素B$_1$

维生素B$_1$又称硫胺素、抗脚气病因子、抗神经炎因子等，因其分子中含有硫和胺，故称硫胺素。极易溶于水，不溶于其他有机溶剂。

（一）生理功能

1. 构成辅酶，维持体内正常代谢

维生素B$_1$在硫胺素焦磷酸激酶的作用下，与三磷酸腺苷（ATP）结合形成硫胺素焦磷酸（TPP）。TPP是维生素B$_1$的活性形式，在体内构成α-酮酸脱氢酶体系和转酮醇酶的辅酶。

2. 促进胃肠蠕动

维生素B$_1$可抑制胆碱酯酶对乙酰胆碱的水解，乙酰胆碱（副交感神经化学递质）有促进胃肠蠕动作用。维生素B$_1$缺乏时，胆碱酯酶活性增强，乙酰胆碱水解加速，因而胃肠蠕动缓慢，腺体分泌减少，食欲减退。

3. 对神经组织的作用

维生素B$_1$缺乏时可引起神经系统病变和功能异常。研究发现，在神经组织以TPP含量最多，大部分位于线粒体，10%在细胞膜。TPP可能与膜钠离子通道有关，当TPP缺乏时渗透梯度无法维持，引起电解质与水转移。

（二）缺乏与过量

1. 缺乏

维生素B$_1$缺乏可引起脚气病，临床上根据年龄差异分为成人脚气病和婴儿脚气病。

维生素B$_1$缺乏症又称脚气病。脚气病不是平常北方人所说的"脚气"或南方人所说的"香港脚"，这两者都是脚癣，由真菌引起，而由缺乏维生素B$_1$所引起的脚气病是全身性神经系统代谢紊乱。脚气病早期症状为体弱、疲倦、烦躁、健忘、消化不良或便秘和工作能力下降。

根据临床症状脚气病分为如下三种。

①干性脚气病：以周围神经炎为主要症状，腓肠肌压痛痉挛、腿沉重麻木并有蚁行感，后期感觉消失，肌肉萎缩，共济失调；

②湿性脚气病以循环系统症状为主要症状，出现心悸、气促、心动过速和水肿，

心电图可见低电压、右心室肥大；

③混合性脚气病是维生素B_1严重缺乏者，可同时出现神经和心血管系统症状。

婴儿脚气病多发生于2~5个月因缺乏维生素B_1的母乳喂养的婴儿，以心血管症状为主，早期症状为食欲不振、心跳快、气促、发绀、水肿、烦躁不安，晚期症状为心力衰竭。婴儿脚气病发病非常迅速，如不及时救治，常常死于心力衰竭。

2. 过量

正常食物不会引起维生素B_1中毒。有研究每日口服500~1500毫克维生素B_1，持续10天未发现不良反应。

（三）需要量与食物来源

1. 需要量

中国营养学会推荐的维生素B_1膳食营养素推荐摄入量（RNI）为成年男子1.4毫克/天，成年女子1.2毫克/天。

2. 食物来源

维生素B_1广泛存在于天然食物中，但含量随食物种类而异，且受收获、储存、烹调、加工等条件影响。最为丰富的来源是葵花籽仁、花生、大豆粉、瘦猪肉；其次为小麦粉、小米、玉米、大米等谷类食物；鱼类、蔬菜和水果中含量较少。建议食用碾磨不太精细的谷物，可防止维生素B_1缺乏。

（四）稳定性

维生素B_1固态形式比较稳定，在100℃时也很少破坏。水溶液呈酸性时稳定，在pH小于5时，加热至120℃仍可保持其生理活性，在pH为3时，即使高压蒸煮至140℃，1小时破坏也很少。对氧和光也比较稳定。碱性环境中易于被氧化失活，不耐热；在pH大于7的情况下煮沸，可使其大部分或全部破坏，甚至在室温下储存，也可逐渐破坏。

三、维生素B_2

维生素B_2又称核黄素。

（一）生理功能

1. 构成黄酶辅酶参加物质代谢

核黄素在体内与三磷酸腺苷（ATP）作用形成黄素单核苷酸（FMN）和黄素腺嘌呤二核苷酸（FAD），它们是多种氧化酶系统不可缺少的构成部分，即黄酶的辅酶，在生物氧化中起递氢体的作用，参与氨基酸、脂肪酸和碳水化合物代谢。

2. 参与细胞的正常生长

在皮肤黏膜，特别是经常处于活动的弯曲部，损伤后细胞的再生需要核黄素。如果核黄素缺乏，小损伤也不易愈合，可被视为核黄素缺乏的特殊表现。

3．其他

与肾上腺皮质激素的产生，骨髓中红细胞生成以及铁的吸收、储存有关。补充核黄素对防治缺铁性贫血有重要作用。核黄素还与视网膜对光的感应有关。此外，维生素B_2可激活维生素B_6，参与色氨酸形成烟酸过程。

（二）缺乏与过量

1．缺乏

维生素B_2缺乏是我国常见的营养缺乏病之一。见于摄入量低下、如膳食供给不足、限制食物的供应、贮存和加工不当导致维生素B_2的破坏和丢失、胃肠道功能紊乱（如腹泻、感染性肠炎）等。成人一般需要3～8个月出现缺乏症状，往往其他维生素缺乏比它先表现出来。维生素B_2轻度缺乏没有明显的体征改变，仅有生化代谢的变化。当严重缺乏时，主要表现在眼睛、皮肤、口腔等部位发生病变。

（1）眼睛　维生素B_2缺乏患者有视力模糊、怕光、流泪、易疲劳的现象，常伴有睑缘炎、结膜炎、角膜血管增生。也有报道认为，老年白内障的发生与维生素B_2缺乏有关。有些暗适应能力下降与维生素B_2不足也有关。

（2）皮肤　主要表现为脂溢性皮炎，好发于脂肪分泌旺盛的鼻翼两侧、眉间、耳廓后等。初期轻度红斑，有脂状黄色鳞片，中期在黄色鳞片之后有丝状霜末，晚期更明显；阴囊皮炎早期为阴囊瘙痒，夜间尤为明显，继而出现红斑型、丘疹型、湿疹型皮肤损害。

（3）口腔　嘴唇早期为红肿、纵裂纹加深，后期出现干燥，重者出血、结痂、化脓。舌炎表现为舌色紫红或洋红，味蕾肿胀，舌尖部蕈状乳头和后部的轮廓乳头肥大，舌缘出现牙痕，有皱褶裂纹。口腔黏膜溃疡，唾液分泌增多。

（4）其他　维生素B_2缺乏常干扰铁在体内的吸收、贮存与动员，致铁含量下降，严重可造成缺铁性贫血。此外，维生素B_2的缺乏还影响生长发育；妊娠期的缺乏还可致胎儿骨骼畸形。

2．过量

从膳食中摄入过量维生素B_2的情况未见报道。人与动物均无维生素B_2中毒的证据。有人一次服用60毫克并静脉注射11.6毫克的维生素B_2，未出现不良反应。

（三）需要量与食物来源

1．需要量

中国营养学会推荐的膳食维生素B_2参考摄入量（RNI）为成年男子每天1.4毫克，成年女子每天1.2毫克。

2．食物来源

维生素B_2广泛存在于天然食物中，但因其来源不同，含量差异很大。动物性食品，尤以动物内脏如肝、肾、心肌等含量最高；其次是蛋类、奶类；大豆和各种绿叶蔬菜也含有一定数量，其他植物性食物含量较低。

（四）稳定性

核黄素对热较稳定，在中性或酸性溶液中，短期加热也不致破坏，但在碱性溶液中加热较易破坏。游离型核黄素对光敏感，特别是对紫外线，如将牛奶（奶中核黄素 40%～80%为游离型）放入瓶中在日光下照射，2小时内核黄素可破坏一半以上，破坏的程度随温度及pH升高而加速。不论在中性、酸性或碱性媒质中，游离型核黄素均可被紫外线破坏。

四、维生素B$_6$

维生素B$_6$是吡啶的衍生物，在生物组织内有吡哆醇、吡哆醛和吡哆胺三种形式，均具有维生素B$_6$的生物活性。这三种形式通过酶可互相转换。第一种主要存在于植物性食品中，后两种主要存在于动物性食物中。

（一）生理功能

1．参与氨基酸代谢

维生素B$_6$作为辅酶在体内氨基酸代谢中发挥重要作用，如丙氨酸、天冬酰胺、精氨酸、天冬氨酸、半胱氨酸、异亮氨酸、赖氨酸、苯丙氨酸、色氨酸、酪氨酸及缬氨酸等的转氨基作用。当维生素B$_6$不足时，色氨酸代谢受干扰，尿中黄尿酸、犬尿酸、3-羟基犬尿酸及喹啉酸排出增多。

2．参与糖原与脂肪酸代谢

磷酸酯形式的维生素B$_6$也是磷酸化酶的一个基本成分，磷酸化酶催化肌肉与肝中糖原转化为1-磷酸葡萄糖；此外，还参与亚油酸转化为花生四烯酸及胆固醇的合成与转运。

3．其他功用

维生素B$_6$的功能还涉及脑和组织中能量转化、核酸代谢、内分泌功能、辅酶A生物合成、草酸盐转化为甘氨酸以及血红素和抗体合成等。近年研究发现，维生素B$_6$可降低血浆同型半胱氨酸水平，后者水平升高已被认为是心血管疾病的一种可能危险因素。

（二）缺乏与过量

1．缺乏

单纯维生素B$_6$缺乏较少见，常伴有其他B族维生素的缺乏。临床表现为口炎、舌炎、唇干裂，个别出现神经精神症状，易激惹、抑郁及性格改变。

儿童对维生素B$_6$缺乏较敏感，可出现烦躁、抽搐和癫痫样惊厥等症状。

除饮食因素外，某些药物如异烟肼也会诱发维生素B$_6$缺乏症。

2．过量

食物中的维生素B$_6$一般不会引起人体中毒，但长期给予大剂量如每天500毫克维生素B$_6$则有毒副作用，主要表现为神经毒性和光敏感反应。

（三）需要量与食物来源

1. 需要量

中国营养学会推荐的维生素B$_6$的膳食参考摄入量（AI）成年人为每天1.4毫克。

2. 食物来源

维生素B$_6$广泛存在于动植物食物中，其中豆类、畜肉及肝脏、鱼类等食物中含量较丰富，其次为蛋类、水果和蔬菜、乳类、油脂等含量较低。

（四）稳定性

维生素B$_6$易溶于水，对酸相当稳定，在碱性溶液中易破坏，在中性溶液中易被光破坏，对氧较稳定。吡哆醛和吡哆胺较不耐热，吡哆醇耐热，在食品加工、储存过程中稳定性较好。

五、维生素B$_{12}$

维生素B$_{12}$又称钴胺素，是一组含钴的类咕啉化合物。维生素B$_{12}$的化学全名为 α-5，6二甲基苯并咪唑-氰钴酰胺，氰钴胺为其简称，其分子式中的氰基（CN）可由其他基团代替，成为不同类型的钴胺素。

（一）生理功能

食物中的维生素B$_{12}$与蛋白质相结合，进入人体消化道内，在胃酸、胃蛋白酶及胰蛋白酶的作用下，维生素B$_{12}$被释放，并与胃黏膜细胞分泌的一种糖蛋白内因子（IF）结合，在回肠部被吸收。在体内以两种辅酶形式发挥生理作用，即甲基B$_{12}$（甲基钴胺素），和辅酶B$_{12}$（腺苷基钴胺素），参与体内生化反应。

1. 参与同型半胱氨酸甲基化转变为蛋氨酸

甲基B$_{12}$作为蛋氨酸合成酶的辅酶，从5-甲基四氢叶酸获得甲基后转而供给同型半胱氨酸，并在蛋氨酸合成酶的作用下合成蛋氨酸。维生素B$_{12}$缺乏时，同型半胱氨酸转变为蛋氨酸受阻，可引起血清同型半胱氨酸水平升高。

2. 参与甲基丙二酸-琥珀酸的异构化反应

维生素B$_{12}$作为甲基丙二酰辅酶A异构酶的辅酶参与甲基丙二酸-琥珀酸的异构化反应。当维生素B$_{12}$缺乏时，甲基丙二酰辅酶A异构酶的功能受损，甲基丙二酸辅酶A通过非维生素B$_{12}$依赖性丙二酰辅酶A水解酶的作用，转变为甲基丙二酸，然后转变为未知的代谢物。因此，维生素B$_1$缺乏时，血清中甲基丙二酰辅酶A及其水解产物甲基丙二酸与α-甲基柠檬酸均升高，尿中甲基丙二酸排出量增多。

（二）缺乏与过量

1. 缺乏

维生素B$_{12}$缺乏多因吸收不良引起，多见于素食者，由于不吃肉食而可发生维生素B_{12}缺乏。老年人和胃切除患者胃酸过少可引起维生素B_{12}的吸收不良。维生素B_{12}缺乏的表现：巨幼红细胞贫血；高同型半胱氨酸血症。

2. 过量

迄今未见从食物或补充剂中摄入过量维生素B_{12}有害人体健康的报告。

（三）需要量与食物来源

1. 需要量

一般不容易出现维生素B_{12}缺乏，因为在缺乏维生素B_{12}饮食情况下，肝中所储存的维生素B_{12}可维持5年以上。但胃、肠、胰及肝等有病变时易发生维生素B_{12}缺乏。中国营养学会建议的膳食参考摄入量（AI），成年人为每天2.4微克。

2. 食物来源

维生素B_{12}的主要食物来源为肉类，如动物内脏、鱼类、贝壳类及禽蛋类等，尤其是牛羊等反刍动物的内脏含量很高；乳及乳制品中含量较少。植物性食品基本不含维生素B_{12}。豆腐乳是一种发酵豆制品，经细菌发酵而得，维生素B_{12}含量很高。

（四）稳定性

维生素B_{12}在pH $4.5 \sim 5.0$的弱酸条件下最稳定，在强酸（pH<2）或碱性溶液中则分解，遇热可有一定程度的破坏，但快速高温消毒损失较小。遇强光或紫外线易被破坏。

第四节　水溶性维生素（下）

一、烟酸

烟酸又名维生素PP、尼克酸、抗癞皮病因子等，其氨基化合物为烟酰胺或尼克酰胺，二者都是吡啶的衍生物。烟酸、烟酰胺均溶于水及酒精，25℃时，1克烟酸可溶于60毫升水或80毫升酒精中，但不溶于乙醚；烟酰胺的溶解度大于烟酸，1克可溶于1毫升水或1.5毫升酒精，在乙醚中也能溶解。烟酸可以由色氨酸转化而来。

（一）生理功能

1. 参与能量与氨基酸代谢

烟酰胺与腺嘌呤、核糖和磷酸结合构成的烟酰胺腺嘌呤二核苷酸（简称：辅酶Ⅰ，NAD^+）及烟酰胺腺嘌呤二核苷酸磷酸（$NADP^+$）是体内多种脱氢酶的辅酶，依赖烟酰胺作为其重要功能基团，在生物氧化还原中起电子载体或递氢体作用，在细胞代谢过程中参与多种氧化还原反应；特别是葡萄糖酵解、三羧酸循环、脂肪酸β-氧化、酮体生成和氨基酸代谢。

2．参与蛋白质等物质的转化

NAD$^+$作为各种ADP-核糖基化反应的底物，参与蛋白质的核糖基化过程，与DNA复制、修复和细胞分化有关。NADP$^+$在维生素B$_6$、泛酸和生物素存在下，参与脂肪酸、胆固醇以及类固醇激素等的生物合成。

3．调节葡萄糖代谢

非辅酶形式的烟酰胺作为葡萄糖耐量因子（GTF）的组分，促进胰岛素反应，增加葡萄糖的利用及促使葡萄糖转化为脂肪。

（二）缺乏与过量

1．缺乏

烟酸缺乏可引起癞皮病。此病起病缓慢，常有前驱症状，如体重减轻、疲劳乏力、记忆力差、失眠等。如不及时治疗，则可出现皮炎（Dermatitis）、腹泻（Diarrhea）和痴呆（Depression）。由于此三系统症状英文名词的开头字母均为"D"字，故又称为癞皮病"3D"症状。

2．过量

目前尚未见因食物中烟酸引起中毒的报道。烟酸对人体的毒性报道主要见于服用烟酸补充剂、烟酸强化食品以及临床采用大量烟酸治疗高脂血症时病人所出现的副反应。这些不良反应都与剂量有关，并随剂量减少或停药而缓解。

（三）需要量与食物来源

1．需要量

由于色氨酸在体内可转化为烟酸，当蛋白质摄入增加时，可相应减少烟酸的摄入。烟酸的需要量或推荐摄入量用烟酸当量（NE）表示。根据测定，平均60毫克色氨酸可转变为1毫克烟酸，因此烟酸当量则为：

烟酸当量（mgNE）=烟酸（mg）+1/60色氨酸（mg）

中国营养学会推荐的膳食烟酸的参考摄入量（RNI），成年男子每天15mgNE，成年女子12 mgNE。

2．食物来源

烟酸及烟酰胺广泛存在于食物中。植物性食物中存在的主要是烟酸，动物性食物中以烟酰胺为主。烟酸和烟酰胺在肝、肾、瘦畜肉、鱼以及坚果类中含量丰富；乳、蛋中的含量虽然不高，但色氨酸较多，可转化为烟酸。谷类中的烟酸80%～90%存在于种皮中，故加工影响较大。玉米含烟酸并不低，甚至高于小麦粉，但以玉米为主食的人群容易发生癞皮病。其原因如下：①玉米中的烟酸为结合型，不能被人体吸收利用；②色氨酸含量低。如果用碱处理玉米，可将结合型的烟酸水解成为游离型的烟酸，而易被机体利用。有些地区的居民，虽然长期大量食用玉米，由于玉米经过处理，已形成游离型，并不患癞皮病。我国新疆地区曾用碳酸氢钠（小苏打）处理玉米以预防癞皮病，收到了良好的预防效果。

（四）稳定性

烟酸和烟酰胺性质比较稳定，酸、碱、氧、光或加热条件下不易破坏；在高压下，120℃，20分钟也不被破坏。一般加工烹调损失很小，但会随水流失。

二、叶酸

叶酸又称叶精、蝶酰谷氨酸、抗贫血因子、维生素M、维生素U等，是一组与蝶酰谷氨酸功能和化学结构相似的一类化合物的统称。叶酸微溶于水，其钠盐易于溶解，但不溶于乙醇、乙醚等有机溶剂。

（一）生理功能

叶酸在肠壁、肝脏及骨髓等组织细胞中，经叶酸还原酶作用，还原成具有生理活性的四氢叶酸。四氢叶酸的主要生理作用是体内生化反应中一碳单位转移酶系的辅酶，起着一碳单位传递体的作用。四氢叶酸分子式中第5，10两个氮原子即为一碳单位的传递体。

1. 参与核酸和蛋白质合成

组氨酸、丝氨酸、甘氨酸、蛋氨酸等均可供给一碳单位，这些一碳单位从氨基酸释出后，以四氢叶酸作为载体，参与其他化合物的生成和代谢，主要包括：①参与嘌呤和胸腺嘧啶的合成，进一步合成DNA和RNA；②参与氨基酸之间的相互转化，如丝氨酸与甘氨酸之间的相互转换（也需维生素B_6参与）、组氨酸分解为谷氨酸、同型半胱氨酸与蛋氨酸之间的相互转换（也需维生素B_{12}参与）；③参与血红蛋白和其他重要的甲基化合物合成，如肾上腺素、胆碱、肌酸等。

叶酸携带一碳单位的功能与许多重要的生化过程密切相关。体内叶酸缺乏则一碳单位传递受阻，核酸合成及氨基酸代谢均受影响，而核酸及蛋白质合成正是细胞增殖、组织生长和机体发育的物质基础，因此叶酸对于细胞分裂和组织生长具有极其重要的作用。

2. 参与DNA甲基化

DNA甲基化能引起染色质结构、DNA构象、DNA稳定性及DNA与蛋白质相互作用方式的改变，从而控制基因表达。基础研究和人类观察研究发现，叶酸水平低下可降低基因组DNA甲基化水平。

（二）缺乏与过量

1. 缺乏

叶酸缺乏可引起巨幼红细胞贫血和高同型半胱氨酸血症，另外，会引起胎儿神经管畸形。

2. 过量

天然食物中的叶酸不存在摄入过量而致中毒的问题。但长期摄入大剂量合成叶酸，可能产生以下毒副作用：①干扰抗惊厥药物的作用，诱发病人惊厥发作；②干扰锌的吸收；③掩盖维生素B_{12}缺乏的早期表现，可延误对神经系统损害的诊断和治疗。

（三）需要量与食物来源

1. 需要量

叶酸的摄入量通常以膳食叶酸当量（DFE）表示。由于食物中叶酸的生物利用率仅为50%，而叶酸补充剂与膳食混合时生物利用率为85%，比单纯来源于食物的叶酸利用度高1.7倍（85/50），因此DFE的计算公式为：

$$DFE（微克）=膳食叶酸（微克）+1.7×叶酸补充剂（微克）$$

中国营养学会建议的我国居民叶酸膳食参考摄入量（RNI），成年人每天400μg DFE，可耐受最高摄入量（UL）每天1000μg DFE。

2. 食物来源

叶酸广泛存在于各种动、植物食品中。富含叶酸的食物为动物肝、肾、鸡蛋、豆类、酵母、绿叶蔬菜、水果及坚果类。

由于食物叶酸与合成的叶酸补充剂生物利用率不同，因此，有必要在计算叶酸摄入量时，分别统计来源于食物的、强化食品中的和叶酸补充剂中的叶酸，以便计算DFE。

【例6-2】来源于水果、蔬菜、肉类、豆类及奶制品食物的叶酸共250微克；来源于叶酸补充剂和强化食品的叶酸共200微克，则总叶酸摄入量为

$$250+1.7×200=590\ μgDFE。$$

（四）稳定性

叶酸对热、光、酸性溶液均不稳定，在酸性溶液中温度超过100℃即分解，在碱性和中性溶液中对热稳定。食物中的叶酸烹调加工后损失率可达50%～90%。

三、泛酸

泛酸，又名遍多酸。因其广泛存在于动植物组织中而命名。

（一）生理功能

泛酸的生理功能主要是其衍生物4′-磷酸泛酰巯基乙胺作为乙酰辅酶A和ACP的活性成分；乙酰辅酶A是许多酶的辅因子和酰基载体，而ACP是脂肪酸合酶多酶复合体的一个组分，起转移酰基作用。

1. 参与脂质代谢

乙酰辅酶A和琥珀酰辅酶A在三羧酸（TCA）循环中起重要作用，参与脂肪酸和膜磷脂的生物合成，胆固醇和胆盐的产生，类固醇激素、维生素A和维生素D的合成，以及卟啉和咕啉环的生成。辅酶A活化脂肪酸，形成的脂酰辅酶A与脂肪酸的延长和甘油三酯合成有关。

2．参与碳水化合物和蛋白质代谢

乙酰辅酶A参与乙醇、胺类、糖类和氨基酸的乙酰化，产生神经递质、肝脏解毒物质、糖蛋白和糖脂的组成组分，如乙酰胆碱、磺胺、p-氨基苯甲酸盐、N-乙酰葡萄糖胺、内源性半乳糖胺和N-乙酰神经氨酸。辅酶A修饰蛋白质的酰基化（包括乙酰化和脂酰化），有利于增强DNA稳定性，减少氧自由基导致的细胞损害。

3．ACP

ACP是脂肪酸合酶多酶复合体的组成部分，ACP的4′-磷酸泛酰巯基乙胺在代谢中结合和转移酰基。

（二）缺乏与过量

1．缺乏

泛酸在动、植物食物中普遍存在，人类因膳食因素引起的单纯泛酸缺乏病十分少见。长期食用缺乏泛酸的半合成膳食或使用泛酸拮抗剂，可能致泛酸缺乏。泛酸缺乏致疲乏、感情淡漠、全身乏力、胃肠不适、情绪失常、手脚感觉异常、肌无力和步态摇晃、对胰岛素的敏感性降低和抗体产生减少等。补充大量泛酸后这些症状和体征好转。

2．过量

泛酸过量及其毒性作用罕见。人类服用大剂量（每天10～20克）泛酸可以很好耐受，偶尔可产生轻度肠道不适和腹泻。

（三）需要量与食物来源

1．需要量

中国营养学会建议的我国居民泛酸膳食参考摄入量（AI），成年人每天5毫克。

2．食物来源

泛酸在自然界有广泛的食物来源，主要是肝、肾、蛋黄、肉类和全谷食品。

（四）稳定性

泛酸的水溶液在中性pH下很稳定，而在酸性或碱性情况下易被热破坏。泛酸盐较泛酸稳定。

四、生物素

生物素又称维生素H。

（一）生理功能

1．作为生物素依赖性羧化酶的辅酶

生物素在碳酸氢盐依赖性羧化反应中作为羧化酶的辅酶，在脂类、糖、氨基酸和能量代谢中发挥重要作用。在哺乳动物中，生物素是五种羧化酶的必需辅助因子，包括乙酰辅酶A羧化酶α和β、丙酮酸羧化酶、甲基巴豆酰辅酶A羧化酶和丙酰辅酶A羧化酶。

2．基因调节作用

利用HepG2细胞和外周血单核细胞DNA芯片等现代生物技术，已经证明在人体组织中有2000种以上生物素依赖性基因，在信号转导中发挥作用。

（二）缺乏与过量

1．缺乏

生物素缺乏，主要见于长期生食鸡蛋者。如果膳食中缺乏生物素，同时大量给予磺胺类药等抗生素，或长期使用全静脉营养液而忽略在输液中加入生物素，也可发生生物素缺乏。缺乏表现主要以皮肤症状为主，可见毛发变细、失去光泽、皮肤干燥、鳞片状皮炎、红色皮疹，严重者的皮疹可延伸到眼睛、鼻子和嘴周围。此外，伴有食欲减退、恶心、呕吐、舌乳头萎缩、黏膜变灰、麻木、精神沮丧、疲乏、肌痛、高胆固醇血症及脑电图异常等。这些症状多发生在生物素缺乏10周后。在6个月以下婴儿，可出现脂溢性皮炎。

2．过量

生物素毒性很低，目前未发现生物素对人或动物有何不利影响。

（三）需要量与食物来源

1．需要量

中国营养学会建议的我国居民生物素膳食参考摄入量（AI），成年人每天40微克。

2．食物来源

生物素广泛存在于天然食物中。生物素含量相对丰富的食物有谷类、坚果、蛋黄、酵母、动物内脏、豆类和一些蔬菜。不同食物中生物素含量差别较大，并且受到季节、加工方式的影响。

（四）稳定性

生物素其干粉形式对空气、热和光相当稳定，但在水溶液、强酸或强碱中易于降解。

同步练习

一、判断题

1．脂溶性维生素摄入后，大部分积存在体内。（　）

2．维生素A广泛存在于动物性食物和植物性食物中。（　）

3．维生素D可以促进肾小管对钙、磷的重吸收。（　）

4．维生素E可在体内贮存较长时间，一般不会引起缺乏。（　）

5．维生素K_1是绿色植物中叶绿体的组成成分，故绿色蔬菜含量丰富。（　）

6．维生素C主要来源于新鲜蔬菜与水果。（　）

7．维生素A缺乏患者有视力模糊、怕光、流泪、易疲劳的现象，常伴有睑缘炎、结膜炎、角膜血管增生。（　）

8．泛酸，又名遍多酸。因其广泛存在于动植物组织中而命名。（　）

9．叶酸又称叶精、蝶酰谷氨酸、抗贫血因子、维生素M、维生素U等。（　）

10．维生素B_{12}缺乏多因吸收不良引起，多见于喜食肉食者。（　）

二、填空题

1．＿＿＿＿＿＿＿＿＿＿是一般不能在体内合成，或合成不能满足机体需要，必须由食物不断供给，用来维持人体正常生理功能所必需的一类微量的低分子有机化合物。

2．大多数＿＿＿＿＿＿＿＿＿＿溶性维生素可以通过血或尿进行评价，几乎无毒性，除非极大量。

3．＿＿＿＿＿＿＿＿＿＿又称为维生素A原。

4．维生素A是中国人最易缺乏的维生素，成人膳食推荐摄入量（RNI），男性为每天800μgRE，女性为每天＿＿＿＿＿＿＿＿＿＿μgRE。

5．每百克荷兰豆含β-胡萝卜素480微克，相当于维生素A＿＿＿＿＿＿＿＿＿＿微克。

6．人体内维生素D_3的来源是皮肤表皮和真皮内的＿＿＿＿＿＿＿＿＿＿经紫外线照射转变而来。

7．＿＿＿＿＿＿＿＿＿＿缺乏时可引起坏血病。

8．烟酸可以由＿＿＿＿＿＿＿＿＿＿转化而来。

9．在缺乏维生素B_{12}饮食情况下，肝中所储存的维生素B_{12}可维持＿＿＿＿＿＿＿＿＿＿年以上。

10．叶酸补充剂与膳食混合时生物利用率为85%，比单纯来源于食物的叶酸利用度高＿＿＿＿＿＿＿＿＿＿倍。

三、单项选择题

1. 夜盲症是缺乏（ ）的症状。

    A. 视黄醇   B. 硫胺素   C. 核黄素   D. 抗坏血酸

2. （ ）又名生育酚。

    A. 维生素A   B. 烟酸   C. 维生素H   D. 维生素E.

3. 自然界中的维生素E共有8种化合物，其中（ ）通常作为维生素E的代表。

    A. α-生育酚   B. β-三烯生育酚   C. γ-生育酚   D. δ-三烯生育酚

4. 导致（ ）缺乏的主要疾病是"新生儿出血症"。

    A. 维生素B_1 B. 叶酸   C. 维生素B_{12} D. 维生素K.

5. 大剂量（ ）对某些毒物如重金属离子Pb^{2+}、Hg^{2+}、As^{2+}、Cd^{2+}、苯、细菌毒素及某些药物具有解毒作用。

    A. 维生素A   B. 维生素B_1 C. 维生素C   D. 维生素D

6. 单纯（ ）缺乏较少见，常伴有其他B族维生素的缺乏。

    A. 维生素B_1 B. 维生素B_2 C. 维生素B_6 D. 维生素B_{12}

7. 维生素B_{12}是一组含（ ）的类咕啉化合物。

    A. 锰   B. 钴   C. 钼   D. 镍

8. 维生素B_{12}的主要食物来源为肉类，植物性食品基本不含维生素B_{12}。（ ）经细菌发酵而得，维生素B_{12}含量很高。

    A. 酸奶   B. 腐乳   C. 黄酒   D. 面包

9. 孕妇（ ）缺乏会引起胎儿神经管畸形。

    A. 泛酸   B. 叶酸   C. 牛磺酸   D. 抗坏血酸

10. （ ）缺乏，主要见于长期生食鸡蛋者。

    A. 维生素H   B. 维生素K   C. 维生素PP   D. 维生素U.

四、多项选择题

1. 维生素A的生理功能包括（ ）。

    A. 维持视觉功能   B. 维持皮肤黏膜完整性

    C. 维持和促进免疫功能   D. 促进生长发育和维持生殖功能

    E. 与骨质代谢存在密切的关系

2. 脂溶性维生素包括（ ）及维生素K。

    A. 维生素A   B. 维生素B_1 C. 维生素C

    D. 维生素D   E. 维生素E

3. 具有抗氧化作用的维生素有（ ）。

    A. 维生素A   B. 维生素B_1 C. 维生素C

D. 维生素D　　　　E. 维生素E

4. 维生素B_6是吡啶的衍生物，在生物组织内有（　　）三种形式。

A. 吡哆酸　　　　　B. 吡哆醇　　　　　　C. 吡哆醛

D. 吡哆胺　　　　　E. 吡哆碱

5. （　　）缺乏的表现为：巨幼红细胞贫血；高同型半胱氨酸血症。

A. 叶酸　　　　　　B. 泛酸　　　　　　　C. 维生素B_1

D. 维生素B_6　　　E. 维生素B_{12}

6. 烟酸又名（　　）。

A. 叶酸　　　　　　B. 尼克酸　　　　　　C. 抗癞皮病因子

D. 维生素H　　　　E. 维生素PP

7. 烟酸缺乏可引起癞皮病，癞皮病"3D"症状是（　　）。

A. 皮炎　　　　　　B. 腹泻　　　　　　　C. 舌炎

D. 头痛　　　　　　E. 痴呆

8. 水溶性维生素包括（　　）。

A. 维生素D　　　　B. 维生素H　　　　　C. 维生素K

D. 维生素PP　　　 E. 维生素U

9. 在碱性条件下稳定的维生素有（　　）。

A. 维生素A　　　　B. 维生素B_1　　　 C. 维生素C

D. 维生素D　　　　E. 维生素E

10. 维生素C的抗氧化作用具体表现在以下几个方面（　　）。

A. 将不易吸收的三价铁还原为易吸收的二价铁

B. 将无活性的叶酸还原为具有生物活性的四氢叶酸

C. 抵御低密度脂蛋白胆固醇的氧化

D. 防止和延缓维生素A、维生素E的氧化

E. 提高机体红细胞的抗氧化能力，保护红细胞，减少溶血的发生

五、简答题

1. 维生素有哪些共同特点？

2. 请叙述维生素B_1缺乏可能会出现的症状。

3. 为什么玉米含烟酸并不低，甚至高于小麦粉，但以玉米为主食的人群容易发生癞皮病？

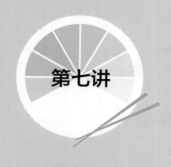

第七讲　水·生物活性成分

人类食物除了含有碳水化合物、脂类、蛋白质、矿物质、维生素等营养素之外，还有人体含量最多的水。人体还含有多达数百种以上的其他成分，这些成分对人体的影响日益引起人们的关注。研究这些化学物质对人类健康的影响、对促进营养科学的发展无疑是有重要意义的。其中生物活性成分是比较重要的成分。

第一节　水

水是构成身体的主要成分之一，而且还具有重要的调节人体生理功能的作用，水是维持生命的重要物质基础。对人的生命而言，断水比断食的威胁更为严重，例如，人如断食而只饮水时尚可生存数周；但如断水，则只能生存数日，一般断水5～10天即可危及生命。断食至所有体脂和组织蛋白质耗尽50%时，才会死亡；而断水至失去全身水分10%就可能死亡。可见水对于生命的重要性。

一、水在体内的分布

水是人体中含量最多的成分。总体水（体液总量）可因年龄、性别和体型的胖瘦而存在明显个体差异。新生儿总体水最多，约占体重的80%；婴幼儿次之，约占体重的70%；随着年龄的增长，总体水逐渐减少，10～16岁以后，减至成人水平；成年男子总体水约为体重的60%，女子为50%～55%；40岁以后随肌肉组织含量的减少，总体水也逐渐减少，一般60岁以上男性为体重的51.5%，女性为45.5%。

总体水还随机体脂肪含量的增多而减少，因为脂肪组织含水量较少，仅10%～30%，而肌肉组织含水量较多，可达75%～80%。水在体内主要分布于细胞内和细胞外。细胞内液约占总体水的2/3，细胞外液约占1/3。各组织器官的含水量相差很大，以血液中最多，脂肪组织中较少。女性体内脂肪较多，故水含量不如男性高。

二、水的生理功能

（一）构成细胞和体液的重要组成成分

成人体内水分含量约占体重的65%，血液中含水量占80%以上，水广泛分布在组织细胞内外，构成人体的内环境。

（二）参与人体内新陈代谢

水的溶解力很强，并有较大的电解力，可使水溶物质以溶解状态和电解质离子状态存在；水具有较大的流动性，在消化、吸收、循环、排泄过程中，可协助加速营养物质的运送和废物的排泄，使人体内新陈代谢和生理化学反应得以顺利进行。

（三）调节人体体温

水的比热值大，1克水升高或降低1℃需要约1卡的能量，大量的水可吸收代谢过程中产生的能量，使体温不至于显著升高。水的蒸发热大，在37℃体温的条件下，蒸发1克水可带走约570卡的能量。因此在高温下，体热可随水分经皮肤蒸发散热，以维持人体体温的恒定。

（四）润滑作用

在关节、胸腔、腹腔和胃肠道等部位，都存在一定量的水分，对器官、关节、肌肉、组织能起到缓冲、润滑、保护的作用。

三、水的缺乏和过量

（一）水的缺乏

水摄入不足或水丢失过多，可引起体内失水也称脱水。根据水与电解质丧失比例的不同，分为三种类型。

1. 高渗性脱水

高渗性脱水的特点是以水的流失为主，电解质流失相对较少。当失水量占体重的2%～4%时，为轻度脱水，表现为口渴、尿少、尿比重增高及工作效率降低等。失水量占体重的4%～8%时，为中度脱水，除上述症状外，可见皮肤干燥、口舌干裂、声音嘶哑及全身疲软等表现。如果失水量超过体重的8%，即为重度脱水，可见皮肤黏膜干燥、高热、烦躁、精神恍惚等。若达10%以上，则可危及生命。

2. 低渗性脱水

低渗性脱水以电解质流失为主，水的流失较少。此种脱水特点是循环血量下降，血浆蛋白质浓度增高，细胞外液低渗，可引起脑细胞水肿，肌肉细胞内水过多并导致肌肉痉挛。早期多尿，晚期尿少甚至闭尿，尿密度降低，尿Na^+、Cl^-降低或缺乏。

3. 等渗性脱水

等渗性脱水是水和电解质按比例流失，体液渗透压不变，临床较为常见。其特点是细胞外液减少，细胞内液一般不减少，血浆Na$^+$浓度正常，兼有上述两型脱水的特点，有口渴和尿少表现。

（二）水的过量

由于人体水的摄入受口渴感的调节，水的排泄又受中枢神经系统和肾脏排尿的调节，因此，一般正常人不会出现因为饮食过多而出现水中毒。人体内水分增加超过正常水平的10%时，就会导致水肿。但如果在短时间内大量饮用去离子等低渗水，会导致水中毒。由于人体肾脏的持续最大利尿速度是每分钟16毫升，一旦摄取水分的速度超过了这个标准，过剩的水分会使细胞膨胀，引起脱水低钠症，一般会导致头晕眼花、呕吐、虚弱无力、心跳加快等症状，严重的会出现痉挛、昏迷甚至危及生命。

四、人体水的需要量和来源

（一）水的需要量

水的需要量主要受代谢情况、年龄、体力活动、温度、膳食等因素的影响，故水的需要量变化很大。

与其他营养素不同是，人体内的水分可以作为代谢的终产物在体内合成，但由于机体每日都可能通过尿液、汗液等排出一定量的水分，因此，正常情况下也需要摄入一定的水分以维持体液的平衡。

中国营养学会2013年提出的成年人每天饮水的适宜摄入量（AI）为1.7升。不同年龄段、不同性别的人每天饮水的适宜摄入量见表7-1。此表是指温和气候条件下，轻体力活动水平的人的需要量。如果在高温或进行中等以上身体活动时，应适当增加水摄入量。

表7-1　中国居民膳食水适宜摄入量（升/天）

人群	饮水量		总摄入量	
	男	女	男	女
0岁~	—		0.7	
0.5岁~	—		0.9	
1岁~	—		1.3	
4岁~	0.8		1.6	
7岁~	1.0		1.8	
11岁~	1.3	1.1	2.3	2.0
14岁~	1.4	1.2	2.5	2.2
18岁~	1.7	1.5	3.0	2.7
孕妇	—	+0.2	—	+0.3
乳母	—	+0.6	—	+1.1

（二）水的食物来源

1. 水的摄入

体内水的来源包括饮水和食物中的水及内生水三大部分。通常每人每日饮水约1700毫升，食物中含水约1000毫升，内生水约300毫升。饮水包括饮料，是人体水的主要来源。酒精饮料、茶、咖啡等虽然也是水的来源，但这些饮料具有利尿的作用，可以促进水从肾脏排出。固体食物中的水是人体水的另一个重要来源。但不同类的固体食物水分的相差比较大，天然食物中，蔬菜水果中水分的含量比较高，而植物的种子、硬果类食物的含量比较少。内生水又称代谢水，主要来源于蛋白质、脂肪和碳水化合物代谢时产生的水。每克蛋白质产生的代谢水为0.42毫升，脂肪为1.07毫升，碳水化合物为0.6毫升。

2. 水的排出

体内水的排出以经肾脏为主，约占60%，其次是经肺、皮肤和尿。一般成人每日尿量介于500～4000毫升，最低量为300～500毫升，低于此量，可引起代谢产生的废物在机体内堆积，影响机体的功能。

皮肤以出汗的形式排出体内的水。出汗分为非显性和显性两种，前者为不自觉出汗，很少通过汗腺活动产生；后者是汗腺活动的结果。一般成年人经非显性出汗排出的水量300～500毫升，婴幼儿体表面积相对较大，非显性失水也较多。经肺和粪便排出水的比例相对较小，但在特殊情况下，如胃肠道炎症引起的呕吐、腹泻时，也可发生大量失水。

五、科学饮水

（一）少量多饮

一般每天喝8杯水较为适合，且要分几次喝。一下子饮水过多，即使没有水中毒，大量的水积聚在胃肠中，使人胸腹感到胀满，不利健康。饮水过多，还会冲淡胃液，导致胃肠的吸收能力减弱。

（二）未渴先饮

如果发现口渴，实际上你的体内已出现轻度脱水状况。

（三）喝水不要喝得太快太急

喝水太快太急，无形中会把带着的很多空气一起吞咽，容易引起打嗝或是腹部胀气。特别是剧烈运动后的喝水方法是，先用水漱漱口，润湿口腔和咽喉，然后喝少量水，停一会儿，再喝一些，让机体慢慢吸收。

（四）水温30℃以下最好

一般建议以30℃以下的温开水最好，比较符合肠胃道的生理机能，不会过于刺激肠胃道造成血管收缩或刺激蠕动。

（五）最理想的是白开水、淡茶水

符合卫生要求的白开水由于水中含有一些微量元素，比纯净水要好。淡茶水中含有儿茶素等植物化学物和其他一些对人体有利的成分。

第二节　生物活性成分概述

食物中除了含有多种营养素外，还含有其他许多对人体有益的物质。这类物质被称为食物中的生物活性成分。这类物质不是维持机体生长发育所必需的营养物质，但对维护人体健康、调节生理功能和预防疾病发挥重要的作用。

食物中的生物活性成分包括来自植物性食物的植物化学物和动物性活性成分，种类很多。

一、概述

食物的生物活性成分主要包括来自植物性食物的黄酮类化合物、酚酸、有机硫化物、萜类化合物和类胡萝卜素等，也包括辅酶Q、γ-氨基丁酸、褪黑素及左旋肉碱等主要来源于动物性食物的生物活性成分。它们不仅参与生理及病理生理的调节和慢性病的防治，还为食物带来了不同风味和颜色，因而这类活性成分已成为现代营养学的一个重要研究内容和热点问题。

来自植物性食物的生物活性成分有时也称为植物化学物。迄今为止．天然存在的植物化学物的种类繁多。就混合膳食而言，每天摄入的植物化学物约为1.5克，而对素食者来讲可能会更高一些。植物化学物是指植物能量代谢过程中产生的多种中间或末端低分子量次级代谢产物。这些产物除个别是维生素的前体物（如β-胡萝卜素）外，其余均为非传统营养素成分。植物化学物对植物本身而言具有多种功能，如保护其不受杂草、昆虫及微生物侵害；作为植物激素调节生长发育；形成色素，吸引昆虫和动物前来传粉和传播种子，从而维系植物与生态环境之间的相互作用等。与植物初级代谢产物相比，从含量上讲，这些次级代谢产物微乎其微。当我们食入植物性食品时，就会摄取到各种各样的植物化学物。

植物化学物研究的时间不长，所研究的植物化学物也仅仅是其中一小部分。与经典的营养素研究相比较，植物化学物的很多问题需要进一步的研究，如植物化学物的种类、生物利用至今不完全清楚，促进健康的推荐量以及可能引起毒性的剂量也不清楚，因而要在植物化学物中建立类似于营养素AI、UL等相关的指标还有一定的距离。

膳食中另外一类重要的生物活性的食物成分主要来自动物性食物，如肉碱、辅酶

Q_{10}等。这些物质既来源于食物，机体本身也可以合成，它在体内也发挥着重要的生物学功能，如肉碱可以转运活化的长链脂肪酸进入线粒体内膜，促进有氧代谢和无氧代谢。目前对这类物质生物利用、摄入量与健康等方面的研究尚不成熟，也需要进一步的深入研究。

二、植物化学物的分类

植物化学物可按照它们的化学结构或者功能特点进行分类。其中摄入量较高且功能相对比较明确的植物化学物见表7-2，从该表中可见其生物活性有很大区别。总体来说，包括：多酚、类胡萝卜素、萜类化合物、有机硫化物、皂苷、植酸及植物固醇等。除上述各种植物次级代谢产物外，还有一些膳食摄入量较高且具有一定生物活性的植物化学物没有归属到表7-2所列分类中，例如姜黄素、辣椒素、叶绿素及吲哚等。

表7-2 常见植物化学物的种类、食物来源及生物活性

名称	代表化合物	食物来源	生物活性
多酚	原儿茶酸、绿原酸、白藜芦醇、黄酮、花色苷	各类植物性食物，尤其是深色水果、蔬菜和谷物	抗氧化、抗炎、抗肿瘤、调节毛细血管功能
类胡萝卜素	胡萝卜素、番茄红素、玉米黄素	玉米、绿叶菜、黄色蔬菜及水果	抗氧化、增强免疫功能、预防眼病
萜类化合物	单萜、倍半萜、二萜、三萜	柑橘类水果	杀菌、防腐、镇静、抗肿瘤作用
有机硫化物	烯丙基硫化合物	大蒜、洋葱等	杀菌、抗炎、抑制肿瘤细胞生长
芥子油苷	异硫氰酸盐	十字花科蔬菜	杀菌、抑制肿瘤细胞生长
皂苷	甾体皂苷、三萜皂苷	酸枣、枇杷、豆类	抗菌及抗病毒作用、增强免疫功能
植物雌激素	异黄酮、木酚素	大豆、葛根、亚麻籽	雌激素样作用
植酸	肌醇六磷酸	各种可食植物种子	抗氧化作用、抑制淀粉及脂肪的消化吸收
植物固醇	β-谷固醇、豆固醇	豆类、坚果、植物油	抗炎和退热作用、抑制胆固醇

三、植物化学物的生物活性

植物化学物具有多种生理作用，主要表现在以下几个方面。

（一）抗癌作用

蔬菜和水果中所富含的植物化学物多有预防人类癌症发生的潜在作用，目前报道了多种植物化学物质在降低人群癌症发病率方面可能具有实际意义。日常蔬菜和水果

摄入量高的人群较摄入量低的人群癌症发生率要低50%左右。新鲜蔬菜和水果沙拉可明显降低癌症发生的危险性，对胃肠道、肺、口腔和喉的上皮肿瘤证据最为充分，对激素相关肿瘤抑制作用的证据较少，但乳腺癌和前列腺癌的低发病率似乎与食用大量蔬菜有关。

十字花科植物提取的芥子油苷的代谢物莱菔硫烷可活化细胞培养系统中具有去毒作用的Ⅱ相酶——苯醌还原酶；某些酚酸可与活化的致癌剂发生共价结合并掩盖DNA与致癌剂的结合位点，这种作用可阻止由DNA损伤所造成的致癌作用；植物雌激素和芥子油苷的代谢产物吲哚-3-甲醇可影响机体雌激素的代谢。已知雌激素对某些肿瘤生长有轻度促进作用，而植物雌激素在人肝脏可诱导性激素结合球蛋白的合成，这样就可增加雌激素与该种转运蛋白的结合，从而降低雌激素促肿瘤生长的作用。大豆中存在的金雀异黄素，在离体条件下可抑制血管生长，并对肿瘤细胞的生长和转移也有抑制作用。植物化学物抗癌作用的另一可能机制是调节细胞生长（增生），如莱姆树中的单萜类可减少内源性细胞生长促进因子的形成，从而发挥抑制肿瘤细胞增生和促进肿瘤细胞凋亡的作用。

次级胆酸促进细胞增生从而有增加结肠癌的发生的危险，植物化学物也能通过对次级胆酸这类代谢产物的内源性形成产生影响，进而改变结肠癌的发生。如植物固醇、皂苷和植物雌激素等植物化学物具有减少初级胆酸合成的作用，并可抑制它们向次级胆酸的转化。

（二）抗氧化作用

癌症和心血管疾病的发病机制与过量反应性氧分子及自由基的存在有关。人体对这些活性物质的保护系统包括抗氧化酶系统如超氧化物歧化酶（SOD）、谷胱甘肽过氧化物酶、内源性抗氧化物（尿酸、谷胱甘肽、α-硫辛酸、辅酶Q等）及具有抗氧化活性的必需营养素（维生素E和维生素C等）。现已发现多种植物化学物，如类胡萝卜素、多酚、黄酮类、植物雌激素、蛋白酶抑制剂和有机硫化物等也具有明显的抗氧化作用。

在植物性食物的所有抗氧化植物化学物中，多酚无论在含量上还是在自由基清除能力上都是最高的。原儿茶酸和绿原酸等酚酸含有多个酚羟基，可以通过自身氧化释放电子，直接清除各种自由基，保持氧化还原系统与游离自由基之间的平衡。花色苷对自由基的清除能力甚至大于常见的抗氧化剂包括丁化羟基茴香醚和维生素E。健康志愿者在摄入富含花色苷的蓝莓冻干粉后，血清中花色苷的浓度与自由基吸收容量呈明显正相关。某些类胡萝卜素，如番茄红素和斑蝥黄与β-胡萝卜素相比，可以对单线态氧和氧自由基损伤具有更有效的保护作用。血液氧化低密度脂蛋白是血液中重要氧化物质，与动脉粥样硬化发生密切相关。有报道指出，红葡萄酒中的多酚提取物以及黄酮醇（如槲皮素）可有效地保护低密度脂蛋白胆固醇不被氧化。DNA氧化性损伤与包括癌症在内的多种年龄有关的退行性疾病关系密切。以尿中排出的8-氧-7，8-二氢-2-脱氧鸟苷作为生物标志物可以检测出DNA的氧化性损伤。饮茶可明显降低抽烟者的DNA氧化性损伤，这一效应与茶叶中富含的多酚类物质有关。人体每天摄入具有抗氧化作用的必需营养素只有100毫克，而每天摄入的具有抗氧化作用的植物化学物却超过了1克，表明植物化学物作为抗氧化剂对降低癌症发生危险性的重要性。

（三）免疫调节作用

免疫系统主要具有抵御病原体的作用，同时也涉及在癌症及心血管疾病病理过程中的保护作用。迄今为止，已进行了很多有关多种类胡萝卜素对免疫系统刺激作用的动物试验研究，其结果均表明类胡萝卜素对免疫功能有调节作用。部分黄酮类化合物具有免疫抑制作用；而皂苷、有机硫化物和植酸具有增强免疫功能的作用。

（四）抗微生物作用

自古以来，某些食用性植物或调料植物就被用来处理感染。后来由于磺胺及抗生素的发现以及它们有效的抗感染作用，降低了人们从食物中寻找具有抗感染作用植物成分的兴趣。但近年来，考虑到化学合成药物的副作用，又重新掀起了从植物性食物中提取具有抗微生物作用成分的热潮。

早期研究已证实球根状植物中的有机硫化物具有抗微生物作用。蒜素是大蒜中的有机硫化物，具有很强的抗微生物作用。芥子油苷的代谢产物异硫氰酸盐和硫氰酸盐同样具有抗微生物活性。混合食用水芹、金莲花和辣根后，泌尿道中芥子油苷的代谢产物能够达到治疗尿路感染的有效浓度，但单独食用其中一种则不能达到满意的疗效。在日常生活中可用一些浆果，如树莓和蓝莓来预防和治疗感染性疾病。一项人群研究发现，每日摄入300毫升树莓汁就能增加具有清除尿道上皮细菌作用的物质，可见经常食用这类水果可能同样会起到抗微生物作用。

（五）降胆固醇作用

动物实验和临床研究均发现，以多酚、皂苷、植物固醇、有机硫化物和生育三烯酚为代表的植物化学物具有降低血胆固醇水平的作用。皂苷在肠中与初级胆酸结合形成微团，因这些微团过大不能通过肠壁而减少了胆酸的吸收，使胆酸的排出增加；多酚（如花色苷）可促进内源性胆固醇在肝脏中合成胆酸，从而降低了血中的胆固醇浓度。植物固醇可替代小肠微团中的胆固醇，使得胆固醇从微团中游离出来，这样就减少了胆固醇的肠内吸收。植物化学物还可抑制肝中胆固醇代谢的关键酶，其中最重要的是胆固醇合成的限速酶——羟甲基戊二酸单酰辅酶A（HMG-CoA）还原酶。生育三烯酚、白藜芦醇可抑制HMG-CoA还原酶，降低胆固醇的合成。

（六）其他

植物化学物所具有的其他促进健康的作用还包括调节血压、血糖、血小板和血凝以及抑制炎症等作用。此外，部分的植物化学物还有一些特殊作用，如叶黄素在维持视网膜黄斑功能发挥重要作用，植酸具有较强的金属离子的螯合能力。

植物化学物也为食物感观上带来一系列的新特点。辣椒中的辣椒素为食物带来辣味，洋葱和大蒜中蒜素具有辛辣风味，番茄、菠菜，粉红色葡萄中的植物化学物为食物带来漂亮诱人的色彩。

第三节 生物活性成分（上）

一、酚类

酚类化合物是指芳香烃中苯环上的氢原子被羟基取代所生成的化合物。自然界中存在的酚类化合物大部分是植物生命活动的结果。具有生物活性的植物化学物除了我们将介绍的儿茶素、大豆异黄酮、姜黄素和白藜芦醇以外，还有原花青素、槲皮素、花色苷、绿原酸等。

（一）儿茶素

儿茶素又称茶单宁、儿茶酚，是茶叶中黄烷醇类物质的总称。儿茶素是茶多酚中最重要的一种，占茶多酚含量的75%~80%。儿茶素在体内的生物活性取决于摄入量和生物利用率。儿茶素主要在胃肠道吸收，也可通过口腔吸收。

儿茶素主要构成成分属多羟基黄烷-3-醇类，根据取代基不同，儿茶素类化合物主要包括儿茶素（C）、儿茶素没食子酸酯（CG）、没食子儿茶素（GC）、表没食子儿茶素（EGC）、表没食子儿茶素没食子酸酯（EGCG）、表儿茶素没食子酸酯（ECG）、表儿茶素（EC）等，其中表没食子儿茶素没食子酸酯（EGCG）含量最高。

1. 生物学作用

（1）抗氧化作用 儿茶素具有强的抗氧化作用，可增强机体多种抗氧化酶活性，包括谷胱甘肽过氧化酶、过氧化氢酶、醌还原酶和谷胱甘肽转移酶、超氧化物歧化酶等抗氧化酶的活性，减少自由基产生，或直接捕捉自由基，如清除超氧阴离子自由基、单线态氧、过氧自由基、羟自由基、一氧化氮、二氧化氮，从而保护DNA氧化损伤，降低血浆过氧化物丙二醛的含量，降低8-羟基脱氧鸟苷水平，抑制脂质过氧化生成。

（2）降低心血管疾病的风险 饮茶和儿茶素可降低血胆固醇和和低密度脂蛋白胆固醇、血脂、血压、血糖、减轻体重等，从而降低冠心病、心肌梗死等心血管疾病的风险。绿茶可显著降低血胆固醇和低密度胆固醇，对高密度胆固醇无影响。饮茶对心血管疾病具有保护作用，可降低心肌梗死、冠心病、脑卒中、糖尿病等的风险。

（3）降低肿瘤发生风险 儿茶素对化学致癌物诱发的皮肤、肺、食道、胃、肝、口腔等器官肿瘤均有防癌和抗癌作用。饮茶或摄入茶及儿茶素相关制品，可降低前列腺癌和口腔癌发生的风险。饮茶可降低结肠癌、乳腺癌、卵巢癌、前列腺癌、肺癌等的危险性，饮茶对前列腺癌、肺癌、乳腺癌有预防作用。

2. 过量危害

健康成人每日摄入800毫克儿茶素，未观察到不良反应。6~16岁儿童青少年，每日通过饮料摄入576毫克儿茶素24周，未观察到任何不良反应。通过饮茶摄入儿茶素一般不会对身体造成伤害。

3. 摄入量

茶是广泛消费的饮品，儿茶素又主要存在于茶叶中，由于品种和加工工艺的不同，难以准确定性和定量。有研究表明：每人每天摄入儿茶素250毫克即可观察到对机体的抗氧化作用；每天摄入400毫克儿茶素可降低心血管疾病的风险；还可降低前列腺癌和口腔癌发生的风险。

4. 主要食物来源

根据发酵程度的不同，茶叶分为绿茶（不发酵茶）、乌龙茶（半发酵茶）和红茶（全发酵茶）。加工工序使氧化儿茶素的酶类如多酚氧化酶、过氧化物酶等失活，鲜叶中的儿茶素大部分得以保留。绿茶因其是不发酵，儿茶素类化合物种类较全、含量最高。在乌龙茶和红茶加工过程中，揉切和发酵工序使鲜叶中的儿茶素充分氧化，儿茶素总量减少约75%。表7-3为中国市场上几种市售的绿茶、半发酵茶以及发酵茶中儿茶素类化合物的含量。

表7-3　市售茶叶中儿茶素类化合物的含量（毫克／克）

儿茶素	绿茶			发酵茶		半发酵茶
	黄山毛峰	西湖龙井	大叶青茶	红茶	普洱茶	铁观音
GC	1.659	0.169	1.317	—	—	0.837
EGC	18.250	4.854	9.479	—	—	5.158
EGCG	51.064	34.546	27.984	4.588	—	16.610
ECG	3.545	3.913	7.872	0.238	—	1.564
EC	9.056	8.369	15.000	3.559	3.756	2.065

（二）大豆异黄酮

大豆异黄酮主要存在于豆科植物中。大豆一直是东亚、东南亚国家居民经常食用的食物。

1. 生物学作用

（1）**雌激素样活性**　大豆异黄酮可以与不同组织器官的雌激素受体结合，发挥类雌激素或拮抗内源性雌激素的作用。大豆异黄酮被认为是选择性雌激素受体调节剂，

127

在内源性雌激素水平较低时，表现为雌激素样作用；而在体内雌激素水平较高时，表现为抗雌激素作用。大豆异黄酮可以改善围绝经期综合征。绝经后女性每日补充大豆、大豆提取物、染料木黄酮或大豆苷元3个月及以上，可以有效减少潮热的发作频率，明显改善围绝经期症状。

（2）抗氧化作用　大豆异黄酮的抗氧化作用主要表现在抑制活性氧自由基产生、抑制过氧化氢生成、减少DNA氧化损伤以及抑制脂质过氧化。大豆异黄酮干预6个月后可以减少健康女性的DNA损伤水平，增强氨基葡糖苷酶的活性。

（3）改善绝经后骨质疏松　绝经后骨质疏松症是由于绝经后雌激素缺乏导致骨量减少及骨组织结构变化，而导致骨脆性增多易于骨折等症状。大豆异黄酮或代谢产物在绝经后妇女表现为弱雌激素作用，与成骨细胞内的雌激素受体结合，加强成骨细胞的活性，促进骨基质的产生、分泌和骨矿化过程，从而改善骨质疏松。

（4）降低乳腺癌的发病风险　大豆异黄酮在乳腺癌的发病中表现为抗雌激素效应。大豆异黄酮可能通过增加雌激素代谢向抗癌产物2-羟雌酮转化，从而发挥降低乳腺癌发病风险的作用。大豆异黄酮也可能通过抗氧化、促进细胞凋亡、抑制细胞增殖等抑制癌症的发生发展。

（5）防治心血管疾病　绝经后女性由于卵巢机能衰退，体内雌激素合成与分泌不足，雌激素水平下降进而导致脂肪和胆固醇代谢失常，使血脂和胆固醇升高而导致心血管疾病发病率增加。此外，由于氧化应激、自由基损伤、脂质过氧化等在心血管疾病的发生发展中发挥重要作用。而大豆异黄酮可以通过类雌激素和抗氧化作用防治心血管疾病。

2．过量危害

成人过量摄入大豆异黄酮可能发生的不良反应有恶心、呕吐、腹泻等胃肠道症状，及水肿、便秘和皮疹等。另外，饮食中传统上没有大豆类的族群可能会有较多的不适。

3．膳食摄入量

我国居民日常膳食中大豆异黄酮摄入量平均为每天15～25毫克。大多数欧洲国家居民从日常食物中摄入的大豆异黄酮少于每天3毫克。严格素食饮食的人群平均大豆异黄酮摄入量为每天140毫克。

《中国居民膳食营养素参考摄入量》提出绝经前、围绝经期和绝经后女性预防乳腺癌的大豆异黄酮的特定建议值（SPL）为每天55毫克。我国绝经后女性的大豆异黄酮摄入的可耐受最高摄入量（UL）为每天120毫克。

4．主要食物来源

大豆和以大豆为基础的食品是大豆异黄酮的主要来源，尤其富含染料木黄酮和大豆苷元，以及少量的黄豆黄素。鹰嘴豆芽素A和芒柄花黄素则主要存在于红三叶草和苜蓿属芽菜中。各种豆制品中大豆异黄酮含量和种类分布不同。

（三）姜黄素

姜黄素是从姜科姜黄属植物中提取的一种多酚类物质，已分离出20多种姜黄素类化合物，其中姜黄素是主要成分。姜黄素是世界上销量最大的天然食用色素之一。

1. 生物学作用

（1）抗氧化作用　姜黄素具有抑制脂质过氧化，抑制细胞氧化、修饰低密度脂蛋白和保护DNA免受过氧化脂质损伤等作用。姜黄素是含有许多功能基团的独特的抗氧化剂。姜黄素通过提高细胞中超氧化物歧化酶（SOD）、谷胱甘肽过氧化物酶（GSH-Px）的活性，抑制活性氧的产生，清除自由基和过氧化物而发挥抗氧化作用。

（2）抗炎作用　姜黄素对急性、亚急性和慢性炎症具有抗炎作用。姜黄素可以通过减少中性粒细胞的浸润，抑制脂质过氧化反应，降低丝氨酸活性抑制结肠细胞的炎症反应。

（3）对肿瘤的影响　目前有姜黄素或姜黄素联用化疗药物在肿瘤病人中开展临床试验，涉及的肿瘤主要有胰腺癌、结直肠癌等，结果表明姜黄素对有些病人具有生物活性作用。姜黄素在体外可抑制多种肿瘤细胞生长。

2. 过量危害

姜黄素属于实质无毒食品。

3. 膳食摄入量

暂无。

4. 主要食物来源

姜、芥末、姜黄富含姜黄素，是姜黄素的主要食物来源。姜黄中含量约为每百克3100毫克，咖喱粉（主要为姜黄）为每百克50～580毫克。不同产地姜黄中姜黄素的含量有所差异，一般在1%～6%。姜黄素作为调味品和着色剂，用于咖喱粉、调味料等，均是家庭使用的普通调味料。

（四）白藜芦醇

白藜芦醇是含有芪类结构的非黄酮类多酚化合物，广泛存在于葡萄、松树、虎杖以及花生等天然植物及果实中，是许多植物受到生物或非生物胁迫（如真菌感染、紫外照射等）时产生的一种植物抗毒素，迄今至少已在21科31属的72种植物中被发现含有此物质。

1. 生物学作用

（1）抗氧化作用　白藜芦醇的主要生物学作用是抗氧化。白藜芦醇为一种天然抗氧化剂，可抑制低密度脂蛋白（LDL）的氧化，而低密度脂蛋白（LDL）的氧化被认为是动脉粥样硬化形成的关键环节。

（2）可抑制血小板凝集　血小板凝集具有止血作用，当血管内皮受损后，血小板迅速聚集形成血栓以免失血过多。但这一修复系统的不当调控或过度反应也可导致病理性血栓的形成，且血小板的聚集还与动脉粥样硬化、冠心病以及急性心肌梗死相关。

2. 过量危害

白藜芦醇为无毒性植物化合物。

3. 膳食摄入量

暂无。

4. 主要食物来源

白藜芦醇广泛存在于葡萄、桑葚、菠萝、花生、虎杖等植物或果实中。葡萄中的白藜芦醇的含量差异很大，主要与葡萄品种、土壤环境、栽培方法以及病虫害有关。红酒是白藜芦醇的主要饮食来源，通常红酒中白藜芦醇的浓度在每升0.2～5.8毫克；仅极少量的白藜芦醇是通过其他食物（如花生）摄入的。

二、萜类

萜类化合物就是指存在自然界中分子式为异戊二烯单位的倍数的烃类及其含氧衍生物。这些含氧衍生物可以是醇、醛、酮、羧酸、酯等。萜类化合物广泛存在于自然界，是构成某些植物的香精、树脂、色素等的主要成分。如玫瑰油、桉叶油、松脂等都含有多种萜类化合物。另外，某些动物的激素、维生素等也属于萜类化合物。

（一）番茄红素

番茄红素是成熟番茄的主要色素，也是常见的类胡萝卜素之一。番茄红素不仅已广泛用做天然色素，而且也越来越多地应用于功能食品、药品和化妆品中。

1. 生物学作用

（1）抗氧化作用　番茄红素的体外抗氧化能力很强，其抗氧化作用也是其降低心血管疾病风险和抗肿瘤等生物学活性的可能机制之一。

（2）降低心血管疾病风险　补充番茄红素对预防心血管疾病的发生发展有一定作用。体内番茄红素水平与心血管疾病风险呈负相关；脂肪和血浆中番茄红素水平与冠心病的发生呈负相关。番茄红素保护心血管功能的机制主要为其对生物大分子（DNA、蛋白质和脂质）的抗氧化作用和对炎症相关因子的调节作用。

（3）降低某些前列腺癌等肿瘤发生的风险　番茄红素摄入对前列腺癌具有保护作用，其作用机制可能与其抗氧化作用以及诱导细胞间隙连接通信的作用等有关。

摄入番茄红素可降低消化道肿瘤，包括口腔癌、咽癌、食管癌、胃癌、结肠癌和直肠癌等癌症发生的风险，尤以对胃癌、结肠癌和直肠癌的作用更为显著。

（4）免疫作用　番茄红素能保护吞噬细胞免受自身的氧化损伤，促进T、B淋巴细胞增殖，增强T细胞的活性，减少淋巴细胞DNA的氧化损伤，对非特异性细胞免疫亦有明显的促进作用，并可保护皮肤免受紫外线损伤。

2. 过量危害

除发现两例番茄红素血症外，目前尚未见人摄入番茄红素中毒或番茄红素过量导致其他不良反应的报道。2例番茄红素血症均为长期大剂量摄入番茄和富含番茄红素的食物所致，主要表现为皮肤橙染，在停止摄入后，皮肤橙染逐渐消失。美国食品与营养委员会认为番茄红素血症是可逆的无害效应。

3. 膳食摄入量

《中国居民膳食营养素参考摄入量（2013）》提出番茄红素的特定建议值（SPL）暂定为每天18毫克，可耐受最高摄入量（UL）暂定为每天70毫克。

4. 主要食物来源

哺乳动物不能自行合成番茄红素，必须从蔬菜和水果中获得。番茄红素主要存在于番茄、西瓜、葡萄柚和番石榴等食物中，少量存在于胡萝卜、南瓜、李子、柿、桃、芒果、石榴、葡萄等水果和蔬菜中。番茄红素在番茄中的含量随品种和成熟度的不同而异，成熟度越高，番茄红素含量也越高。

（二）叶黄素

叶黄素又名植物黄体素，广泛存在于自然界中，是构成玉米、蔬菜、水果、花卉等植物色素的重要组分。叶黄素是一类含氧类胡萝卜素。

1. 生物学作用

（1）抗氧化作用　叶黄素具有较强的抗氧化能力，能有效地淬灭单线态氧，与自由基起反应，形成无害的产物，或通过破坏自由基链反应，将自由基清除。叶黄素的总抗氧化能力是虾青素和角黄素的50倍和75倍，鸡蛋黄中提取的叶黄素清除二苯基苦基苯肼自由基的能力是β-胡萝卜素的10倍。

（2）视网膜保护作用　叶黄素是视网膜黄斑中的主要类胡萝卜素。叶黄素可在人眼视网膜内部形成一种有效的蓝光过滤器，能将蓝光造成的氧化损害减至最小。进食富含叶黄素的菠菜、羽衣甘蓝等蔬菜，可降低患白内障的风险。

（3）可能降低某些慢性病的风险　叶黄素可通过抗氧化作用抑制低密度脂蛋白（LDL）的脂质过氧化，从而延缓动脉斑块的形成，预防动脉粥样硬化及其他动脉性心血管疾病发生的概率。

2. 过量危害

在人群普通膳食条件下，动物实验及人群叶黄素补充实验均未发现毒性。

3. 膳食摄入量

叶黄素在植物性食物中的含量受植物品种、不同季节及区域地理环境影响较大；不同人群叶黄素摄入量则受不同膳食模式、食品供应和饮食习惯的影响。中国居民叶黄素摄入量远高于其他国家，可能与中国的地域特性和传统水煮烹饪方式利于叶黄素释放有关。

我国成人叶黄素的特定建议值（SPL）是每天10毫克，对维持视觉健康有益，有利于降低心血管疾病发生的风险，在降低乳腺癌风险中发挥有效作用。叶黄素的可耐受最高摄入量（UL）是每天40毫克。

4. 主要食物来源

哺乳动物不能自行合成叶黄素，必须通过摄取食物获得。叶黄素的食物来源广泛，主要存在于植物性食物中，在万寿菊中含量较高，并且易于分离纯化。羽衣甘蓝、菠菜等深绿色叶蔬菜是膳食叶黄素的主要来源，桃子、木瓜、柑橘等黄橙色水果中也含有丰富的叶黄素，而在桃子、葡萄、柑橘等水果中还含有丰富的叶黄素酯。天然叶黄素在动物性食物中主要以蛋类和乳类为主。蛋类里叶黄素含量虽然不高，但是其生物利用度较高，为等量蔬菜的3倍。母乳是婴幼儿叶黄素主要食物来源；发酵乳是叶黄素的良好载体，长时间储存对叶黄素的含量及生物活性影响不大，但乳制品经过加热，叶黄素的含量可能会大量减少。

（三）植物固醇

植物固醇又称植物甾醇，是植物中存在的一大类化学物质的总称。目前发现的植物甾醇有百余种，其中自然界存在最多的包括β-谷固醇、豆固醇和菜油固醇、谷固烷醇等。从化学结构来看，植物固醇与胆固醇的区别是前者增加了一个侧链。

1. 生物学作用

（1）降低血清胆固醇水平　植物固醇对血清总胆固醇和低密度脂蛋白胆固醇（LDL-C）降低作用是目前国际公认的重要功能之一，两者化学结构的相似性是其主要作用机理。

（2）有利于降低癌症发生　植物固醇对减少男性前列腺肥大的发生率有一定的意义。膳食中植物甾醇的摄入与部分癌症如前列腺癌、卵巢癌、胃癌等癌症的发生率呈负相关。

2. 过量危害

植物固醇无明显毒副作用。过量植物甾醇摄入可能影响血清维生素A或β-胡萝卜素的水平。高剂量植物固醇不影响肠道菌群的稳态和代谢活性，对粪便中胆汁酸和固醇代谢物的合成也无影响。

3. 膳食摄入量

我国居民膳食中植物固醇的平均摄入量（EAR）为每天322毫克。我国居民植物固醇的特定建议值（SPL）为每天0.9克，植物固醇酯为每天1.5克，同时建议配合以低饱和脂肪和低胆固醇的膳食，以预防和减少心血管疾病的发生。我国成人植物固醇的可耐受最高摄入量（UL）为每天2.4克，植物固醇酯为每天3.9克。

4. 主要食物来源

各类植物食物中均含有植物固醇，以β-谷固醇为主，主要来源是豆类、谷类和植物油类，蔬菜、水果含量较少。

第四节　生物活性成分（下）

一、含硫化合物

具有生物活性成分的含硫化合物是指植物次级代谢产物中的硫化物，包括所有存在于大蒜和其他球根状植物中的有机硫化物。

（一）异硫氰酸盐

异硫氰酸盐是一类通式为R—N＝C＝S的有机化合物，可从天然植物中提取或通过化学合成。自然界中存在的异硫氰酸盐大多以硫代葡萄糖苷（简称硫苷）的形式存在于多种十字花科类蔬菜中。目前，已从十字花科植物中分离提取出了120多种异硫氰酸盐。

1. 生物学作用

（1）可能降低某些癌症发生的风险　十字花科蔬菜有抗肿瘤、降低心血管疾病风险的作用。摄入十字花科蔬菜可以降低肺癌风险。动物实验证明不同的异硫氰酸盐可以有效地阻断多种化学致癌物，抑制肺、胃、结肠、食管、膀胱、前列腺癌和乳腺肿瘤的发生。

（2）抗氧化作用　异硫氰酸盐具有间接的抗氧化作用，一些个别的异硫氰酸盐还有直接的抗氧化作用。

2. 过量危害

人类食用的十字花科蔬菜没有毒性。但是，十字花科蔬菜中的硫苷有一定的致甲状腺肿作用。异硫氰酸盐和硫苷阻碍膳食中的碘吸收与利用，影响碘生成酪氨酸（甲状腺素前体物质）和抑制甲状腺素的分泌。

3. 膳食摄入量

由于十字花科蔬菜种类的多样性和前体物质硫苷的多样性，我国居民的异硫氰酸盐日常摄入量还难以准确估计。我国目前没有异硫氰酸盐的特定建议值（SPL），也没有提出可耐受最高摄入量（UL），但食用十字花科植物对健康有益。异硫氰酸盐以硫苷的前体形式存在于十字花科蔬菜中，一般认为蔬菜中的硫苷含量从每百克10～250毫克不等，且与种植条件和地区有关。

4. 主要食物来源

异硫氰酸盐主要的食物来源是十字花科蔬菜，包括卷心菜（又名甘蓝，红白甘蓝和皱叶甘蓝）、芽甘蓝、椰菜、花椰菜、芜菁、蕉青甘蓝、芜菁甘蓝、大头菜、羽衣甘蓝、羽衣甘蓝叶、芥蓝、中国大白菜、海甘蓝、萝卜、芝麻菜、水芹菜、油菜和水田芥；还包括白芥末、山葵和日本芥末等。

（二）硫辛酸

硫辛酸，又称α-硫辛酸，是一种天然的二硫化合物，是某些细菌和植物生长所必需的物质。

1. 生物学作用

（1）参与糖代谢　硫辛酸在三羧酸循环乃至糖的氧化代谢的整个过程中，都起着十分重要的作用。硫辛酸还能起到降低血糖的作用，可以透过血脑屏障，保护神经系统免受氧化损伤，并能改善糖尿病周围神经病症状。

（2）抗氧化作用　直接清除自由基是硫辛酸的抗氧化作用之一。硫辛酸在体内可以转变成二氢硫辛酸，两者在体内相互转化，具有很强的抗氧化活性。硫辛酸和二氢硫辛酸能螯合多种金属离子如铁、铜，从而抑制金属离子催化的自由基反应。二氢硫辛酸能通过再生其他抗氧化剂如辅酶Q、维生素C、维生素E和谷胱甘肽等间接地发挥抗氧化作用。硫辛酸还能促进维生素C的吸收，并通过调节Nrf2信号通路促进谷胱甘肽的合成。

（3）抗炎　硫辛酸能降低内毒素诱导的急性炎症反应，还可降低支气管哮喘、胶原诱导性关节炎、多发性硬化症等动物模型的慢性炎症反应，减轻组织的病理损伤。

2. 过量危害

硫辛酸补充很少出现严重的副作用，但高剂量硫辛酸有可能引起胃肠道症状（包括腹痛、恶心、呕吐、腹泻等）和过敏反应（包括皮疹、麻疹、喉痉挛）以及过度刺激、疲劳、失眠等不良反应。高剂量还可能降低血糖，这对糖尿病患者虽是有利的，但需要密切监测血糖水平。

3. 膳食摄入量

从抗氧化和代谢中所发挥的作用看，硫辛酸是人体内不可缺少的抗氧化剂，并且在多种代谢过程中起重要作用。鉴于目前我国尚无硫辛酸食物成分数据，硫辛酸的实际摄入量仍难以估计，若按我国成人每日摄入各类主、副食和蔬菜、水果折算，每日膳食中硫辛酸摄入量可能不足2毫克。

我国目前没有硫辛酸的特定建议值（SPL），也没有提出可耐受最高摄入量（UL）。

4. 主要食物来源

硫辛酸广泛分布于动植物组织中，动物体内肝脏和肾脏组织含量丰富。在植物中含量较少，其中含量较高的是菠菜和土豆，其次为花椰菜、番茄、豌豆、甘蓝和米糠等，且硫辛酸在植物的花叶中含量高于根部。

（三）大蒜素

大蒜素的学名为二烯丙基硫代亚磺酸酯，是从百合科葱属植物大蒜的鳞茎（大蒜头）中提取的一种有机硫化合物，同时也存在于洋葱和其他百合科植物中。

1. 生物学作用

（1）抑制病原微生物生长和繁殖　大蒜素能减少金黄色葡萄球菌α-毒素的产生，链球菌溶血素O的溶血性可完全被大蒜素所抑制，淋球菌、金黄色葡萄球菌和肠球菌等众多细菌的生长和繁殖均被证实可被大蒜素所抑制。大蒜素还能抑制真菌、病毒以及寄生虫的生长和繁殖。

（2）抑制肿瘤细胞生长和增殖　大蒜素具有抑制肿瘤细胞生长和增殖的功能。大蒜素可抑制胃癌、大肠癌、肝癌、白血病、宫颈癌、胰腺癌、胆管癌、卵巢癌以及乳腺癌细胞等细胞的增殖，并促进其凋亡。

（3）降低血脂　大蒜被认为具有潜在的降低血脂的作用。大蒜素可降低总胆固醇和低密度脂蛋白，同时升高高密度脂蛋白。

2．过量危害

尽管大蒜素被认为是一种安全性高的物质，但是仍有研究表明食用大蒜的过程中可能引起一些不良反应。首先是大蒜可产生刺激性气体，这种气体不仅导致人们感官性状的不适，还会导致人和动物的胃肠道不适、接触性皮炎，甚至是支气管哮喘等。但是这些只是关于食用大蒜的研究，而大蒜素是否是引起这些反应的主要因素仍不明确。但大蒜素具有刺激性这一点毋庸置疑。

大蒜素长期以来被认为是低毒、安全性高的物质。到目前为止，并未发现因食用过量的大蒜素而导致中毒的现象。

3．膳食摄入量

我国目前没有大蒜素的特定建议值（SPL），也没有提出可耐受最高摄入量（UL）。

4．主要食物来源

大蒜素主要存在于大蒜的鳞茎中，其他百合科植物中也能发现大蒜素，如青蒜、洋葱、大葱、小葱、圆葱、韭菜和韭黄等百合科植物。

而众多品种的大蒜中大蒜素的含量存在差异。测量我国常见的14个大蒜品种中大蒜素的含量时发现，兰州紫皮大蒜所含大蒜素的含量最高。不仅大蒜的品种影响大蒜素的含量，大蒜的烹调方法同样影响大蒜素的含量。而烹饪对大蒜中大蒜素的含量有影响，不同的烹饪方法破坏大蒜素的程度不相同，四种不同烹调方法对大蒜素保留量的影响主次顺序为：微波加热＜水煮＜蒸制＜油炸。所以就大蒜素保留程度这一点来说，微波加热是比较好的烹调方法，应避免用油炸加热，以最大限度地保存大蒜素。

二、其他生物活性成分

（一）γ-氨基丁酸

γ-氨基丁酸是一种广泛存在于动物、植物和微生物体内的非蛋白质氨基酸，是哺乳动物、甲壳类动物和昆虫神经系统中最重要的抑制性神经递质。

1．生物学作用

γ-氨基丁酸对生物体的作用主要通过其与相应的受体结合而产生。目前比较明确的作用有两点。

（1）神经调节作用　γ-氨基丁酸在改善应激和情绪紊乱方面具有重要作用。摄入

γ-氨基丁酸可以提高葡萄糖磷脂酶的活性，从而促进大脑的能量代谢，增加脑血流量和氧供给量，改善神经机能，从而达到改善睡眠和易怒症状等功效。

（2）血压调节作用　γ-氨基丁酸可以舒缓血管和降血压，其可能机制与γ-氨基丁酸的外周神经节阻断作用等有关。

2. 过量危害

很大量摄入时可能会导致焦虑、口周和肢端麻木、呼吸急促、轻度胃肠道功能紊乱（恶心、呕吐、腹泻等）、瞌睡等症状。联合国粮农组织和世界卫生组织下的食品添加剂联合专家委员会认为γ-氨基丁酸属于无需关注安全的物质。

3. 膳食摄入量

我国目前没有γ-氨基丁酸的特定建议值（SPL），也没有提出可耐受最高摄入量（UL）。

4. 主要食物来源

γ-氨基丁酸广泛存在于各种天然食物中，但含量较低，在发酵食品中含量较高，富含γ-氨基丁酸的食品有：龙眼、绿茶、菠菜、山药、番茄、马铃薯、南瓜、动物肝脏、朝鲜泡菜等，这些食物中每百克γ-氨基丁酸含量为27.5～74.5毫克；绿茶中每百克γ-氨基丁酸含量为100～200毫克。

我国2009年卫生部第12号令，批准γ-氨基丁酸作为新资源食品用于食品生产加工中，饮料、可可制品、巧克力和巧克力制品、糖果、焙烤食品、膨化食品，但不包括婴幼儿食品。

（二）左旋肉碱

肉碱，又称肉毒碱，是一种具有多种生理功能的类氨基酸化合物。从化学结构上来讲，肉碱具有旋光性，分为左旋和右旋，是同分异构体，其中左旋肉碱具有生物学活性，而右旋肉碱无生物学活性，是左旋肉碱的竞争性抑制剂。迄今为止，在自然界只发现了左旋肉碱，右旋肉碱可通过化学合成方法获得。

1. 生物学作用

（1）脂肪酸代谢的载体　左旋肉碱作为载体以脂酰肉碱的形式将长链脂肪酸从线粒体膜外运转至膜内，促进脂肪酸的β-氧化和三羧酸循环，产生三磷酸腺苷，为机体代谢活动提供能量。

（2）婴儿的必需营养物质　婴儿机体合成左旋肉碱的速度平均仅为成人的20%，且体内储存量很低。婴儿发育较快，需要大量的能量与脂肪，左旋肉碱的需要量也增加，膳食左旋肉碱缺乏会影响婴儿对脂肪的利用，引起严重的代谢紊乱。最终导致婴儿发育不良，肌肉乏力，感觉迟钝等。左旋肉碱是婴儿的条件必需营养物质，足月婴儿可通过母乳摄取足够的左旋肉碱满足其代谢需要，而早产儿的体内及初乳中左旋肉碱水平均较低，需要额外补充左旋肉碱。

（3）对许多慢性病有益　许多慢性病如心脏病、高脂血症、肾病、肝硬化、营养不良等人群体内左旋肉碱水平低下。对这些病人左旋肉碱能改善病症。

2．过量危害

动物毒理试验和致突变性研究均显示即使很高剂量的左旋肉碱也没有对生物产生遗传毒性、生殖毒性和致突变作用。人类的研究显示，过多的补充左旋肉碱可引起体臭、胃肠不适，甚至引起恶心、呕吐、腹部绞痛、腹泻。

3．膳食摄入量

不同人群左旋肉碱摄入量受不同膳食模式、饮食习惯、个体营养状况的影响。成人食用混合膳食每日可获得60～180毫克的左旋肉碱，素食者可得到10～12毫克的左旋肉碱。我国目前没有左旋肉碱的特定建议值（SPL），也没有提出可耐受最高摄入量（UL）。

4．主要食物来源

左旋肉碱在畜肉、禽肉、鱼和乳制品中含量较高，谷类含量较少。一般来说，肉越红，肉碱含量越高。

（三）氨基葡萄糖

氨基葡萄糖俗称氨基糖，又称葡萄糖胺。

1．生物学作用

（1）维持关节软骨的正常功能　氨基葡萄糖是软骨组织的主要组成成分，以氨基聚糖聚合物的形式存在，具有渗透性，可吸纳水分，使软骨膨胀以抵抗软骨所受的压缩力。氨基葡萄糖聚合物含量不足，可破坏软骨的完整性导致骨关节炎。

（2）抗炎、缓解骨关节炎症　氨基葡萄糖能抑制某些炎性因子的合成，起到抗炎或促进合成代谢的作用。

（3）组成透明质酸成分　氨基葡萄糖是透明质酸的组成成分，透明质酸在结缔组织和皮肤中含量丰富，在关节滑膜液、眼球玻璃体和皮下组织基质中存在，有润滑及填充作用。

2．过量危害

从食物中摄取氨基葡萄糖不会出现毒性。人类口服氨基葡萄糖可出现轻微的胃肠道不适，也可发生罕见的不良反应，如胆固醇、血压升高，急性肝损伤。有些氨基葡萄糖来源于甲壳类生物，有哮喘患者病情加重的个案报道。有些硫酸氨基葡萄糖制剂含有高浓度的钠盐或钾盐，可能给限制摄入钠或钾的人群带来其他不良反应。

3．膳食摄入量

日常饮食中，氨基葡萄糖的摄入量极微甚至没有，主要以膳食补充剂的形式摄入。中国健康人体内本底氨基葡萄糖浓度为每升（4.2±2.5）微克。对关节运动损伤和骨关节炎成年人，硫酸氨基葡萄糖或盐酸氨基葡萄糖的特定建议值（SPL）为每天1500毫克，氨基葡萄糖为每天1000毫克。我国目前没有制定氨基葡萄糖的可耐受最高摄入量（UL）。

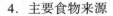

4. 主要食物来源

大部分的氨基葡萄糖由虾、龙虾和螃蟹的外壳加工制备，也可以从微生物中提取。壳聚糖或甲壳素是自然界第二大丰富的生物聚合物，据估计每年的生物合成量超过10亿吨。分布十分广泛，主要存在于海洋生物，如环节动物、软体动物、腔肠动物、甲壳动物、龙虾、蟹、小虾、对虾以及微生物中。在菇类的骨架部分也存在丰富的N–几丁质或壳聚糖，在4.35%～9.66%干物质之间。

| 同步练习 |

一、判断题

1. 女性体内脂肪较多，故水含量不如男性高。（　　）

2. 胖子比瘦子体内水含量高。（　　）

3. 饮水对人的健康非常重要，饮水不会出现水中毒。（　　）

4. 体内水的来源包括饮水和食物中的水两部分。（　　）

5. 如果发现口渴，实际上你的体内已出现轻度脱水状况。（　　）

6. 食物中的生物活性成分是维持机体生长发育所必需的营养物质。（　　）

7. 由于番茄红素完全无毒，因此未制定特定建议值和可耐受最高摄入量。（　　）

8. 从化学结构来看，植物固醇与胆固醇的区别是植物固醇增加了一个侧链。（　　）

9. 异硫氰酸盐大多以硫苷的形式存在于多种十字花科类蔬菜中，硫苷有一定的致甲状腺肿作用。（　　）

10. γ-氨基丁酸可以舒缓血管和降血压。（　　）

二、填空题

1. _____渗性脱水以电解质流失为主，水的流失较少。

2. 较为常见的是_____渗性脱水是水和电解质按比例流失，体液渗透压不变。

3. 中国营养学会2013年提出的成年人每天饮水的适宜摄入量（AI）为_____升。

4. 来自植物性食物的生物活性成分有时也称为_____。

5. _____又称茶单宁、儿茶酚，是茶叶中黄烷醇类物质的总称。

6. _____是白藜芦醇的主要饮食来源。

7. 叶黄素的食物来源广泛，主要存在于植物性食物中，在_____中含量较高，并且易于分离纯化。

8. _____是一种广泛存在于动物、植物和微生物体内的非蛋白质氨基酸。

9. 肉碱，又称肉毒碱，是一种具有多种生理功能的类氨基酸化合物。在自然界只发现了_____肉碱。

10. 维持关节软骨的正常功能、抗炎缓解骨关节炎症、组成透明质酸成分的动物性生物活性物质是_____。

三、单项选择题

1. 断食至所有体脂和组织蛋白质耗尽50%时，才会死亡；而断水至失去全身水分
（　　）%就可能死亡。可见水对于生命的重要性。

    A. 5   B. 10   C. 15   D. 20

2. 高渗性脱水的特点是（　　）。

    A. 以水的流失为主，电解质流失较少   B. 以电解质流失为主，水的流失较少

    C. 水和电解质按比例流失   D. 水和电解质流失都较多

3. 儿茶素类化合物中的（　　）含量最高。

    A. 儿茶素   B. 表儿茶素

    C. 表儿茶素没食子酸酯   D. 表没食子儿茶素没食子酸酯

4. （　　）中的儿茶素类化合物种类较全、含量最高。

    A. 绿茶   B. 红茶   C. 青茶   D. 黑茶

5. 血小板的聚集可导致病理性血栓的形成，还与动脉粥样硬化、冠心病以及急性心
肌梗死相关。（　　）可抑制血小板凝集。

    A. 姜黄素   B. 番茄红素   C. 叶黄素   D. 白藜芦醇

6. （　　）摄入对前列腺癌具有保护作用。

    A. 姜黄素   B. 番茄红素   C. 叶黄素   D. 白藜芦醇

7. （　　）属于实质无毒食品，因此未制定特定建议值和可耐受最高摄入量。

    A. 叶黄素   B. 番茄红素   C. 姜黄素   D. 大豆异黄酮

8. 自然界中存在的异硫氰酸盐大多以硫代葡萄糖苷（简称硫苷）的形式存在于多种
（　　）类蔬菜中。

    A. 菊科   B. 豆科   C. 百合科   D. 十字花科

9. 高剂量（　　）还可能降低血糖，这对糖尿病患者虽是有利的，但需要密切监测血
糖水平。

    A. 异硫氰酸盐   B. 硫辛酸   C. 大蒜素   D. 硫苷

10. 不同烹调方法对大蒜素保留量的影响主次顺序为（　　）。

    A. 微波加热<水煮<蒸制<油炸   B. 水煮<微波加热<蒸制<油炸

    C. 水煮<蒸制微波加热<<油炸   D. 油炸<蒸制<水煮<微波加热

四、多项选择题

1. 体内水的排出有（　　）几种形式。

    A. 肾排泄   B. 肺排泄   C. 皮肤排泄

    D. 消化道排泄   E. 呕吐

2. 喝水时最理想的饮用水是（   ）。

    A. 矿泉水   B. 纯净水   C. 白开水

    D. 淡茶水   E. 果汁

3. 具有抗氧化性的植物化学物有（   ）。

    A. 儿茶素   B. 大豆异黄酮   C. 姜黄素

    D. 白藜芦醇   E. 番茄红素

4. 大豆异黄酮的生物学作用有（   ）。

    A. 雌激素样活性   B. 抗氧化作用   C. 改善绝经后骨质疏松

    D. 降低乳腺癌的发病风险   E. 防治心血管疾病

5. （   ）富含姜黄素，是姜黄素的主要食物来源。

    A. 姜   B. 姜黄   C. 芥末

    D. 胡萝卜   E. 黄瓜

6. 富含 γ-氨基丁酸的食品有：龙眼、绿茶、菠菜、山药、番茄、马铃薯、南瓜、动物肝脏、（   ）。

    A. 龙眼   B. 绿茶   C. 菠菜

    D. 动物肝脏   E. 朝鲜泡菜

7. 左旋肉碱的生物学作用有（   ）。

    A. 脂肪酸代谢的载体   B. 对许多慢性病有益   C. 婴儿的必需营养物质

    D. 调节血压   E. 调节神经

8. 氨基葡萄糖的主要食物来源有（   ）。

    A. 虾的外壳加工制备   B. 螃蟹的外壳加工制备   C. 微生物提取

    D. 藻类的叶片   E. 菇类的骨架

五、简答题

1. 简述水的生理功能。

2. 植物化学物具有多种生理作用，主要表现在哪几个方面？

3. 大蒜素的生物学作用有哪些？

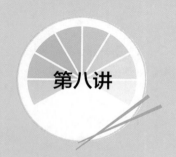

第八讲　动物性食物营养价值

第一节　食材营养价值评价

　　食材的营养价值是指食材中所含各类营养素和能量满足人体营养需要的程度，其营养价值的高低不仅取决于食物中所含营养素种类数量和比例是否合适，还与在人体中被消化利用的程度有关。因此，理想的营养价值高的食材是含有人体必需的营养素和热能，营养素的种类、数量、组成比例等都符合人体的需要，并能被人体消化吸收的食材。用这一标准去衡量烹饪食材和天然存在的食物，就可以发现，除了母乳对于6个月内的婴儿是属于营养价值全面的食物外，自然界还没有任何一种食物能达到这一要求。从食材营养素分析和研究的结果看，自然界中生长的各种烹饪食材，在营养素的含量和分布上有各自的特点；并且即使是同一种食材，由于不同的品系、产地、种植条件、使用肥料、收获时间、贮存条件以及不同的加工方法等，也会影响到烹饪食材的营养素组成和含量。

　　对食材营养价值的评价，第一，要全面了解食材中营养素的组成与含量的特点，以便最大限度地利用食物资源，开发利用新的食物资源；第二，了解食材在收获、加工、贮存等过程中可能存在的影响食材营养价值的因素，以便于在烹饪过程中对食物的质量进行控制，提高食物的营养价值；第三，指导科学配膳，使烹饪食材的选择与搭配更加合理。

一、食物营养价值的相对性

食物的营养价值是相对的，主要体现在以下几个方面。

（一）没有完美无缺的食物

几乎所有的天然食物都含有人体所需的一种以上的营养素。除了6个月内婴儿喂养的母乳之外，没有一种天然食品的营养价值全面到足以满足人体的全部营养需要。例如，牛奶虽然是一种营养价值相当高的食物，但其中铁的含量和利用率都较低；胡萝卜也是公认具有营养价值的蔬菜，但其蛋白质含量很低。鸡蛋的营养可能是我们所食用的食物中的营养最为均衡的，铁的含量并不低，但却吸收困难。

（二）一种食物的营养素含量不是绝对的

不仅不同种食物中能量和营养素的含量不同，即便是同一种食物，其不同品种、不同部位、不同产地、不同成熟程度、不同栽培方式之间也有相当大的差别。因此，食物成分表中的营养素含量只是这种食物的一个代表值。

食物的营养价值也受储存、加工和烹调的影响。有些食物经加工精制后会损失原有的营养成分，也有些食物经过加工烹调提高了营养素的吸收利用率，或经过营养强化、营养调配而改善了营养价值。

（三）食物营养的评价会随着膳食模式的改变而变化

通常被称为"营养价值高"的食物，往往是指多数人容易缺乏的那些营养素含量较高，或多种营养素都比较丰富的那些食物。随着经济的发展和膳食模式的变化，人们所缺乏和过剩的营养素随之变化，因而，对食物营养价值的评价也会因膳食模式的变迁而变化。对脂肪含量的评价是一个典型的例子。在缺少食物的年代，农耕民族的膳食中缺乏脂肪，脂肪成为人们追求的目标。改革开放后，中国人的膳食结构发生了巨大的变化，限制脂肪的摄入成为重要的任务。

（四）食物的营养价值与人的生理状态有关

食物本身并没有改变，但人体对它的需求却可能发生变化。不同生理状态的人，对各种营养素的需求也有所不同。对于某种营养素存在缺乏的人，提供这种营养素丰富的食品可以很好地改善其健康状态；而对这种营养素已经过剩的人，或因为某些疾病原因需要限制这种营养素的人来说，同样一种食品可能会对健康造成损害。

二、食材营养价值评价

食物因所含有的能量和营养素的种类和数量能满足人体生理需要的不同，其营养价值也不同。另外，食物在生产、加工和烹饪过程中其营养素含量也会发生变化，从而改变其营养价值。对食物营养价值进行评价对合理安排膳食具有重要意义。

（一）食材的分类

食材分类的方法有多种，可以根据食材的商品特点分类，也可以根据食材的烹饪特性分类。根据食材营养素组成分类是常用一种分类方法。最新出版的《中国食物成分表（第2版）》将食材和部分食物成品细分为：谷类及制品，薯类、淀粉及制品，干豆类及制品，禽肉类及制品，婴幼儿食品，小吃甜饼等21种。结合食材在加工过程中的特点和营养素的分布特点，这里将食材分为四类。

（1）动物性食材及其制品包括畜肉类及制品，禽肉类及制品，乳类及制品，蛋类及制品，鱼虾蟹贝类等。

（2）植物性食材及其制品包括谷类及其制品，豆类及其制品，薯类及其制品，蔬菜类及制品，菌藻类，水果类及制品，坚果、种子类等。

（3）调味品包括含酒精饮料，糖，果脯和蜜饯，蜂蜜，油脂类、酱类制品等。

（4）其他包括婴幼儿食品，速食食品，饮料类等。

不同类别的食材营养特点不同，同类的食材营养特点较为接近。

（二）食材中营养素的种类及含量

食材的营养价值是指食物中所含营养素和能量满足人体营养需要的程度。因此，它主要从两个方面进行评价，即食材营养素的组成与含量，以及营养素被人体消化吸收的程度。

食物中所提供的营养素的种类和营养素的相对含量，越接近于人体需要或组成，该食物的营养价值就越高。食物所含营养素不全或某些营养素含量很低，或者营养素相互之间的比例不当，或者不易被人体消化吸收，从而影响食物的营养价值，如谷类食物蛋白质中缺乏赖氨酸，从而使谷类蛋白质的营养价值与肉类比较相对较低。

1. 食材营养素的种类

食材营养素的种类是指食材中营养素的组成成分。食材中营养素的种类越多，可以提供给人体的营养素种类就越多，营养价值就越高。例如，动物的肝脏，可以提供给人体的营养素有蛋白质、脂类、碳水化合物、铁、锌、硒、维生素A、维生素D、B族维生素等，营养素的种类比较多；而食用油脂内所含的营养素主要为甘油三酯，营养素的种类单调，属于纯热能性营养素，其营养价值低于动物肝脏。

2. 食材营养素的含量

这也是评价其营养价值的重要指标。尽管食物品种、部位、产地、成熟程度会影响食物中营养素的种类和含量，在实际工作中，我们可以通过检索《中国食物成分表（第2版）》来比较不同来源的食材营养素的含量。食物成分表中的食材营养素含量通常都是指100克可食部分食物的含量。

三、营养质量指数

在评价某种食物的营养价值时，所含营养素的质与量同样重要。食物质的优劣可体现在所含营养素被人体消化吸收利用的程度，消化吸收率和利用率越高，其营养价值就越高。如同等重量的蛋白质，因其所含必需氨基酸的种类、数量、比值不同，其促进机体生长发育的效果就会有差别。

营养质量指数（INQ）是常用的评价食物营养价值的指标，是在营养素密度的基础上提出来的。

（一）营养素密度

如果食材中某种营养素的含量比较高，也可以称为这种食材的某种营养素的密度比较高。营养素密度可以用以下公式进行计算：

$$营养素密度 = \frac{食材中某营养素的含量}{该营养素的参考摄入量} \times 100\%$$

（二）能量密度

如果食材中能量的含量比较高，也可以称为这种食材的能量密度比较高。能量密度可以用以下公式进行计算：

$$能量密度 = \frac{食材中能量的含量}{能量的参考摄入量} \times 100\%$$

在实际生活中，很多食材，特别是直接从农贸市场采购的食材，有不可食的部分，如猪排去掉骨头，青菜去掉黄叶等，如果要测算市售食材的营养素含量，那就要根据可食部占市售食材的比例进行换算。

（三）营养质量指数（INQ）

营养质量指数（INQ）是在营养素密度的基础上提出来的。INQ值可以进一步判断该食材营养质量的高低。

$$INQ = \frac{营养素密度}{能量密度} = \frac{食材中某营养素的含量/该营养素的参考摄入量}{食材中能量的含量/能量的参考摄入量}$$

INQ=1，代表被评价食材提供某营养素的能力与提供能量的能力相当，二者满足人体需要的程度相等，理想的食品应该是各种营养素的INQ值近似于1，即"吃饱了也吃好了"。

INQ＞1，表示被评价食材提供营养素的能力大于提供能量的能力，即虽然营养素的供给足够了，但能量的供给还不能满足需要；

INQ＜1，表示被评价食材提供营养素的能力小于提供能量的能力，长期吃这种食物会导致该营养素的缺乏或能量的过剩。

用此指标进行食材营养价值的评价，可以根据不同人群的需求来分别进行计算。同一食物对成人适合，但对儿童不一定合适；同时，也可以对食材中的营养素进行全面评价。因此，INQ常用作评价食物营养价值的最直观的指标。一般认为属于INQ＞1和INQ＝1的食物营养价值高，INQ＜1的食物营养价值低。INQ的优点在于它可以根据不同人群的需求来分别进行计算，同一食物对不同人的营养价值是不同的。

【例8-1】现以100克鸡蛋为例，根据食物成分表中检索到的营养素含量，并按成年轻体力劳动者营养素推荐摄入量，计算出鸡蛋的INQ值，结果如表8-1。

表 8-1　100 克鸡蛋中主要营养素的 INQ 值

项目	能量/千卡	蛋白质/克	脂肪/克	维生素 B_1/毫克	维生素 B_2/毫克	维生素 C/毫克	钙/毫克	锌/毫克
含量	144	13.3	8.8	0.11	0.27	0	56	1.10
推荐摄入量	2250	65	65	1.4	1.4	100	800	12.5
营养素密度	6.4	20.5	13.5	7.9	19.3	0	7	8.8
INQ		3.2	2.1	1.23	3.02	0	1.09	1.38

由表8-1可见，鸡蛋的几种主要营养素，特别是蛋白质、脂肪和维生素B_2的INQ值比较高，维生素B_1和钙的INQ值大于接近1，而维生素C为0。

【例8-2】以成年男子轻体力劳动的营养素与能量的DRIs计算出鸡蛋、大米、大豆中蛋白质、视黄醇、硫胺素和核黄素的INQ值，见表8-2。

表 8-2　鸡蛋、大米、大豆中几种营养素的 INQ

	能量/千卡	蛋白质/克	维生素 A/μgRE	维生素 B_1/毫克	维生素 B_2/毫克
标准人参考摄入量	2250	65	800	1.4	1.4
鸡蛋100克	144	13.3	234	0.11	0.27
INQ		3.20	4.57	1.23	3.01
大米100克	347	8.0	—	0.22	0.05
INQ		0.80	—	1.02	0.23
大豆100克	359	35.0	37	0.41	0.20
INQ		3.37	0.29	1.84	0.90

第二节　畜禽肉的营养价值

一、畜肉的营养价值

畜类食材主要指猪、牛、羊等畜类动物的肌肉、内脏及制品。畜类食材含有丰富的蛋白质、脂肪、无机盐及脂溶性维生素，但不同的畜类品种，或同一品种的畜类，也会因为生长环境的不同，在营养素的含量和组成上存在比较大的差异。畜类内脏的营养素在组成与含量上与畜类的肌肉有一定的区别，畜类的制品也与食材在营养素的组成与含量上有很大的差异，这与加工方法有很大的关系。

畜类食材的消化吸收率高，饱腹作用强，经过烹调加工可制成美味佳肴，是我国居民喜食的动物性食材。

（一）蛋白质

畜类的肌肉和部分内脏组织，如肝脏、肾脏、心脏等，含有丰富的蛋白质，其含量可达到10%~20%，甚至更高。肌肉组织的蛋白质主要以肌球蛋白、肌红蛋白和球蛋白等形式出现，都属于完全蛋白质。生物学价值在80%左右，氨基酸评分在90%以上。

存在于结缔组织中的蛋白质，如胶原蛋白、弹性蛋白，由于必需氨基酸中色氨酸、酪氨酸、蛋氨酸的含量比较低，属于不完全性蛋白质。主要畜类食材蛋白质的含量见表8-3。

表 8-3　不同品种及部位的畜类食材蛋白质及脂肪含量

单位：克，以每百克可食部计

品种	蛋白质	脂肪	品种	蛋白质	脂肪
猪肉（肋条）	9.3	59.0	牛肉（瘦）	20.2	2.3
猪肉（里脊）	20.2	7.9	牛肉（里脊）	22.2	0.9
猪肚	15.2	5.1	牛肚	14.5	1.6
猪肝	19.3	3.5	羊肉（瘦）	20.5	3.9
猪肾	15.4	3.2	羊肉（后腿）	19.5	3.4
猪脑	10.8	9.8	狗肉	16.8	4.6
猪蹄	22.6	18.8	驴肉（瘦）	21.5	3.2
猪大肠	6.9	18.7	兔肉	19.9	2.2

（二）脂类

畜类食材脂类含量的变化幅度很大，与动物的品种、年龄、饲养方法、饲料的营养素组成、食材取出的部位等有关。畜类脂肪的含量可以在10%~90%的变化幅度范围内，平均在10%~30%。

畜类脂肪的营养价值不高，主要原因是含有较多的饱和脂肪酸。畜类食材的中性脂肪以饱和脂肪酸为主，由硬脂酸、软脂酸和油酸组成，熔点比较高，因而，在一般的温度条件下为固体状态。羊肉中含有的辛酸、壬酸等中链饱和脂肪酸，是羊肉具有特殊膻味的原因。

内脏脂肪的含量因内脏的种类而有所不同。心脏、肾脏等内脏器官的脂肪含量比较低，而某些内脏器官中脂肪的含量则比较高，如猪舌等。

一般情况下，畜类内脏器官中的胆固醇含量高于肌肉组织，特别是大脑组织中胆固醇的含量相当高，每百克大脑中，胆固醇的含量可达到2000～3000毫克；肝脏中的胆固醇含量也比较高，每百克肝脏组织中胆固醇含量可达350～400毫克；其他组织中胆固醇的含量都不高，特别是肌肉组织，猪瘦肉中胆固醇的含量只有70毫克左右；肥肉中胆固醇的含量略高，约为100毫克。目前对胆固醇的摄入量没有限制，控制胆固醇的摄入一般和控制动物性脂肪的摄入联系在一起。

（三）碳水化合物

畜肉食材缺乏碳水化合物，只有很少量的糖原以肝糖原和肌糖原的形式存在于肝脏和肌肉组织中。

（四）矿物质

畜肉中含矿物质1%～2%，是铁、锰、锌、铜、硒等微量元素的重要膳食来源。其中钠和磷含量较高，钾含量则低于蔬菜、水果、豆类、粗粮等植物性食品，钙含量很低。

肉类中的铁以血红素铁的形式存在，生物利用率高，吸收率不受食物中各种干扰物质的影响。畜肉中钙含量很低，例如猪肉的含钙量仅为每百克6毫克左右，而磷含量较高，达每百克120～180毫克。

家畜内脏富含多种矿物质。肝脏、肾脏和脾脏中富含磷和铁，并且铁含量明显高于畜肉，吸收利用率高。肝脏是铁的贮藏器官，含铁量位居各内脏器官之冠，如猪肝中每百克含铁22.6毫克。血液和脾脏也是膳食铁的优质来源。此外，畜肉中锌、铜、硒等微量元素较丰富，且其吸收利用率比植物性食品高。畜血含有多种矿物质，吸收利用率高，尤其是膳食铁的优质来源。

肝脏是铁的贮藏器官，含铁量为各部位之首。

（五）维生素

畜肉含有较多B族维生素，包括维生素B_1、维生素B_2、维生素B_6、维生素B_{12}、烟酸、生物素、叶酸、泛酸、胆碱等，内脏中含有维生素A、维生素D、维生素E，但维生素C含量甚微。

一般来说，畜肉是B族维生素的良好来源，其中瘦猪肉维生素B_1含量较高，达每百克0.54毫克，对于以精白米为主食的膳食是很好的补充。例如，猪腿肉的维生素B_1、维生素B_2和烟酸含量分别为每百克0.53毫克、0.24毫克、4.9毫克。不同家畜肉中维生素B_2含量的差异不大，在每百克0.1～0.2毫克。牛肉中烟酸和叶酸含量较高。

家畜内脏含有多种维生素。其中肝是各种维生素在动物体内的贮藏场所，是维生素A、维生素D、维生素B_2的极好来源，生物素、叶酸、维生素B_{12}等维生素的含量也都不同程度地高于畜肉。羊肝中的维生素A含量高于猪肝，我国中医学很早就懂得用羊肝来治疗因维生素A缺乏引起的夜盲症。除此之外，肝脏中还含有少量维生素C和维生素E。心、肾等内脏的维生素含量均较瘦肉高。

但是，瘦肉中的维生素A、维生素D、维生素E均很少。肥肉中主要成分是脂肪，维生素含量较低。

几种畜肉的矿物质和维生素含量见表8-4。

表 8-4　几种畜肉的矿物质和维生素含量（每百克可食部含）

营养素	钙	铁	锌	硒	视黄醇	硫胺素	核黄素	烟酸
单位	毫克	毫克	毫克	微克	微克	毫克	毫克	毫克
猪肉（肋条）	6	1.0	1.61	3.70	10	0.09	0.04	2.4
猪肉（里脊）	6	1.5	2.30	5.25	5	0.47	0.12	5.2
猪肝	6	22.6	5.78	19.21	4972	0.21	2.08	15.0
猪肾	12	6.1	2.56	111.77	41	0.31	1.14	8.0
牛肉（瘦）	9	2.8	3.71	10.55	6	0.07	0.13	6.3
牛肉（里脊）	3	4.4	6.92	2.76	4	0.05	0.15	7.2
牛肝	4	6.6	5.01	11.99	20220	0.16	1.30	11.9
羊肉（瘦）	9	3.9	6.06	7.18	11	0.15	0.16	5.2
羊肝	8	7.5	3.45	17.68	20972	0.21	1.75	22.1
兔肉	12	2.0	1.30	10.93	26	0.11	0.10	5.8

（六）含氮浸出物

在畜类食材中含有一些含氮浸出物，是使肉汤具有鲜味的主要成分，这些含氮浸出物主要包括：肌肽、肌酸、肌酐、氨基酸、嘌呤等化合物等，成年动物中含氮浸出物的含量高于幼年动物。

二、禽肉的营养价值

禽类食材主要指鸡、鸭、鹅，也包括鸽、鹌鹑、火鸡，有些地方还有饲养的鸵鸟等。蛋白质含量比畜类食材略高些，但脂肪的质量高于畜类脂肪。

（一）蛋白质

禽肉一般含蛋白质16%～20%，都是优质蛋白质。去皮鸡肉和鹌鹑的蛋白质含量比畜肉稍高，为20%左右。鸭、鹅的蛋白质含量分别为16%和18%。一般禽肉较畜肉有较多的柔软结缔组织，且均匀地分布于肌肉组织内，故禽肉较畜肉更细嫩、更容易消化。但生物价与猪肉和牛肉相当。

（二）脂类

禽肉中脂肪含量变化较大，这与品种和饲养方法有关。在各种肉用禽类中，火鸡和鹌鹑的脂肪含量较低，在3%以下；鸡和鸽子的脂肪含量类似，在14%～17%；鸭和鹅的脂肪含量达20%左右。因肥育度的不同，脂肪含量可以有很大的差异。肥育禽类如肥育肉鸡、填鸭等的脂肪含量可达30%~40%。禽类脂肪中不饱和脂肪酸的含量高于畜肉，所含亚油酸占脂肪酸含量的20%。脂肪熔点较低（34~44℃），在室温下呈半固态，因而营养价值高于畜类脂肪。

（三）碳水化合物

禽类含碳水化合物极少。鸡和鸽子含量稍多，每百克可食部分别含有1.3克和1.7克，鸭和鹌鹑含量极少，每百克可食部均为0.2克，鹅肉与火鸡腿几乎不含碳水化合物。

（四）矿物质

与畜肉相比，禽肉中铁、锌、硒等矿物质含量很高，但钙的含量不高。禽类肝脏和血中的铁含量每百克可达10~30毫克，可称为铁的最佳膳食来源。

（五）维生素

禽肉中B族维生素含量丰富，特别是富含烟酸。例如鸡胸脯肉中每百克含烟酸10.8毫克。

肝脏中各种维生素的含量均很高，其含量高于畜类。维生素A、维生素D、维生素B$_2$含量丰富。在禽类的肌肉中还含有一些维生素E，因其抗氧化酸败的作用比畜类要好，在-18℃的冷藏条件下，禽肉可保存一年也不会出现腐败变质的现象（表8-5）。

表8-5　几种禽肉的营养素含量（每百克可食部含）

营养素	蛋白质	脂肪	亚油酸	铁	锌	视黄醇	硫胺素	烟酸
单位	克	克	占脂肪%	毫克	毫克	微克	毫克	毫克
鸡	19.3	9.4	21.5	1.4	1.09	48	0.05	5.6
鸡肝	16.6	4.8	15.5	12.0	2.40	10414	0.33	11.9
鸭	15.5	19.7	18.6	2.2	1.33	52	0.08	4.2
鸭肝	14.5	7.5	9.8	23.1	3.08	1040	0.26	6.9
鹅	17.9	19.9	12.3	3.8	1.36	42	0.07	4.9
鹅肝	15.2	3.4	12.5	7.8	3.56	6100	0.27	—
鸽	16.5	14.2	12.0	3.8	0.82	53	0.06	6.9
鹌鹑	3.1	0.2	25.4	2.3	1.19	40	0.04	6.3

第三节　乳蛋类的营养价值

一、乳类

乳类是指哺乳动物的乳汁，经常食用的是牛奶和羊奶，其中牛奶是人类最普遍食用的乳类。与人乳相比，牛奶的蛋白质含量高，乳糖含量低。乳类经浓缩、发酵等工艺可制成奶制品，如酸奶、乳酪、奶粉等。乳类及其制品含有优质蛋白质、丰富维生素B类以及矿物质等，具有很高的营养价值。乳类及其制品几乎含有人体需要的所有营养素，除维生素C含量较低外，其他营养素含量都比较丰富。

鲜奶中水的含量为87%～90%，固形物为11%～13%。乳和乳制品是人类补充钙的最好来源。

（一）蛋白质

乳类中含有比较丰富的蛋白质。牛乳中的蛋白质含量比较恒定，在3.0%左右；羊奶中的蛋白质含量为1.5%，人乳中蛋白质含量为1.3%。最常食用的牛乳约是人乳蛋白质含量的3倍，而且消化吸收率高达87%～89%，生物学价值可达到89.9%±4.0%，虽然稍低于人乳的91.6%±1.2%，但其必需氨基酸含量及构成比例与鸡蛋相近，利用率高，也是一种优质蛋白质。

牛奶中的蛋白质对于一个初生的婴儿来说含量过高，因而，以牛奶代替母乳喂养的婴儿必须将牛奶稀释1倍以上，以防止消化不良及过多的蛋白质对婴儿的不利影响。人乳更易被婴幼儿消化吸收，且含有更多的由半胱氨酸转化而来的牛磺酸，更适合于婴儿的脑发育。

（二）脂类

牛乳含脂肪3.5%，每100毫升乳中磷脂含量为20～50毫克，胆固醇含量约为13毫克。随饲料的不同、季节的变化，乳中脂类成分略有变化。牛乳的脂肪中，饱和脂肪酸占53.8%，单不饱和脂肪酸占36.3%，多不饱和脂肪酸占7.5%，其中必需脂肪酸中的亚油酸5.3%，亚麻酸占2.1%，脂肪的质量并不高，但因每日饮用量并不多，约300毫升左右，无需特别关注。如不想摄入过多乳脂肪，可选用低脂乳，但可能因缺少脂肪而口味寡淡。

由于牛奶中的低熔点的脂肪酸占35%，故奶油的熔点为28.4～33.3℃，脂肪颗粒多为直径1～10微米的微粒，其表面有一层蛋白质被膜，呈高度分散稳定状态，因而，奶油的消化率为98%；而人乳因为本身含有消化脂肪的酶，其脂肪的消化率接近100%。

（三）碳水化合物

乳类碳水化合物全部是乳糖，其含量为3.4%～7.4%，人乳含量最高，羊乳居中，牛乳最少。乳糖可促进钙等矿物质的吸收，也为婴儿肠道内双歧杆菌的生长所必需，对于幼小动物的生长发育具有特殊的意义。但对于部分不经常饮奶的成年人来说，体内乳糖酶活性过低，大量食用乳及其制品可能引起乳糖不耐症的发生。用固定化乳糖酶将乳糖水解为半乳糖和葡萄糖可以解决乳糖不耐受问题，同时可提高产品的甜度。

人与哺乳动物在出生时体内均含有比较多的乳糖酶，可将乳糖分解为葡萄糖和半乳糖，从而被人体吸收。一部分成年人，尤其是东亚人群，由于成人体内缺乏乳糖酶而使乳糖不能正常分解消化，喝牛奶后会有腹胀、腹痛、排气、腹泻等症状，称为乳糖不耐症。牛奶中的乳糖进入小肠后，应该在乳糖酶的作用下分解为单糖并吸收。但由于乳糖酶的缺乏，乳糖不能完全被分解吸收，就会产生上述症状。对于乳糖不耐受的人，可首选酸奶和低乳糖奶产品；其次就是少量多饮，与其他谷物食物同食，不空腹饮奶。

（四）矿物质

乳类几乎含有婴儿所需要的全部矿物质，其中钙、磷尤其丰富。钙在牛奶中以酪蛋白钙的形式存在，易被人体消化吸收；牛奶中存在的其他一些营养素也有利于钙的消化吸收，特别是各种氨基酸、乳糖、维生素D等，因而，乳类是供给人体钙的最好的食物来源，不但婴儿，青少年、孕妇、乳母、老年人及其他各年龄组的人群都可以常饮牛奶，对改善我国人民钙的缺乏状况有着非常重要的意义。

但乳类中铁的含量并不高，每升牛奶中铁的含量只有2～3毫克，消化吸收率为10%左右，并不是人体铁的最佳食物来源。

（五）维生素

牛奶中含有几乎所有种类的维生素，包括维生素A、维生素D、维生素E、维生素K、各种B族维生素和微量的维生素C，含量差异较大（表8-6）。

牛奶中维生素的含量与许多因素有关，饲料的种类、饲养的方法、日照的时间、乳类加工贮存的方法等都会影响乳中维生素的含量。一般而言，新鲜饲料、放养、夏天的牛奶中的维生素比干饲料、圈养、冬天的牛奶维生素含量更高些。

表8-6　各种鲜乳及酸奶的营养素组成与含量（每百克可食部含）

营养素	人乳	牛乳	酸奶	羊乳
水（克）	87.6	89.8	84.7	88.9
蛋白质（克）	1.3	3.0	2.5	1.5
脂肪（克）	3.4	3.2	2.7	3.5
碳水化合物（克）	7.4	3.4	9.3	5.4
钙（毫克）	30	104	118	82
磷（毫克）	13	73	85	98
铁（毫克）	0.1	0.3	0.4	0.5
锌（毫克）	0.28	0.42	0.53	0.29
维生素A（微克）	11	24	26	84
维生素B_1（毫克）	0.01	0.03	0.03	0.04
维生素B_2（毫克）	0.05	0.14	0.15	0.12
维生素C（毫克）	5	1	1	—

（六）其他奶制品的营养

1. 酸奶

酸奶是在消毒鲜奶中接种乳酸杆菌并使其在控制条件下发酵而制成的。牛奶经乳酸菌发酵后，游离的氨基酸和肽增加，因此更易消化吸收。乳糖减少，使乳糖酶活性低的成人易于接受。维生素A、维生素B_1、维生素B_2等的含量与鲜奶含量相似，但叶酸含量却增加了1倍左右，胆碱也明显增加。此外，酸奶的酸度增加，有利于维生素的保护。乳酸菌进入肠道可抑制一些腐败菌的生长，调整肠道菌相，防止腐败胺类对人体的不良作用。

2. 奶酪

奶酪也称干酪，为一种营养价值很高的发酵乳制品，是在原料乳中加入适当量的乳酸菌发酵剂或凝乳酶，使蛋白质发生凝固，并加盐、压榨排除乳清之后的产品。

奶酪中的蛋白质大部分为酪蛋白，经凝乳酶或酸作用而形成凝块。但也有一部分白蛋白和球蛋白被机械地包含于凝块之中。此外，经过发酵作用，奶酪中还含有肽类、氨基酸和非蛋白氮成分。除少数品种之外，大多数品种的蛋白质中包裹的脂肪成分多，占干酪固形物的45%以上，而脂肪在发酵中的分解产物使干酪具有特殊的风味。奶酪制作过程中大部分乳糖随乳清流失，少量在发酵中起到促进乳酸发酵的作用，对抑制杂菌的繁殖有意义。

奶酪中的钙含量很高，每百克含钙799毫克。奶酪中含有原料乳中的各种维生素，其中脂溶性维生素大多保留在蛋白质凝块中，而水溶性的维生素部分损失，但含量仍不低于原料乳。原料乳中微量的维生素C几乎全部损失。干酪的外皮部分B族维生素含量高于中心部分。

二、蛋类

蛋类包括鸡蛋、鸭蛋、鹅蛋、鹌鹑蛋、鸽蛋等禽蛋及其加工制成的咸蛋、松花蛋等。蛋类的营养素含量不仅丰富，而且质量也很好，是一类蛋白质、脂肪以及各种微量营养素含量丰富、营养价值较高的食品。

蛋的微量营养成分受到禽类品种、饲料、季节等多方面因素的影响，但蛋中宏量营养素含量总体上基本稳定，各种蛋的营养成分有共同之处。

（一）蛋白质

全鸡蛋蛋白质的含量为12%左右，蛋清中略低，蛋黄中较高，加工成咸蛋或松花蛋后，略有提高。鸭蛋、鹅蛋和鹌鹑蛋的蛋白质含量与鸡蛋类似。

鸡蛋蛋白质氨基酸组成与人体需要最接近，因此生物价也最高，达94。蛋白质中赖氨酸和蛋氨酸含量较高，和谷类和豆类食物混合食用，可弥补其赖氨酸或蛋氨酸的不足。蛋类蛋白质中还富含半胱氨酸，加热过度使半胱氨酸部分分解产生硫化氢，与蛋黄中的铁结合可形成黑色的硫化铁。煮蛋中蛋黄表面的青黑色和鹌鹑蛋罐头的黑色物质即来源于此。

在生鸡蛋蛋清中，含有抗生物素蛋白和抗胰蛋白酶。抗生物素蛋白能与生物素在肠道内结合，影响生物素的吸收，食用者可引起食欲不振、全身无力、毛发脱落、皮肤发黄、肌肉疼痛等生物素缺乏的症状；抗胰蛋白酶能抑制胰蛋白酶的活力，妨碍蛋白质消化吸收，故不可生食蛋清。烹调加热可破坏这两种物质，消除它们的不良影响。但是蛋不宜过度加热，否则会使蛋白质过分凝固，甚至变硬变韧，形成硬块，反而影响食欲及消化吸收。

（二）脂类

蛋清中含脂肪极少，98%的脂肪存在于蛋黄中。蛋黄中的脂肪几乎全部以与蛋白质结合的良好乳化形式存在，因而消化吸收率高。

鸡蛋黄中脂肪含量为28%～33%，其中中性脂肪含量占62%～65%，磷脂占30%～33%，固醇占4%～5%，还有微量脑苷脂类。蛋黄中性脂肪的脂肪酸中，以单不饱和脂肪酸油酸含量最为丰富，约占50%左右，亚油酸约占10%，其余主要是硬脂酸、棕榈酸和棕榈油酸，含微量的花生四烯酸。

蛋黄中还含有丰富的卵磷脂，对心血管疾病有防治作用，对婴幼儿脑发育有保护作用。

蛋中胆固醇含量极高，主要集中在蛋黄，其中鹅蛋黄含量最高，每100克达1696毫克，其次是鸭蛋黄，鸡蛋黄略低，但每100克也达1510毫克；全蛋每百克含量为500～700毫克，其中鹌鹑蛋最低；加工成咸蛋或松花蛋后，胆固醇含量无明显变化；蛋清中不含胆固醇。

（三）碳水化合物

蛋中碳水化合物含量较低，为1%～3%，蛋黄略高于蛋清，加工成咸蛋或松花蛋后有所提高。

（四）矿物质

蛋中的矿物质主要存在于蛋黄部分，蛋清部分含量较低。蛋黄中含矿物质为1.0%～1.5%，其中钙、磷、铁、锌、硒等含量丰富。

蛋中铁含量较高，但由于与蛋黄中的卵黄磷蛋白结合而对铁的吸收具有干扰作用，故而蛋黄中铁的生物利用率较低，仅为3%左右。

（五）维生素

蛋中维生素含量十分丰富，且品种较为完全，包括所有的B族维生素、维生素A、维生素D、维生素E、维生素K和微量的维生素C。其中绝大部分的维生素A、维生素D、维生素E和大部分维生素B_1都存在于蛋黄中。鸭蛋和鹅蛋的维生素含量总体而言高于鸡蛋，每百克鸭蛋黄、鹅蛋黄中的维生素A含量高达1500微克。此外，蛋中的维生素含量受到禽类品种、季节和饲料中维生素含量的影响（表8-7）。

表8-7 几种禽蛋的营养素含量（每百克可食部含）

营养素	水分	蛋白质	脂肪	糖类	钙	铁	视黄醇	硫胺素
单位	克	克	克	克	毫克	毫克	微克	毫克
鸡蛋	74.1	13.3	8.8	2.8	56	2.0	234	0.11
鸡蛋白	84.4	11.6	0.1	3.1	9	1.6	Tr	0.04
鸡蛋黄	51.5	15.2	28.2	3.4	112	6.5	438	0.33
土鸡蛋	72.6	14.4	6.4	5.6	76	1.7	199	0.12
鸭蛋	70.3	12.6	13.0	3.1	62	2.9	261	0.17
鹅蛋	69.3	11.1	15.6	2.8	34	4.1	192	0.08
鹌鹑蛋	73.0	12.8	11.1	2.1	47	3.2	337	0.11

第四节 水产品的营养价值

水产品是指由水域中人工捕捞、获取的水产资源，如鱼类、软体类、甲壳类、海兽类和藻类等动植物。其中可供人类食用的水产资源加工而成的食品，称为水产食品。水产类食物是蛋白质、矿物质和维生素的良好来源。

一、鱼类

按照鱼类生活的环境，可以把鱼分为海水鱼（如鲱鱼、鳕鱼、狭鳕鱼等）和淡水鱼（如鲤鱼、鲑鱼等）；根据生活的海水深度，海水鱼又可以分为深水鱼和浅水鱼。

（一）蛋白质

鱼类蛋白质含量为15%～22%，平均为18%左右，其中鲨鱼、青鱼等含量较高，在20%以上。鱼类蛋白质的氨基酸组成较平衡，与人体需要接近，利用率较高，生物价可达85%～90%，其中多数鱼类缬氨酸含量偏低。

除了蛋白质外，鱼还含有较多的其他含氮化合物，主要有游离氨基酸、肽、胺类、胍、季铵类化合物、嘌呤类和脲等。

（二）脂类

脂肪含量为1%～10%，平均为5%左右，呈不均匀分布，主要存在于皮下和脏器周围，肌肉组织中含量甚少。不同鱼种含脂肪量有较大差异，如鳕鱼含脂肪在1%以下，而河鳗脂肪含量高达10.8%。

鱼类脂肪多由不饱和脂肪酸组成，一般占60%以上，熔点较低，通常呈液态，消化率为95%左右。不饱和脂肪酸的碳链较长，其碳原子数多在14～22个，不饱和双键

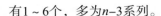

有1~6个，多为n-3系列。

鱼类中的n-3不饱和脂肪酸存在于鱼油中，主要是二十碳五烯酸（EPA）和二十二碳六烯酸（DHA）。EPA与DHA可以在动物体内由亚麻酸转化而来，但是非常缓慢。而在一些海水鱼类和藻类中却可以大量转化。EPA具有抑制血小板形成作用；EPA与DHA不仅可以降低低密度脂蛋白、升高高密度脂蛋白，还具有抗癌作用。

（三）碳水化合物

鱼类的碳水化合物含量较低，约为1.5%。有些鱼不含碳水化合物，如鲳鱼、鲢鱼、银鱼等。碳水化合物的主要存在形式为糖原。鱼类肌肉中的糖原含量与其致死方式有关，捕后即杀者糖原含量最高；挣扎疲劳后死去的鱼类，体内糖原消耗严重，含量降低。除了糖原之外，鱼体内还含有黏多糖类。这些黏多糖类按有无硫酸基分为硫酸化多糖和非硫酸化多糖，前者如硫酸软骨素、硫酸乙酰肝素、硫酸角质素，后者如透明质酸、软骨素等。

（四）矿物质

鱼类矿物质含量为1%~2%，其中硒和锌的含量丰富，此外，钙、钠、氯、钾、镁等含量也较多。海产鱼类富含碘，有的海产鱼含碘量500~1000微克/千克，而淡水鱼含碘量仅为50~400微克/千克。

（五）维生素

鱼肉含有一定数量的维生素A和维生素D，维生素B_2、烟酸等的含量也较高，而维生素C含量则很低。一些生鱼制品中含有硫胺素酶和催化维生素B_1降解的蛋白质，因此大量食用生鱼可能造成维生素B_1的缺乏。鱼油和鱼肝油是维生素A和维生素D的重要来源，也是维生素E（生育酚）的来源。

二、软体动物类

软体动物按其形态不同，可以分为双壳类软体动物和无壳类软体动物两大类。双壳类软体动物包括蛤类、牡蛎、贻贝、扇贝等；无壳类软体动物包括章鱼、乌贼等。

（一）蛋白质

软体动物蛋白质含量多数在15%左右，其中螺蛳、河蚬、蛏子等较低，为7%左右，河蟹、对虾、章鱼等较高，在17%以上。蛋白质中含有全部必需的氨基酸，其中酪氨酸和色氨酸的含量比牛肉和鱼肉高。在贝类肉中还含有丰富的牛磺酸，其含量普遍高于鱼类，尤以海螺、毛蚶和杂色蛤为最高，每百克新鲜可食部中含有500~900毫克。

（二）脂类

软体动物类的脂肪含量较低。脂肪含量平均为1%左右，其中蟹、河虾等较高，在2%左右，其他多在1%以下。

（三）碳水化合物

软体动物类的碳水化合物含量较低。碳水化合物平均为3.5%左右，其中海蜇、鲍鱼、牡蛎、螺蛳等较高，为6%～7%，其他多数在3%以下。

（四）矿物质

矿物质含量多在1.0%～1.5%，其中钙、钾、钠、铁、锌、硒、铜等含量丰富。钙的含量多在150毫克/100克以上，其中河虾高达325毫克/100克，钾的含量多在200毫克/100克左右，在墨鱼中可达400毫克/100克。微量元素以硒的含量最为丰富，如海虾、海蟹、牡蛎、贻贝、海参等，每百克的含量都超过50微克，在牡蛎中高达86.64微克；铁的含量以鲍鱼、河蚌、田螺为最高，可达19毫克/100克以上。在河蚌中还含有丰富的锰，高达59.61毫克/100克。

（五）维生素

维生素含量与鱼类相似，有些含有较多的维生素A、烟酸和维生素E。在河蟹和河蚌中含有较多的维生素A，在泥蚶、扇贝和贻贝中含有较多的维生素E，维生素B_1的含量与鱼类相似，普遍较低。

（六）呈味物质

水产动物的肉质一般都非常鲜美，这与其中所含的一些呈味物质有关。鱼类和甲壳类的呈味物质主要是游离的氨基酸、核苷酸等；软体类动物（如乌贼类）中一部分的呈味物质也是氨基酸，尤其是含量丰富的甘氨酸。贝类的主要呈味成分为琥珀酸及其钠盐。琥珀酸在贝类中含量很高，干贝中达0.14%、螺为0.07%、牡蛎为0.05%。此外，一些氨基酸如谷氨酸、甘氨酸、精氨酸、牛磺酸以及腺苷、钠、钾及氯等也为其呈味成分。

同步练习 ✎

一、判断题

1. 食材的营养价值是指食材中所含各类营养素和能量满足人体营养需要的程度。（　　）

2. 除了6个月内婴儿喂养的母乳之外，没有一种天然食品的营养价值全面到足以满足人体的全部营养需要。（　　）

3. 同一种食物，虽然品种、部位、产地、成熟程度、栽培方式不同，所含营养素的种类和数量相差甚小，可以忽略不计。（　　）

4. 食物加工只会降低食物的营养成分，不会提高营养素的吸收利用率。（　　）

5. 对食物营养的评价是一贯的，不会随着膳食模式的改变而变化。（　　）

6. 一种食品对某一部分人来说可以很好地改善其健康状态；而对一部分人来说，同样一种食品可能会对健康造成损害。（　　）

7. 牛乳更易被婴幼儿消化吸收，且含有更多的由半胱氨酸转化而来的牛磺酸，更适合于婴儿的脑发育。（　　）

8. 牛乳脂肪的质量并不高，但因每日饮用量并不多，无需特别关注。（　　）

9. 干酪的中心部分B族维生素含量高于外皮部分。（　　）

10. 鸡蛋中的蛋白质在蛋白中较高，蛋黄中较低。（　　）

二、填空题

1. INQ值可以_____食材营养质量的高低。INQ_____，代表被评价食材提供某营养素的能力与提供能量的能力相当。

2. INQ值可以_____食材营养质量的高低。INQ_____，表示被评价食材提供营养素的能力大于提供能量的能力。

3. INQ值可以_____食材营养质量的高低。INQ_____，表示被评价食材提供营养素的能力小于提供能量的能力。

4. 畜类脂肪的营养价值不高，主要原因是含有较多的_____。

5. 禽类脂肪营养价值高于畜类脂肪，是因为的_____含量高于畜肉，所含亚油酸占脂肪酸含量的20%。

6. 最常食用的牛乳约是人乳蛋白质含量的近_____倍，是一种优质蛋白质。

7. 乳类碳水化合物全部是_____。

8. 蛋中铁含量较高，但由于与蛋黄中的_____结合而对铁的吸收具有干扰作用，故而蛋黄中铁的生物利用率较低，仅为3%左右。

9. 贝类的主要呈味成分为_____及其钠盐。

10. 禽肉中B族维生素含量丰富，特别是富含_____。

三、单项选择题

1. 畜肉的内脏中，含铁量最高的是（　　）。

　　A. 猪肝　　　　　　　B. 猪肾　　　　　　　C. 牛肝　　　　　　　D. 羊肝

2. 畜肉的内脏中，维生素A的含量最高的是（　　）。

　　A. 猪肝　　　　　　　B. 猪肾　　　　　　　C. 牛肝　　　　　　　D. 羊肝

3. 在各种肉用禽类中，脂肪含量从高到低的是（　　）。

　　A. 鸭和鹅，鸡和鸽，火鸡和鹌鹑　　　　　　B. 鸭和鹅，火鸡和鹌鹑，鸡和鸽

　　C. 火鸡和鹌鹑，鸡和鸽，鸭和鹅　　　　　　D. 鸡和鸽，鸭和鹅，火鸡和鹌鹑

4. 乳类是供给人体（　　）的最好的食物来源，不但婴儿，青少年、孕妇、乳母、老
　　年人及其他各年龄组的人群都可以常饮牛奶。

　　A. 钙　　　　　　　　B. 铁　　　　　　　　C. 锌　　　　　　　　D. 硒

5. 牛乳中含有几乎所有种类的维生素，但维生素（　　）极其微量。

　　A. 维生素A　　　　　B. 维生素C　　　　　C. 维生素D　　　　　D. 维生素E

6. （　　）蛋白质氨基酸组成与人体需要最接近，因此生物价也最高，达94。

　　A. 鸡蛋　　　　　　　B. 牛奶　　　　　　　C. 大豆　　　　　　　D. 河虾

7. 多数鱼类（　　）含量偏低。

　　A. 赖氨酸　　　　　　B. 色氨酸　　　　　　C. 蛋氨酸　　　　　　D. 缬氨酸

8. 大量食用生鱼可能造成（　　）的缺乏。

　　A. 维生素B_1　　　　B. 维生素B_2　　　　C. 维生素B_6　　　　D. 维生素B_{12}

9. 软体动物中，微量元素以（　　）的含量最为丰富，如海虾、海蟹、牡蛎、贻贝、
　　海参等，每100克的含量都超过50微克。

　　A. 铁　　　　　　　　B. 锌　　　　　　　　C. 碘　　　　　　　　D. 硒

10. 畜类内脏器官中的胆固醇含量高于肌肉组织，特别是（　　）组织中胆固醇的含量
　　相当高。

　　A. 瘦肉　　　　　　　B. 肥肉　　　　　　　C. 大脑　　　　　　　D. 肝脏

四、多项选择题

1. 营养价值的高低与（　　）有关。

　　A. 食物中所含营养素种类　　　　　　B. 食物中所含营养素数量

　　C. 食物中各种营养素比例　　　　　　D. 食物中营养素的存在部位

　　E. 食物在人体中被消化利用的程度

2. 含有丰富的优质蛋白质的食物有（　　）。

    A. 畜禽肉   B. 鱼肉   C. 乳蛋

    D. 大豆   E. 谷物

3. 羊肉中含有的（　　）等中链饱和脂肪酸，是羊肉具有特殊膻味的原因。

    A. 辛酸   B. 壬酸   C. 棕榈酸

    D. 硬脂酸   E. 花生酸

4. 关于酸奶说法正确的是（　　）。

    A. 酸奶比鲜奶更易消化吸收   B. 酸奶比鲜奶钙含量增加1倍

    C. 酸奶比鲜奶叶酸含量增加1倍   D. 酸奶有利于维生素的保护

    E. 可防止腐败胺类对人体的不良作用

5. 鱼类中的$n-3$不饱和脂肪酸存在于鱼油中，主要是（　　）。

    A. 亚油酸   B. α-亚麻酸   C. 花生四烯酸

    D. E PA   E. D HA

6. 由半胱氨酸转化而来的牛磺酸，在（　　）含量较高，更适合于婴儿的脑发育。

    A. 人乳   B. 牛乳   C. 鸡蛋

    D. 虾蟹   E. 贝类

五、简答题

1. 怎样理解食物营养价值的相对性？

2. 何谓乳糖不耐症？

3. 简述奶酪的营养价值。

六、计算题

1. 每百克鸡蛋（可食部）含能量144千卡，硫胺素0.11毫克。一个从事轻体力劳动的青年人需硫胺素的参考摄入量为每天1.4毫克。计算鸡蛋中硫胺素的INQ。

2. 每百克大豆（可食部）含能量390千卡，钙191毫克。孕中期妇女每天能量的需要量2400千卡，钙的推荐摄入量为1000毫克。计算大豆中钙的INQ。

第九讲　植物性食物营养价值

植物性食物主要包括粮食、蔬菜、果品等。粮食中可分为谷类、薯类、豆类；蔬菜中可分为一般蔬菜和菌藻类蔬菜；果品可分为水果和干果等。植物性食物多富含碳水化合物、维生素和矿物质，是人类获取能量、营养素和植物有效成分的主要来源。因品种、生长地区、环境与条件等不同，每类食物的营养素含量和质量特点各不相同，了解它们各自的营养价值，就可从中合理选择、合理利用，组成平衡膳食。

第一节　粮食的营养价值

粮食包括谷类、豆类、薯类等。其共同的营养特征是：含有一定量的蛋白质，以淀粉为代表的碳水化合物含量极高，全品是膳食纤维的主要来源之一，维生素和矿物质都较为丰富。

一、谷类

谷类包括大米、小麦、玉米、小米、高粱、莜麦、荞麦等。谷类富含碳水化合物，是人体能量的主要来源，我国人民膳食中以谷类为主，约66%的能量（多来源于碳水化合物）、58%的蛋白质来自谷类。此外，谷类食物还供给较多的B族维生素和矿物质，故谷类在我国人民膳食中占重要地位。

谷粒除形态大小不一样外，其基本结构是相似的，都是由种皮、糊粉层、胚乳和胚芽四部分组成（图9-1）。

种皮：为谷粒的最外层，主要由纤维素、半纤维素等组成，含有一定量的蛋白质、脂肪和维生素，含较多的矿物质。

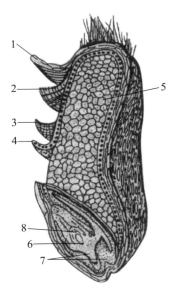

图9-1　谷类籽粒的结构

1，2，3-种皮　4-糊粉层　5-胚乳　6，7，8-胚芽

糊粉层：位于种皮与胚乳之间，由厚壁细胞组成，纤维素含量较多，并含有较多的蛋白质、脂肪、维生素和矿物质，有较高的营养价值。如谷类加工碾磨过细，可使大部分营养素损失掉。

胚乳：是谷类的主要部分，含有大量的淀粉和较多的蛋白质、少量的脂肪和矿物质。

胚芽：位于谷粒的一端，富含蛋白质、脂肪、矿物质、B族维生素和维生素E。谷胚在谷类加工时容易损失。

（一）蛋白质

谷类蛋白质含量一般为7%～15%，其中稻谷中的蛋白质含量低于小麦粉，小麦胚芽含量最高，每100克可达36.4克，莜麦面的蛋白质含量也较一般谷类高。

谷类蛋白质所含的必需氨基酸组成不合理，通常赖氨酸为第一限制性氨基酸，谷类蛋白质生物学价值不及动物性蛋白质。

谷类蛋白质的含量和营养价值虽然不高，但作为主食，普通成年人的消耗量在250～400克，可占每日蛋白质需要量的30%左右，因此，谷类在蛋白质的供给量上有着非常重要的意义。

谷类蛋白质的生物学价值：大米77、小麦67、大麦64、小米57、玉米60、高粱56。

（二）脂类

脂肪含量多数在1%～4%，主要集中在糊粉层和胚芽中，在谷类加工中，易转入糠麸中。谷类脂肪组成主要为不饱和脂肪酸，质量较好。从玉米和小麦胚芽中提取的胚芽油，80%为不饱和脂肪酸，其中亚油酸为60%，具有降低血清胆固醇，防止动脉粥样硬化的作用。

（三）碳水化合物

碳水化合物是谷类的主要成分，主要为淀粉，占70%～80%。淀粉主要集中在胚乳中。谷类淀粉是人类最广泛、最经济的能量来源。

谷类淀粉分为直链淀粉和支链淀粉，两者的比例因品种不同而有差异，并直接影响谷类食物的风味及营养价值，如普通玉米淀粉约含26%的直链淀粉，而糯玉米、黏高粱和糯米淀粉几乎全为支链淀粉。直链淀粉较易溶于水，黏性差，遇碘呈蓝色，容易出现"老化"现象，形成难消化的抗性淀粉。支链淀粉除黏性大，遇碘产生棕色反应，容易"糊化"，提高消化率，其血糖生成指数较直链淀粉大。

种皮中含有丰富的膳食纤维，加工越精细膳食纤维丢失越多，故全谷类食物是膳食纤维的重要来源。

（四）矿物质

谷类含矿物质1.5%～3%，包括钙、磷、钾、钠、镁及一些微量元素，其中小麦胚粉中除铁含量较低外，其他矿物质含量普遍较高；在莜麦粉、荞麦、高粱、小米和大麦中铁的含量较为丰富；在大麦中，锌和硒的含量较高。谷类矿物质与维生素一样，也主要分布在种皮和糊粉层中，消化吸收较差，加工容易损失。

（五）维生素

谷类中的维生素主要以B族维生素为主，如维生素B_1、维生素B_2、烟酸、泛酸、吡哆醇等，其中维生素B_1和烟酸含量较多，是我国居民膳食维生素B_1和烟酸的主要来源，维生素B_2含量普遍较低，在黄色玉米和小米中还含有较多的类胡萝卜素，在小麦胚粉中含有丰富的维生素E。

维生素主要分布在糊粉层和谷胚中，因此，谷类加工越细，上述维生素损失就越多。玉米含烟酸较多，但主要为结合型，不易被人体吸收利用，故以玉米为主食的地区居民容易发生烟酸缺乏病癞皮病，但经加碱加工后可转化为游离型烟酸。维生素E多存在于胚芽中。

（六）植物化学物

谷类含有多种植物化学物，主要存在于种皮部位，包括黄酮类化合物、酚酸类物质、植物固醇、类胡萝卜素、植酸、蛋白酶抑制剂等，含量因不同品种有较大差异，在一些杂粮中含量较高。

二、豆类及其制品

豆类可分为大豆类和除此之外的杂豆类。大豆类按种皮的颜色可分为黄、青、黑、褐和双色等大豆五种。杂豆类包括蚕豆、豌豆、绿豆、赤豆等。豆制品是由大豆（或绿豆）等原料制作的半成品食物，包括豆浆、豆腐、豆腐干等。豆类及其制品富含蛋白质、脂肪、淀粉、矿物质等各类营养素，是我国居民重要的优质蛋白质的来源。

（一）蛋白质

豆类是蛋白质含量较高的食品，为20%～36%；其中大豆类最高，在30%以上；杂豆类，如绿豆、赤小豆、扁豆、豌豆等的蛋白质含量在20%～25%。豆制品蛋白质含量差别较大，高者可达16%～20%，如烤麸、素鸡、豆腐干；低者只有2%左右，如豆浆、豆腐脑。大豆蛋白质中含有人体需要的全部氨基酸，属完全蛋白，也是植物性食物里少有的优质蛋白质，杂豆蛋白质不是优质蛋白质。豆类虽然赖氨酸含量较多，但蛋氨酸含量较少，因此蛋白质的利用率相对较低。与谷类食物混合食用，可较好地发挥蛋白质的互补作用，提高谷类食物蛋白质的利用率，因此豆类食物宜与谷类食物搭配食用。

不同加工和烹调方法，对大豆蛋白质的消化率有明显的影响。整粒熟大豆的蛋白质消化率仅为65.3%，但加工成豆浆后可达84.9%，豆腐可提高到92%～96%。大豆中含有抗胰蛋白酶的因子，它能抑制胰蛋白酶的消化作用，使大豆难以分解为人体可吸收利用的各种氨基酸，经过加热煮熟后，这种因子即被破坏，消化率随之提高，所以大豆及其制品须经充分加热煮熟后再食用。

另外，在大豆、菜豆、芸豆、黄豆、四季豆等豆类食物中，还存在蛋白酶抑制剂，生食大豆会抑制蛋白酶的活性，影响人体对蛋白质的消化和吸收，引起胰腺肿大等不良反应，但通过加热即可破坏蛋白抑制酶的活性。

（二）脂类

豆类脂肪含量以大豆类为高，在15%以上；杂豆类较低，在1%左右，其中绿豆、赤小豆、扁豆在1%以下；豆制品脂肪含量差别较大，豆腐、豆腐干等较高，豆浆、烤麸等较低。

大豆脂肪组成非常好，是理想的烹饪用油。大豆油以不饱和脂肪酸居多，其中油酸占32%～36%，亚油酸占51.7%～57.0%，亚麻酸占2%～10%。由于大豆富含不饱和脂肪酸，所以是高血压、动脉粥样硬化等疾病患者的理想食物。

大豆油中含1.5%左右的磷脂，其中主要是大豆磷脂。

（三）碳水化合物

大豆中含碳水化合物在34%左右。豆制品依据加工方法和水分含量，碳水化合物普遍较低，高者为10%左右，如豆腐干、烤麸；低者在5%以下，豆浆中仅含1%。大豆类碳水化合物组成比较复杂，其中难消化纤维素和低聚糖在15%以上，如棉子糖、水苏糖等，并含有部分可溶性糖类。纤维素和低聚糖在体内较难消化，其中有些在大肠内成为细菌的营养素来源。细菌在肠道内生长繁殖过程中能产生过多的气体而引起肠胀气。

杂豆类碳水化合物主要以淀粉形式存在，碳水化合物含量较大豆高很多，如绿豆、赤小豆、芸豆、蚕豆等含碳水化合物60%以上，还含有少量的糖类，故食有甜味。

豆类中膳食纤维含量较高，特别是豆皮部分，将豆皮经过处理后磨成粉，可作为高纤维用于烘焙食品。食用含纤维的豆类食品可以明显降低血清胆固醇，对冠心病、糖尿病及肠癌也有一定的预防及治疗作用。将提取的豆类纤维加到缺少纤维的食品中，不仅能改善食品的松软性，还有保健作用。

（四）矿物质

豆类矿物质含量在2%～4%，包括钾、钠、钙、镁、铁、锌、硒等。大豆中的矿物质含量略高于杂豆类，在4%左右，杂豆类在2%～3%，豆制品多数在2%以下。与谷类比较，豆类的钙、钾、钠等的含量较高，但微量元素含量略低于谷类。大豆及其制品传统上是中国人摄取钙质重要的来源。

相对而言，大豆类中钙、钾、铁的含量较为丰富，而杂豆类略低。

（五）维生素

豆类含有胡萝卜素、维生素B$_1$、维生素B$_2$、烟酸、维生素E等，相对于谷类而言，豆类的胡萝卜素和维生素E含量较高，但维生素B$_1$含量较低，烟酸含量差别不大。种皮颜色较深的豆类，胡萝卜素含量较高，如黄豆、黑豆、青豆、绿豆等，青豆中胡萝卜素含量可达790微克/100克。

干豆类几乎不含抗坏血酸，但经发芽做成豆芽后，其含量明显提高，如黄豆芽，每百克含有8毫克维生素C。

（六）豆类中的其他成分

大豆中具有很多生物活性物质，如大豆低聚糖，大豆多肽、低聚肽、植物固醇、大豆磷脂、大豆皂苷和大豆异黄酮等。目前，这些非营养素生物活性物质引起极大关注，并广泛用于功能食品开发中。

食材中对营养物质的消化、吸收和利用产生不利影响以及使人和动物产生不良生理反应的物质，统称为抗营养因子。大豆中的抗营养因子如植酸、红细胞凝集素、胀气因子会使人体产生不适。但经过加热处理或其他方法加工后可减少或去除。

三、薯类

常见的薯类有甘薯（又称红薯、白薯、山芋、地瓜等）、马铃薯（又称土豆、洋芋）、木薯（又称树薯、木番薯）、山药（薯蓣）、芋艿（芋头）等。我国居民又常把马铃薯、山药、芋艿当作蔬菜食用。在粮食类食物里，薯类的水分含量高达69%~85%。

（一）蛋白质

与其他粮食类食物相比，鲜薯类食品的蛋白质含量较低，在2%左右。但按照干重计算时，薯类食品的蛋白质含量可与粮食相媲美。例如，马铃薯的粗蛋白质含量平均约为2%，按照80%的水分含量计算，则相当于干重的10%，与大米相当；而甘薯则为1.4%左右，按照72.6%的水分计算，相当于干重的5.2%，略低于粮食。

从蛋白质中的氨基酸组成来看，薯类蛋白质的质量相当于或优于粮食蛋白质。马铃薯蛋白质的氨基酸平衡良好，其中富含赖氨酸和色氨酸，可以与粮食蛋白质发生一定的互补作用。甘薯蛋白质的蛋白质质量与大米相近，而赖氨酸含量高于大米。

（二）脂类

薯类脂肪主要由不饱和脂肪酸组成，脂肪含量通常在0.2%，按干重计算也低于糙米和全麦。但薯类与脂肪结合的能力极强，故而薯类经过油炸的加工品往往含有较高的脂肪，如炸薯条、炸薯片等。薯类与富含油脂的动物原料共同烹调之后，也会大量吸收其中的油脂。

（三）碳水化合物

薯类食品富含淀粉，其淀粉含量达鲜重的8%~30%，达干重的85%以上，超过粮食中的碳水化合物含量。薯类淀粉容易被人体消化吸收，故而可以用做主食。甘薯中含有较多可溶性糖，使其具有甜味。

薯类淀粉粒颗粒大，容易分离，也常被用来提取淀粉或者制作各种淀粉制品。

马铃薯和甘薯均为我国重要的淀粉原料。其中马铃薯淀粉中富含磷酸基团，具有良好的持水性和柔软的口感，故而马铃薯粉被添加于多种加工食品当中，包括糕点、面包、肉制品等当中，用来改善其口感。

薯类中富含膳食纤维，以纤维素为主，特别是甘薯含量最高。薯类中的膳食纤维质地细腻，对肠胃刺激小，但可有效地预防便秘发生。

（四）矿物质

薯类富含矿物质，其中以钾含量最高，其次为磷、钙、镁、硫等。每百克马铃薯干粉中含钾可达1000毫克以上。山药和芋头等含钾也十分丰富。薯类中的镁含量也较高。铁含量较低，但按干重计算可达到与谷类相当的水平，钙含量则高于谷类食品。马铃薯中的磷含量较高，而甘薯中含量较低。

部分地用薯类替代精白米和精白面粉作为主食，有利于改善膳食中的矿物元素平衡，增加钾元素摄入量，对控制血压十分有益。

（五）维生素

薯类中含有除了维生素B_{12}之外的各种B族维生素，以及较为丰富的维生素C，可以在膳食中部分替代蔬菜。例如，马铃薯和甘薯中的维生素C含量每百克可食部均在25毫克左右，与小白菜和白萝卜等蔬菜相当。经常食用薯类时，特别是在蔬菜不足的冬季，它是膳食中维生素C的重要来源之一。由于其中所含淀粉对维生素C具有一定保护作用，薯类食品经蒸制之后，维生素C的损失率较低。

薯类食物中含有一定量的B族维生素，其中维生素B_1含量较高，按干重计算，可达大米的2~3倍。红心甘薯中含有较丰富的胡萝卜素，是膳食中维生素A的补充来源之一。

（六）其他保健成分

薯类中含有多种保健成分。甘薯、山药和芋头中均含有黏蛋白，对预防慢性疾病有一定作用。甘薯和山药中所含的脱氢表雄酮类物质对抗衰老有一定意义。其中还含有皂苷、多糖等生理活性成分，对于预防心脏病、糖尿病等多种慢性疾病均有益处。高血脂和高血糖患者用薯类替代一部分精白米面是有益健康的，不必因为害怕淀粉而远离薯类。

第二节　果品营养价值

果品可分为水果、干果。

一、水果

水果从形态和特征或果树的种类分类可分为仁果、核果、浆果、柑橘类、热带水果、瓜果等。仁果类多指含有果芯小型种子的水果，如苹果、梨、山楂等。核果类多指内果含有木质化的硬核，核中有仁，如桃、李、梅、杏、樱桃等。浆果类多汁、种子小而多，子散布在果肉中，如葡萄、草莓、桑葚、石榴、无花果等。柑橘类很常见，如甜橙、柚子等。瓜果如西瓜、甜瓜、哈密瓜等。热带和亚热带水果或多年生草木，如香蕉、菠萝、芒果、荔枝等。水果与蔬菜一样，是低能量的食物，主要提供维生素和矿物质。

新鲜果品组织中含有大量的水分，一般果品的含水量为70%～90%。果品中的水分以游离水、胶体结合水和化合水三种不同的状态存在。其中游离在果品组织的细胞间隙和液泡中水分占总量的70%～80%。胶体结合水是与果品组织中的蛋白质、多糖类等结合在一起，不能自由流动的水分。化合水是存在于果品化学物质中的水分，一般不会因干燥作用而损失。

（一）蛋白质

水果中含有0.1%～1.5%的含氮物质，其中35%～75%是蛋白质，部分是游离氨基酸，有的还含有一些活性胺类，如多巴胺、去甲肾上腺素、脱氧肾上腺素等。

水果中蛋白质含量多在0.5%～1.0%。因此，水果不是膳食中蛋白质的重要来源，也不宜作为主食。水果中的蛋白质主要为酶蛋白，包括果胶酶类和酚氧化酶。某些水果中含有较丰富的蛋白酶类，如菠萝、木瓜、无花果、猕猴桃等。

（二）脂类

水果的脂肪含量多在0.3%以下，只有鳄梨、榴莲等少数水果脂肪含量达到引起注意的程度。例如，鳄梨含脂肪达10%以上。但这些水果均未成为我国居民经常食用的水果。水果的种仁通常是富含油脂的。

（三）碳水化合物

碳水化合物是果品的主要成分，包括葡萄糖、果糖及蔗糖、淀粉、膳食纤维素、果胶和低聚糖、多聚糖类等。

仁果类、浆果类食物主要含果糖和葡萄糖，核果类食物主要含蔗糖，葡萄糖和果糖次之；柑橘类食物主要含蔗糖。以淀粉多糖为主的有香蕉、苹果、西洋梨等。淀粉在淀粉酶或酸的作用下，会逐步分解后变成葡萄糖，所以含淀粉多的果实经过储藏后其口味会变甜。葡萄中含葡萄糖较多，就命名其为葡萄糖。

水果纤维素和果胶是水果的骨架物质，是细胞壁的主要构成成分。膳食纤维在水果皮层含量最多。水果种类不同，果胶的含量和性质亦有差异，水果中的山楂、柑橘、苹果等含有较多的果胶。纤维素和果胶不能被人体消化吸收，但可促进肠壁蠕动并有助于食物消化及粪便的排出。

（四）矿物质

水果中含有各种矿物质，如钙、磷、铁、硫、镁、钾、钠、碘、铜等，它们大多以硫酸盐、磷酸盐、碳酸盐、有机酸盐和与有机物相结合的状态存在于植物体内，是

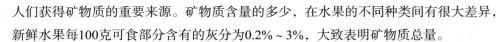

人们获得矿物质的重要来源。矿物质含量的多少，在水果的不同种类间有很大差异，新鲜水果每100克可食部分含有的灰分为0.2%～3%，大致表明矿物质总量。

（五）维生素

水果中含丰富的维生素，是人体所需维生素的重要来源。水果中的维生素种类和含量与水果的种类有关。

一些黄色、红色的水果中含有较多的类胡萝卜素，如芒果、蜜橘、沙棘中胡萝卜素的含量分别为897微克/100克、1660微克/100克、3840微克/100克。维生素C在鲜枣、沙棘中的含量特别高，可达到200～300毫克/100克，其他水果，如山楂和柑橘中含量也比较高，分别为53毫克/100克和28毫克/100克；但仁果类水果中维生素C的含量并不高，苹果、梨、桃、李、杏等水果中的含量一般不超过5～6毫克/100克。

（六）有机酸

水果中因含有多种有机酸而具有酸味，有机酸中柠檬酸、苹果酸、酒石酸含量较多，此外还有少量的苯甲酸、水杨酸、琥珀酸和草酸等。在同一种果实内，往往是数种有机酸同时存在，如苹果中主要是苹果酸，但也含有少量的柠檬酸和草酸等。

（七）其他成分

水果除含有丰富的维生素和矿物质外，尚含有众多生物活性物质，如单宁和多酚类化合物，它不仅影响到食品风味，而且还是影响食品变色的一个重要原因。一般果实未成熟时单宁含量较多，涩味较强。随着果实成熟度的提高，单宁发生一系列变化，使果实的涩味逐渐减少直至消失。水果中的含氮物质种类很多但含量很少，水果中存在着各种糖苷，大多数都具有苦味，其中某些糖苷还具有水果的独特风味。水果中较重要的糖苷有苦杏仁苷、橘皮苷、柚皮苷等。其中苦杏仁苷普遍存在于果实的种子中，以核果类的杏核、扁桃核、李核等含量较多。其他还包括色素物质，主要有叶绿素、类胡萝卜素、花青素以及抗坏血酸氧化酶、葡萄糖氧化酶、过氧化氢酶、淀粉酶、果胶酶、蛋白质分解酶等（表9-1）。

表9-1 水果中营养素含量（每百克可食部）

营养素	糖类	钾	钙	铁	锌	胡萝卜素	核黄素	烟酸	维生素C
单位	克	毫克	毫克	毫克	毫克	微克	毫克	毫克	毫克
菠萝	9.5	113	12	0.6	0.14	200	0.02	0.2	18
柑	11.5	154	35	0.2	0.08	890	0.04	0.4	28
橘	9.9	127	27	0.8	0.22	600	0.02	0.2	11
柠檬	6.2	209	101	0.8	0.65	…	0.02	0.6	22
鸭梨	10.0	77	4	0.9	0.10	10	0.03	0.2	4
苹果	12.3	119	4	0.6	0.19	20	0.02	0.2	4
葡萄	9.9	104	5	0.4	0.18	50	0.02	0.2	25

续表

营养素	糖类	钾	钙	铁	锌	胡萝卜素	核黄素	烟酸	维生素 C
单位	克	毫克	毫克	毫克	毫克	微克	毫克	毫克	毫克
柿	17.1	151	9	0.2	0.08	120	0.02	0.3	30
桃	10.9	166	6	0.8	0.34	20	0.03	0.7	7
香蕉	20.8	256	7	0.4	0.18	60	0.04	0.7	8
枣	28.6	375	22	1.2	1.52	240	0.09	0.9	243
沙棘	25.5	359	104	8.8	1.16	3840	0.21	0.4	204
猕猴桃	14.5	144	27	1.2	0.57	130	0.02	0.3	62
草莓	7.1	131	18	1.8	0.14	30	0.03	0.3	47
西瓜	5.8	87	8	0.3	0.10	450	0.03	0.2	6

二、干果

果实成熟时，果皮呈现干燥的状态，称为干果。干果是以种仁为食用部分，又称果仁。在所食用的干果中，一类是属于油脂和蛋白质含量较高的，如核桃、花生、松子、腰果和杏仁等，称为油质干果；一类是属于油脂和蛋白质含量较低但淀粉含量较高的，如板栗、莲子、银杏等，称为粉质干果。油质干果又称为坚果，其特点是高热量高脂肪，所含脂肪中不饱和脂肪酸的含量较高，同时富含维生素E，对预防营养相关慢性病有益。粉质干果淀粉含量高，脂肪含量低。

大多数坚果可以不经烹调直接食用，但花生、瓜子等一般经炒熟后食用。坚果仁经常制成煎炸、焙烤食品，作为日常零食食用，也是制造糖果和糕点的原料，并用于各种烹调食品的加香。植物油多来自芝麻、葵花籽、花生、胡麻等。多数坚果水分含量低而较耐储藏，但含油坚果的不饱和程度高，易受氧化或滋生霉菌而变质，应当保存于干燥阴凉处，并尽量隔绝空气。

（一）蛋白质

油质干果蛋白质含量多为14%~24%，其中有些蛋白质含量更高，如西瓜子和南瓜子中的蛋白质含量达30%以上。但坚果中有些必需氨基酸相对较低，从而影响蛋白质的生物学价值，如核桃蛋白质蛋氨酸和赖氨酸含量不足。

粉质干果蛋白质含量比油质干果稍低几个百分点，蛋白质质量一般。

（二）脂类

油质干果中油脂含量可高达40%以上，其中松子、杏仁、榛子、葵花籽等达50%以上，坚果类当中的脂肪多为不饱和脂肪酸，富含必需脂肪酸，如常见的核桃脂肪含量为58%以上，其中亚油酸为47%~73%，并富含亚麻酸和油酸；榛子含脂肪50%~66%。坚果的脂肪质量好。

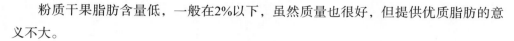

粉质干果脂肪含量低，一般在2%以下，虽然质量也很好，但提供优质脂肪的意义不大。

（三）碳水化合物

油质干果中碳水化合物含量多在20%左右，主要成分是淀粉。

粉质干果碳水化合物含量高，包括栗子、芡实、银杏、莲子等，碳水化合物含量在40%～70%。栗子中含有较多可溶性糖，使其具有甜味。

（四）矿物质

坚果富含钾、镁、磷、钙、铁、锌、硒、铜等矿物质，铁的含量以黑芝麻为最高，硒的含量以腰果为最多，在榛子中含有丰富的锰；坚果中锌的含量普遍较高。

（五）维生素

干果类是维生素E和B族维生素的良好来源（表9-2）。包括维生素B_1、维生素B_2、烟酸和叶酸，黑芝麻中维生素E含量多达50.4毫克/100克；葵花籽仁和花生仁中维生素B_1的含量分别为1.89毫克/100克和0.72毫克/100克，是常见食物中含量较高的；葵花籽仁中维生素B_6的含量高达1.25毫克/100克，核桃仁为0.73毫克/100克。一般鲜果中含有少量维生素C，干果中极少或无。

表9-2　几种干果的营养素含量（每百克可食部）

营养素	蛋白质	脂肪	糖类	钙	铁	锌	胡萝卜素	硫胺素
单位	克	克	克	毫克	毫克	毫克	微克	毫克
干核桃	14.9	58.8	19.1	56	2.7	2.17	30	0.15
炒花生仁	23.9	44.4	25.7	284	6.9	2.82	—	0.12
炒松子	14.1	58.5	21.4	161	5.2	5.49	30	…
腰果	17.3	36.7	41.6	26	4.8	4.30	49	0.27
杏仁	22.5	45.4	23.9	97	2.2	4.30	—	0.08
熟板栗	4.8	1.5	46.0	15	1.7	—	240	0.19
干莲子	17.2	2.0	67.2	97	3.6	2.78	—	0.16
银杏	13.2	1.3	72.6	54	0.2	0.69	—	…

第三节　蔬菜营养价值（上）

蔬菜品类繁多，按其结构及可食部分不同，可分为叶菜类、根茎类、花菜类、瓜茄类、鲜豆类和菌藻类等，蔬菜是非能量型食物，提供能量不多，不能作为能量食物的来源。蔬菜多富含维生素、矿物质和膳食纤维等营养物质，对刺激肠胃蠕动、消化液分泌，促进食欲，调节体内酸碱平衡都有很大作用。蔬菜类食物所含的营养成分因其种类不同，差异较大。

一、叶菜类蔬菜

叶菜类蔬菜主要包括白菜、菠菜、油菜、韭菜、苋菜等。

（一）蛋白质

蛋白质含量较低，一般为1%～2%，因数量较少，质量一般，不能作为补充蛋白质的来源。

（二）脂类

脂肪含量不足1%，因数量较少，不能作为补充脂肪的来源。

（三）碳水化合物

碳水化合物含量为2%～4%，膳食纤维约1.5%。通过叶菜中的碳水化合物补充能量的能力很差，但是是补充膳食纤维的重要来源。

（四）矿物质

矿物质的含量在1%左右，种类较多，包括钾、钠、钙、镁、铁、锌、硒、铜、锰等，是膳食矿物质的主要来源。一些蔬菜如菠菜、空心菜等含有较多草酸，会影响钙、铁等矿物质的吸收和利用，在烹调加工时应加以注意，可以用焯水方法除去大部分草酸，从而提高矿物质的生物利用率。

（五）维生素

叶菜是胡萝卜素、维生素B_2、维生素C的良好来源。绿叶蔬菜和橙色蔬菜营养素含量较为丰富，特别是胡萝卜素的含量较高（表9-3），叶菜类食物维生素C的含量多在35 毫克/100 克左右。维生素B_2含量虽不很丰富，但在我国居民膳食中仍是维生素B_2的主要来源。国内一些营养调查报告表明，维生素B_2缺乏症的发生，往往同食用绿叶蔬菜不足有关。维生素B_1、烟酸和维生素E的含量普遍较谷类和豆类低，与其水分含量高有关。

表9-3 叶菜类维生素和矿物质含量（每百克可食部）

营养素	钾	钠	钙	铁	锌	胡萝卜素	核黄素	烟酸	维生素C
单位	毫克	毫克	毫克	毫克	毫克	微克	毫克	毫克	毫克
白菜	130	89.3	69	0.5	0.21	250	0.07	0.8	47
菠菜	311	85.2	66	2.9	0.85	2920	0.11	0.6	32
韭菜	247	8.1	42	1.6	0.43	1410	0.09	0.8	24
生菜	170	32.8	34	0.9	0.27	1790	0.06	0.4	13
荠菜	262	109.4	89	1.1	0.42	290	0.02	1.8	5
茼蒿	220	161.3	73	2.5	0.35	1510	0.09	0.6	18

续表

营养素	钾	钠	钙	铁	锌	胡萝卜素	核黄素	烟酸	维生素C
单位	毫克	毫克	毫克	毫克	毫克	微克	毫克	毫克	毫克
蕹菜	243	94.3	99	2.3	0.39	1520	0.08	0.8	25
苋菜	340	42.3	178	2.9	0.70	1490	0.10	0.6	30
油菜	210	55.8	108	1.2	0.33	620	0.11	0.7	36
雪里蕻	281	30.5	230	3.2	0.70	310	0.11	0.5	31

二、根茎类蔬菜

主要包括萝卜、胡萝卜、荸荠、藕、山药、芋艿、葱、蒜、竹笋等。

（一）蛋白质

根茎类蛋白质含量为1%～2%，因数量较少，质量一般，不能作为补充蛋白质的来源。

（二）脂类

脂肪含量不足0.5%，因数量较少，不能作为补充脂肪的来源。

（三）碳水化合物

碳水化合物含量相差较大，低者5%左右，高者可达20%以上。膳食纤维的含量约1%，较叶菜类低，但竹笋中膳食纤维的含量相对较高。

（四）矿物质

维生素和矿物质含量见表9-4。硒的含量以大蒜、芋艿、洋葱、马铃薯等中最高。竹笋中钾含量高，钠含量低，是防治高血压较好的食物。

（五）维生素

胡萝卜中含胡萝卜素最高，每百克中可达4130微克（表9-4）。

表9-4　根茎类维营养素含量（每百克可食部）

营养素	糖类	钾	钠	钙	铁	胡萝卜素	核黄素	烟酸	维生素C
单位	克	毫克	毫克	毫克	毫克	微克	毫克	毫克	毫克
白萝卜	5.0	173	61.8	36	0.5	20	0.03	0.3	21
胡萝卜	8.8	190	71.4	32	1.0	4130	0.03	0.6	13
藕	16.4	243	44.2	39	1.4	20	0.03	0.3	44
竹笋	3.6	389	0.4	9	0.5	—	0.08	0.6	5
大葱	6.5	144	4.8	29	0.7	60	0.05	0.5	17
嫩姜	3.7	160	1.9	9	0.8	—	0.01	0.3	2
大蒜头	27.6	302	19.6	39	1.2	30	0.06	0.6	7

续表

营养素	糖类	钾	钠	钙	铁	胡萝卜素	核黄素	烟酸	维生素C
单位	克	毫克	毫克	毫克	毫克	微克	毫克	毫克	毫克
洋葱	9.0	147	4.4	24	0.6	20	0.03	0.3	8
荸荠	14.2	306	15.7	4	0.6	20	0.02	0.7	7
莴苣	2.8	212	36.5	23	0.9	150	0.02	0.5	4
芦笋	4.9	213	3.1	10	1.4	100	0.05	0.7	45

三、花菜类蔬菜

花菜类蔬菜是以植物的花冠、花茎、花柄等作为食用部位的蔬菜，包括花椰菜、西蓝花、黄花菜等。

（一）蛋白质

蛋白质含量在蔬菜中比叶菜、根茎菜高。其中，黄花菜的蛋白质高达每百克19.4克。

（二）脂类

脂肪含量在1.5%左右，主要是不饱和脂肪酸，因数量较少，一般不作为补充脂肪的来源。

（三）碳水化合物

碳水化合物含量在4.5%左右，含有一定量的膳食纤维。

（四）矿物质

矿物质含量较为平均，位居蔬菜中游。

（五）维生素

维生素C含量较高，其中花椰菜、西蓝花每百克在50毫克以上。西蓝花的胡萝卜素含量比胡萝卜还高，达每百克含7210微克（表9-5）。

表9-5 花菜类维生素和矿物质含量（每百克可食部）

营养素	钾	钠	钙	铁	锌	胡萝卜素	核黄素	烟酸	维生素C
单位	毫克	毫克	毫克	毫克	毫克	微克	毫克	毫克	毫克
花椰菜	200	31.6	23	1.1	0.38	30	0.08	0.6	61
西蓝花	17	18.8	67	1.0	0.78	7210	0.13	0.9	51
金针菜	610	59.2	301	8.1	3.99	1840	0.21	3.1	10

第四节　蔬菜的营养价值（下）

一、瓜茄类蔬菜

瓜茄类蔬菜包括冬瓜、南瓜、丝瓜、黄瓜、茄子、番茄、辣椒等。

（一）蛋白质

因水分含量高，营养素含量相对较低。蛋白质含量为0.4%～1.3%。

（二）脂类

脂肪微量。

（三）碳水化合物

碳水化合物0.5%～3.0%，膳食纤维含量1%左右，多为可溶性膳食纤维。

（四）矿物质

瓜茄类蔬菜钾含量高，钠含量低，是防治高血压较好的一类食物。辣椒中还含有丰富的硒、铁和锌，是一种营养价值较高的食物。

（五）维生素

胡萝卜素含量以南瓜、番茄和辣椒中最高，维生素C含量以辣椒、苦瓜中较高（表9-6），辣椒是常用蔬菜中维生素C含量最高的。番茄中的维生素C含量虽然不很高，但受有机酸保护，损失很少，且摄入量较多，是人体维生素C的良好来源。

表9-6　瓜茄类维生素和矿物质含量（每百克可食部）

营养素	钾	钠	钙	铁	锌	胡萝卜素	核黄素	烟酸	维生素C
单位	毫克	毫克	毫克	毫克	毫克	微克	毫克	毫克	毫克
冬瓜	78	1.8	19	0.2	0.07	80	0.01	0.3	18
黄瓜	102	4.9	24	0.5	0.18	90	0.03	0.2	9
苦瓜	256	2.5	14	0.7	0.36	100	0.03	0.4	56
丝瓜	115	2.6	14	0.4	0.21	90	0.04	0.4	5
南瓜	145	0.8	16	0.4	0.14	890	0.04	0.4	8
茄子	142	5.4	24	0.5	0.23	50	0.04	0.6	5
番茄	163	5.0	10	0.4	0.13	550	0.03	0.6	19
辣椒	222	2.6	37	0.4	0.30	1390	0.06	0.8	144

二、鲜豆类蔬菜

鲜豆类食物包括毛豆、豇豆、四季豆、扁豆等。与其他蔬菜相比，营养素含量相对较高。

（一）蛋白质

蛋白质含量为2%～14%，平均4%左右，其中毛豆和上海出产的发芽豆可达12%以上。

（二）脂类

鲜豆类食物脂肪含量不高，除毛豆外，均在0.5%以下。

（三）碳水化合物

碳水化合物为4%左右，膳食纤维为1%～3%。

（四）矿物质

鲜豆类食物还含有丰富的钾、钙、铁、锌、硒等（表9-7）。铁的含量以发芽豆、刀豆、毛豆较高，每百克中含量在3毫克以上。锌的含量以毛豆、芸豆较高，每百克中含量均超过1毫克，硒的含量以玉豆、龙豆、毛豆和豆角较高，每百克中的含量在2微克以上。

（五）维生素

胡萝卜素含量普遍较高，每百克中的含量大多在200微克左右（表9-7），其中以甘肃出产的龙豆和广东出产的玉豆较高，每百克中的含量达500微克以上，每百克豌豆苗中的胡萝卜素含量高达2667微克。鲜豆类食物核黄素含量与绿叶蔬菜相似。

表 9-7　鲜豆菜类维生素和矿物质含量（每百克可食部）

营养素	钾	钠	钙	铁	胡萝卜素	硫胺素	核黄素	烟酸	维生素 C
单位	毫克	毫克	毫克	毫克	微克	毫克	毫克	毫克	毫克
扁豆	178	3.8	38	1.9	150	0.04	0.07	0.9	13
荷兰豆	116	8.8	51	0.9	480	0.09	0.04	0.7	16
毛豆	478	3.9	135	3.5	130	0.15	0.07	1.4	27
四季豆	123	8.6	42	1.5	210	0.04	0.07	0.4	6
豇豆	112	2.2	27	0.5	250	0.07	0.09	1.4	19
黄豆芽	160	7.2	21	0.9	30	0.04	0.07	0.6	8
绿豆芽	68	4.4	9	0.6	20	0.05	0.06	0.5	6
豌豆苗	222	18.5	40	4.2	2667	0.05	0.11	1.1	67

三、菌藻类蔬菜

菌藻类食物包括食用菌和藻类食物。食用菌是指供人类食用的真菌，有500多个品种，常见的有蘑菇、香菇、银耳、木耳等品种。藻类是无胚、自养、以孢子进行繁殖的低等植物，可供人类食用的有海带、紫菜等。

菌藻类食物除了可提供丰富的营养素外（表9-8），还具有明显的保健作用。研究发现，蘑菇、香菇和银耳中含有多糖物质，具有提高人体免疫功能和抗肿瘤的作用。香菇中所含的香菇嘌呤，可抑制体内胆固醇形成和吸收，促进胆固醇分解和排泄，有降血脂作用。黑木耳能抗血小板聚集和降低血凝，减少血液凝块，防止血栓形成，有助于防治动脉粥样硬化。海带因含有大量的碘，临床上常用来治疗缺碘性甲状腺肿。

（一）蛋白质

菌藻类食物富含蛋白质。蛋白质含量以香菇和蘑菇最为丰富，在20%以上。氨基酸组成比较均衡，必需氨基酸含量占蛋白质总量的60%以上。

（二）脂类

脂肪含量低，约1.0%左右。海藻多含多不饱和脂肪酸如DHA，目前保健食品用DHA多来源于裂壶藻、双鞭甲藻。

（三）碳水化合物

碳水化合物含量差别较大，干品在50%以上，如蘑菇、银耳、木耳等；鲜品较低，如金针菇、海带等，不足7%。菌藻类食物富含膳食纤维。

（四）矿物质

在海产植物中，如海带、紫菜等中还含丰富的碘，每100克海带（干）中碘含量可达36毫克。黑木耳和紫菜是植物性食物中铁的良好来源。微量元素含量丰富，尤其是铁、锌和硒，约是其他食物的数倍甚至十余倍。

（五）维生素

胡萝卜素含量差别较大，在紫菜和蘑菇中含量丰富，其他菌藻中较低。维生素B_1和维生素B_2含量也比较高。维生素C含量较低。

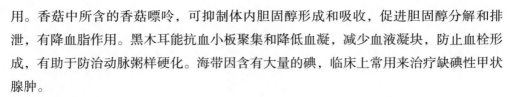

表9-8 菌藻类营养素含量（每百克可食部）

营养素	蛋白质	膳食纤维	糖	钙	铁	锌	硒	胡萝卜素	硫胺素	核黄素
单位	克	克	克	毫克	毫克	毫克	微克	微克	毫克	毫克
蘑菇	21.0	21.0	31.7	127	—	6.29	39.18	1640	0.10	1.10
黑木耳	12.1	29.0	35.7	247	97.4	3.18	3.72	100	0.17	0.44
香菇	20.0	31.6	30.1	83	10.5	8.57	6.42	20	0.19	1.26
银耳	10.0	30.4	36.9	36	4.1	3.03	2.95	50	0.05	0.25
海带	1.8	6.1	17.3	348	4.7	0.65	5.84	240	0.01	0.10
紫菜	26.7	21.6	22.5	264	54.9	2.47	7.22	1370	0.27	1.02

同步练习 ✎

一、判断题

1. 稻谷中的蛋白质含量高于小麦粉。（　　）
2. 所有坚果都可以不经烹调直接食用。（　　）
3. 杂豆所含蛋白质是优质蛋白质。（　　）
4. 大豆及其制品须经充分加热煮熟后再食用。（　　）
5. 薯类脂肪含量通常很低，但与脂肪结合的能力极强，故而薯类经过油炸的加工品往往含有较高的脂肪。（　　）
6. 葡萄中含葡萄糖较多，就命名其为葡萄糖。（　　）
7. 根茎类蔬菜中，胡萝卜含胡萝卜素最高，每百克中可达4130微克。（　　）
8. 叶菜中维生素B_2含量不丰富，在我国居民膳食中不是维生素B_2的主要来源。（　　）
9. 油质干果中碳水化合物含量多在20%左右，主要成分是淀粉。（　　）
10. 油质干果虽然油脂含量很高，但质量较差。（　　）

二、填空题

1. 谷物淀粉主要集中在＿＿＿＿＿＿中。
2. 大豆油中含1.5%左右的＿＿＿＿＿＿。
3. 干豆类几乎不含抗坏血酸，但经发芽做成＿＿＿＿＿＿后，其含量明显提高。
4. 食材中对营养物质的消化、吸收和利用产生不利影响以及使人和动物产生不良生理反应的物质，统称为＿＿＿＿＿＿。
5. ＿＿＿＿＿＿中维生素B_6的含量高达1.25毫克/100克。
6. 一些叶菜含有较多＿＿＿＿＿＿，会影响钙、铁等矿物质的吸收和利用，在烹调时可以用焯水方法除去大部分，从而提高矿物质的生物利用率。
7. ＿＿＿＿＿＿是人类最广泛、最经济的能量来源。
8. 水果中存在着各种糖苷，大多数都具有＿＿＿＿＿＿味，其中某些糖苷还具有水果的独特风味。
9. 一般水果果实未成熟时单宁含量较多，＿＿＿＿＿＿味较强。
10. ＿＿＿＿＿＿中含有抗胰蛋白酶的因子，它能抑制胰蛋白酶的消化作用，经过加热煮熟后，这种因子即被破坏，消化率随之提高。

三、单项选择题

1. 以玉米为主食的地区居民容易发生烟酸缺乏病（ ）。

　A. 夜盲症　　　　　B. 口角炎　　　　　C. 癞皮病　　　　　D. 坏血病

2. 整粒熟大豆、豆浆、豆腐的消化率分别是（ ）。

　A. 65.3%，84.9%，94%　　　　　　B. 84.9%，94%，65.3%

　C. 94%，65.3%，84.9%　　　　　　D. 84.9%，65.3%，94%

3. 薯类中富含膳食纤维，以纤维素为主，特别是（ ）含量最高。

　A. 甘薯　　　　　B. 马铃薯　　　　　C. 木薯　　　　　D. 薯蓣

4. 由于其中所含淀粉对维生素C具有一定保护作用，（ ）食品经蒸制之后，维生素
C的损失率较低。

　A. 谷类　　　　　B. 薯类　　　　　C. 豆类　　　　　D. 菌藻类

5. 水果中维生素C的含量由高到低排列的顺序是（ ）。

　A. 苹果＞枣＞猕猴桃＞橘子　　　　B. 枣＞猕猴桃＞橘子＞苹果

　C. 猕猴桃＞橘子＞苹果＞枣　　　　D. 橘子＞苹果＞枣＞猕猴桃

6. 下列蔬菜中含胡萝卜素最高的是（ ）。

　A. 胡萝卜　　　　　B. 金针菜　　　　　C. 西蓝花　　　　　D. 菠菜

7. 下列类别的蔬菜中蛋白质含量最高的是（ ）。

　A. 叶菜　　　　　B. 根茎菜　　　　　C. 花菜　　　　　D. 瓜茄菜

8. 蔬菜中维生素C的含量由高到低排列的顺序是（ ）。

　A. 辣椒＞花椰菜＞苋菜＞竹笋　　　B. 花椰菜＞苋菜＞竹笋＞辣椒

　C. 苋菜＞竹笋＞辣椒＞花椰菜　　　D. 竹笋＞辣椒＞花椰菜＞苋菜

9. （ ）中的维生素C含量虽然不很高，但受有机酸保护，损失很少，且食入量较
多，是人体维生素C的良好来源。

　A. 茄子　　　　　B. 番茄　　　　　C. 洋葱　　　　　D. 莴苣

10. 膳食纤维在水果含量最多。（ ）。

　A. 皮层　　　　　B. 果肉　　　　　C. 果核　　　　　D. 其他部位

四、多项选择题

1. 谷物中的脂肪含量多数在1%～4%，主要集中在（ ）。

　A. 种皮　　　　　B. 胚乳　　　　　C. 糊粉层

　D. 胚芽　　　　　E. 其他部位

2. 在谷物的种皮和胚芽中，集中存在着（ ）。

　A. 蛋白质　　　　　B. 脂肪　　　　　C. 碳水化合物

　D. 维生素矿物质　　E. 膳食纤维

3. 大豆中的抗营养因子如（　　）会使人体产生不适。

  A. 植酸   B. 植物固醇   C. 红细胞凝集素

  D. 大豆异黄酮   E. 胀气因子

4. 水果中因含有多种有机酸而具有酸味，有机酸中（　　）含量较多。

  A. 柠檬酸   B. 苹果酸   C. 琥珀酸

  D. 酒石酸   E. 水杨酸

5. （　　）是植物性食物中铁的良好来源。

  A. 核桃   B. 银杏   C. 紫菜

  D. 银耳   E. 黑木耳

6. 下列关于蔬菜说法正确的是（　　）。

  A. 蔬菜是非能量型食物，提供能量不多

  B. 蔬菜多富含维生素、矿物质和膳食纤维等营养物质

  C. 蔬菜能刺激肠胃蠕动、消化液分泌，促进食欲

  D. 蔬菜对调节体内酸碱平衡都有很大作用

  E. 蔬菜类食物所含的营养成分差异不大

五、简答题

1. 构成谷粒的种皮、糊粉层、胚乳和胚芽四部分所含营养素各有什么特点？

2. 直链淀粉和支链淀粉有何区别？

3. 油质干果和粉质干果在营养上有何特点？

4. 举例说明菌藻类食物具有的保健作用。

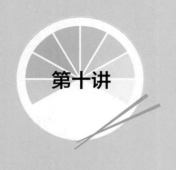

第十讲 其他食物营养价值

调味品、蜂蜜、糖果和巧克力、食用油脂、茶、酒等其他食品，不仅是满足食物烹调加工以及人们饮食习惯的需要，而且也是补充人体营养素的一个重要途径，其中有些食品还具有重要的保健功能。了解这些食品的组成特点和营养价值等，对合理选择和利用这些食品具有重要意义。

第一节 调味品的营养价值

调味品是指以各种用于烹调调味和食品加工的食物及其制品，以及各种可以改变食物味道的添加剂。

调味品除去具有调味价值之外，大多也具有一定的营养价值和保健价值。其中有部分调味品因为使用量非常之少，其营养价值并不十分重要；但也有部分调味品构成了日常饮食的一部分，并对维持健康起着不可忽视的作用。同时，调味品的选择和食用习惯往往对健康也有着相当大的影响。

一、食盐

咸味是食物中最基本的味道，而膳食中咸味的来源是食盐，也就是氯化钠。钠离子可以提供最纯正的咸味，而氯离子为助味剂。钾盐、铵盐、锂盐等也具有咸味，但咸味不正而且具有一定苦味。

（一）盐的种类

食盐按照来源可以分为海盐、井盐、矿盐和池盐。按加工精度，可以分为粗盐（原盐）、洗涤盐和精盐（再制盐）。粗盐中含有氯化镁、氯化钾、硫酸镁、硫酸钙以及多种微量元素，因而具有一定的苦味。粗盐经饱和盐水洗涤除去其中杂质后称为洗涤盐，经过蒸发结晶可制成精盐。精盐的氯化钠含量达90%以上，色泽洁白，颗粒细小，坚硬干燥。

（二）盐的营养强化

精制食盐经过调味或调配，可以制成各种盐产品。自1996年起我国普遍推广加碘食盐，其中每千克食盐当中加入碘20～50毫克，可有效预防碘营养缺乏。低钠食盐当中加入1/3左右钾盐，包括氯化钾和谷氨酸钾等，可以在基本不影响调味效果的同时减少钠的摄入量。加入调味品制成的花椒盐、香菇盐、五香盐、加鲜盐等产品的营养价值与普通食盐基本一致。

盐每日必用，使用数量基本恒定，是营养强化的绝佳载体之一。目前已经开发出来的营养型盐制品包括钙强化营养盐、锌强化营养盐、硒强化营养盐、维生素A盐及复合元素强化盐，还有富含多种矿物质的竹盐等。但其中钙和锌的强化数量较低，按每日摄入8克食盐计算，低于每日推荐摄入量的1/3。

（三）盐的摄入量

食盐不仅提供咸味，也是食品保存中最常应用的抑菌剂。每一类食品都具有被普遍认同的食盐浓度。在食品加工当中，单独食用的食物食盐浓度较低，与主食配合食用者则相对较高；低温或常温环境食用的食物食盐浓度较低，高温环境食用者则食盐浓度较高。此外，食盐浓度也需要与甜味剂、酸味剂、鲜味剂的浓度相协调。

健康人群每日摄入6克食盐即可完全满足机体对钠的需要。摄入食盐过量，与高血压病的发生具有相关性。由于我国居民平均摄盐量远高于推荐数值，因此在日常生活当中应当注意控制食盐数量，已经患有高血压病、心血管疾病、糖尿病、肾脏疾病和肥胖等疾病的患者应当选择低钠盐，并注意调味清淡。

（四）盐的味感

一个需要注意的问题是，咸味和甜味可以相互抵消。在1%～2%的食盐溶液中添加10%的糖，几乎可以完全抵消咸味。因而在很多感觉到甜咸两味的食品当中，食盐的浓度要比感觉到的水平更高。另一方面，酸味则可以强化咸味，在1%～2%的食盐溶液中添加0.01%的醋酸就可以感觉到咸味更强，因此烹调中加入醋调味可以减少食盐的用量，从而有利于减少钠的摄入。

二、酱油和酱类调味品

酱油和酱是以小麦、大豆及其制品为主要原料，接种曲霉菌种，经发酵酿制而成。

酱油品种繁多，可以分为风味酱油、营养酱油、固体酱油三大类。风味酱油中的日式酱油加入了海带汁、鲣鱼汁，另一些中式风味酱油加入了鸡精、鱼露、香菇汁、香辛料等，不仅增加鲜味，也使营养价值有所提高。营养酱油起步较晚，主要包括减盐酱油和铁强化酱油两类。铁强化酱油中添加了乙二胺四乙酸（EDTA）铁。固体酱油是将酱油真空浓缩后再加入食盐和鲜味剂制成的产品。

酱类包括了以豆类和面粉、大米等为原料发酵制成的各种半固体咸味调味料。按照原料的不同，可分为以豆类为主制成的豆酱（大酱）、豆类和面粉混合制作的黄酱、以面粉为主的甜面酱、以蚕豆为主的蚕豆酱和豆瓣酱、大豆和大米制成的日本酱等。此外，在酱中加入其他成分可以制成各种花色酱，如加入肉末和辣椒的牛肉酱等。豆、麦等原料经过微生物和酶的作用，原料中的蛋白质降解生成氨基酸、多肽等含氮物质；淀粉分解为双糖和单糖；部分糖类发酵产生醇和有机酸，并进一步生成具有芳香气味的酯类；氨基酸与糖类通过美拉德反应生成芳香物质和类黑素，使其具有较深的颜色。酱油和酱的营养素种类和含量与其原料有很大的关系。

（一）蛋白质与氨基酸

酱油和酱的鲜味主要来自于含氮化合物，含量高低是其品质的重要标志。优质酱油的总氮含量多在1.3%~1.8%；氨基酸态氮≥0.7%。其中谷氨酸含量最高，其次为天门冬氨酸，这两种氨基酸均具鲜味。此外，增鲜酱油中添加了0.001%~0.1%的5′-肌苷酸钠和5′-鸟苷酸钠，使氨基酸的鲜味阈值更低，鲜味更加鲜明和自然。

酱油因发酵工艺不同而表现出不同的香气和色泽。低盐固态发酵法酱油的氨态氮含量低，鲜味不足，香气不浓，色泽较浅；先固后稀醪淋浇浸出法可改善酱油风味，色泽红褐、香味浓郁而鲜美。高盐稀醪淋浇浸出法则生产酱香浓郁、色浅味鲜的酱油。日本高盐稀醪发酵法具有醇香浓郁、氨基酸含量高、口味鲜美、汁液澄清的特点。

以大豆为原料制作的酱蛋白质含量比较高，可达10%~12%；以小麦为原料的甜面酱蛋白质的含量在8%以下；若在制作过程中加入了芝麻等蛋白质含量高的原料，则蛋白质的含量可达到20%以上。其氨基酸态氮与酱油中的含量大致类似，黄酱在0.6%以上，甜面酱在0.3%以上。

（二）碳水化合物和甜味物质

酱油中含有少量还原糖以及少量糊精，它们也是构成酱油浓稠度的重要成分。甜味成分包括葡萄糖、麦芽糖、半乳糖以及甜味氨基酸，如甘氨酸、丙氨酸、苏氨酸、丝氨酸、脯氨酸等。糖的含量差异在不同品种之间较大，从3%以下直到10%左右。黄酱中含还原糖很低，以面粉为原料的甜面酱糖含量可高达近20%，高于以大豆为原料的大酱。以大米为主料的日本酱的碳水化合物含量可达19%左右。

（三）维生素和矿物质

酱油中含有一定数量的B族维生素，其中维生素B_1含量在0.01毫克/百克左右，而维生素B_2含量较高，可达0.05~0.20毫克/百克，烟酸含量在1.0毫克/百克以上。酱类中维生素B_1含量与原料含量相当，而维生素B_2含量在发酵之后显著提高，含量为0.1~0.4毫克/百克，烟酸含量也较高，达1.5~2.5毫克/百克。此外，经过发酵产生了植物性食品当中不含有的维生素B_{12}，对素食者预防维生素B_{12}缺乏具有重要意义。

酱油和酱中的咸味来自氯化钠。酱油中所含的氯化钠在12%~14%，是膳食中钠的主要来源之一。减盐酱油氯化钠含量较低，含盐量为5%～9%。酱类的含盐量通常为7%～15%。

（四）有机酸和芳香物质

酱油中有机酸含量约2%，其中60%～70%为乳酸，还有少量琥珀酸，其钠盐也是鲜味的来源之一。

酱油的香气成分主体为酯类物质，包括醋酸己酯、乳酸乙酯、乙酸丙酯、苯甲酸丙酯、琥珀酸乙酯等约40种酯类，此外还有醛类、酮类、酚类、酸类、呋喃类、吡啶类等共200余种呈香物质。其中酱油的特征香气成分被认为是4-羟基-2（5）-乙基-5（2）-甲基-3（2H）-呋喃酮，含量仅为0.02%左右。

酱类含有多种有机酸，包括柠檬酸、琥珀酸、乳酸、乙酸、焦谷氨酸等。酱类含有乙醇0.1%～0.6%，此外还含有少量异戊醇、丁醇、异丁醇和丙醇等。这些成分与微量的脂肪形成酯类，形成乙酸丁酯、乙酸己酯、乙酸异戊酯、乳酸乙酯等。各种脂肪酸与乙醇戊酯，也有助于酱的香气和口感。此外，醛类也是酱香气的主要来源，包括200～300ppm的乙醛、异戊醛、异丁醛等。熟化的时间越长，酱的香气物质产生量越多，于是质量也更好。

三、食醋

食醋是一种常用的调味品，按原料可以分为粮食醋和水果醋；按照生产工艺可以分为酿造醋、配制醋和调味醋；按颜色可以分为黑醋和白醋。目前大多数食醋都属于以酿造醋为基础调味制成的复合调味酿造醋。粮食醋的主要原料是大米、高粱、麦芽、豆类等加上麸皮。通过蒸煮使淀粉糊化，在霉菌分泌的淀粉酶作用下转变为小分子糊精、麦芽糖和葡萄糖，在经酵母发酵，转变成酒精，再经醋酸发酵产生有机酸。其中加入少量盐、糖、鲜味剂和各种香辛料，可以制成各种调味醋。

（一）醋的种类

1. 粮食醋

粮食醋的主要酸味来源是醋酸，但醋酸菌发酵还可产生多种有机酸，包括乳酸、丙酮酸、苹果酸、柠檬酸、琥珀酸、α-酮戊二酸等。发酵过程中未被氧化成酸的糖类，包括葡萄糖、蔗糖、果糖、鼠李糖等，以及甘氨酸、丙氨酸、色氨酸等氨基酸可提供甜味。在醋的储藏后熟期间，羰氨反应和酚类氧化缩合产生类黑素，使醋的颜色逐渐加深。各种有机酸与低级醇类产生多种酯类物质，辅以少量醛类、酚类、双乙酰和3-羟基丁酮等，构成醋的复杂香气。

2. 水果醋

水果醋的主要原料是苹果、葡萄、柠檬、菠萝、柿子、香蕉、草莓等水果，其中的糖分经过乙醇发酵、醋酸发酵而产生各种有机酸类。苹果醋中除了醋酸之外，还含有柠檬酸、苹果酸、琥珀酸、乳酸等成分；葡萄醋尚含有酒石酸、琥珀酸和乳酸。水果醋与普通醋相比，酸味丰富而柔和，还有浓郁果香。苹果醋常用于番茄酱、蛋黄酱、泡菜和西餐的制作当中，或直接作饮料。

3．白醋

白醋是用醋酸为主料，配以其他有机酸，再加入水、蔗糖、食盐、谷氨酸钠和酯类香精，使醋味柔和而制成。

（二）醋的营养特点

与酱油相比，醋中蛋白质、脂肪和碳水化合物的含量都不高，但却含有较为丰富的钙和铁。

我国优质酿造食醋的pH在3～4，总酸含量为5%～8%，其中老陈醋总酸含量可达10%以上。醋的总氮含量为0.2%～1.2%，其中氨基酸态氮占一半左右。碳水化合物含量差异较大，多数为3%～4%，而老陈醋可高达12%，白米醋仅为0.2%。氯化钠含量为0～4%，多数在3%左右。水果醋含酸量约5%，还原糖0.7%～1.8%，总氮0.01%左右。

四、味精和鸡精

鲜味是引起强烈食欲的可口滋味。食品中鲜味的主要来源是氨基酸、肽类、核苷酸和有机酸及其盐类，如肉类中的谷氨酸、肉汤和鱼汁里的5′-肌苷酸（IMP）、甲壳类和软体动物中的5′-腺苷酸、香菇等菌类中的5′-鸟苷酸（GMP）、蕈类中的口蘑氨酸和鹅膏蕈氨酸、海贝类中的琥珀酸和竹笋中的天门冬氨酸等（表10-1）。其中味精是最主要的鲜味调味品，它是咸味的助味剂，也有调和其他味道、掩盖不良味道的作用。

表 10-1　食品中一些鲜味物质的呈味阈值

鲜味剂	阈值 %	鲜味剂	阈值 %
L-谷氨酸	0.03	5′-肌苷酸	0.025
L-天门冬氨酸	0.16	5′-鸟苷酸	0.013
DL-氨基-α-乙二酸	0.25	茶氨酸	0.015
L-高半胱氨酸	0.015	琥珀酸	0.055
口蘑氨酸	0.005	鹅膏蕈氨酸	0.015

（一）味精营养特点

味精即谷氨酸单钠结晶而成的晶体，是以粮食为原料，经谷氨酸细菌发酵生产出来的天然物质，作为蛋白质的氨基酸成分之一，存在于几乎所有食品当中。1987年联合国食品添加剂委员会认定，味精是一种安全的物质，除了2岁以内婴幼儿食品之外，可以添加于各种食品当中，其阈值浓度为0.03%，最适呈味浓度为0.1%~0.5%。

味精在以谷氨酸单钠形式存在时鲜味最强，二钠盐形式则完全失去鲜味。故而，在pH6.0左右鲜味最强，pH<6时鲜味下降，pH>7时失去鲜味。北方地区饮用水碱性，因而略加少量醋可使食品的鲜味增强。谷氨酸单钠在碱性条件下受热可发生外旋化失去鲜味，120℃以上加热时分子脱水生成焦性谷氨酸。

食品中的各种鲜味氨基酸均与鲜味核苷酸具有协同作用，特别是谷氨酸单钠与5′-肌苷酸（IMP）和5′-鸟苷酸（GMP）等核苷酸共用时，鲜味物质的呈味阈值会大幅下降，因而使食物中潜在的鲜味显示出来，整体鲜味得到强化。目前5′-肌苷酸（IMP）和5′-鸟苷酸（GMP）均已工业化生产，与氨基酸类鲜味剂配合起着很好的助鲜效果，味感较强而且自然适口，添加量为味精的0.01%~0.03%即可达到此效果。用95%的谷氨酸钠加2.5%的肌苷酸钠及2.5%的鸟苷酸钠可配成强力味精，市场上已有销售。然而各种核苷酸之间没有协同作用。

（二）鸡精特点

目前市场上销售的"鸡精""牛肉精"等复合鲜味调味品中含有味精、鲜味核苷酸、糖、盐、肉类提取物、蛋类提取物、香辛料和淀粉等成分，调味后能赋予食品以复杂而自然的美味，增加食品鲜味的浓厚感和饱满度，消除硫磺味和腥臭味等异味。需要注意的是，核苷酸类物质容易被食品中的磷酸酯酶分解，最好在菜肴加热完成之后再加入这类含有鲜味核苷酸的调味品。

第二节　糖及甜味食物的营养价值

人类在进化过程中对甜味非常接受。我们常食用的甜味食物有从甘蔗、甜菜等植物中提取的砂糖、红糖、冰糖，天然甜味食物蜂蜜，以及人工制造的糖果和巧克力。

一、添加糖

根据联合国粮农组织和世界卫生组织的定义，"糖"一词是对单糖、双糖和糖醇的统称。单糖包括葡萄糖、果糖和半乳糖；双糖包括蔗糖、乳糖和麦芽糖等；糖醇则包括山梨醇、甘露醇和木糖醇等。单糖和双糖都自然存在于植物性食物中，如食用的蔗糖主要是从甘蔗和甜菜中提取的。在食品烹调和加工过程中使用的糖主要是蔗糖、葡萄糖和果糖。

在食品生产和制备过程中被添加到食品中的糖及糖浆被称为添加糖，包括白砂糖、绵白糖、红糖、玉米糖浆等。添加糖主要生产加工食品如饮料、果汁、甜点和糖果等。

食糖是纯能量食物，容易消化吸收，除果糖外，都具有较高的血糖生成指数。果糖也是已知天然糖中最甜的糖。

（一）白砂糖

白砂糖是从甘蔗、甜菜等植物中提取的一种甜味调料，其主要成分是蔗糖。

白砂糖是食糖中的精纯品种，含蔗糖量最高，达99.9%，还有微量的矿物质，含水分最少，而且色泽好、无杂味，一般在食品工业中使用最广。白砂糖颗粒较粗，溶解慢，易结晶，在烹调时多用于烧、炒类的热制菜肴，挂霜菜肴的用糖以白砂糖为佳，而在冷菜尤其是作蘸食的调料时不宜使用。

（二）绵白糖

又称为细白糖，是以甜菜为原料制成的，在生产过程中，还加入了2.5%的转化糖浆。它晶粒细小、均匀，颜色洁白，质地绵软、细腻，纯度低于白砂糖。因绵白糖含较多的还原糖，故甜度高于白砂糖。绵白糖晶粒细小，入口即化，宜用于凉拌菜或蘸食。因其中含有少量转化糖，结晶不易析出，比白砂糖更适合于制作拔丝菜。

（三）红糖

又称为土红糖、老红糖、粗糖，是最古老的和最富有国产特色的品种。按外观不同分为红糖粉、片糖、条糖、碗糖、糖砖等。土红糖纯度较低，其中水分占2%左右，蛋白质占0.7%，还原糖、非糖杂质含量较高，主要是矿物质，每百克钙的含量达157毫克，钾为240毫克，铁的含量2.2毫克。土红糖颜色深，结晶粒小，易吸湿溶化，稍有甘蔗的清香气和糖蜜的焦甜味，人们美其名曰"桂花味"。土红糖有多种颜色，以色泽红艳者质量较好。

（四）冰糖

冰糖是一种纯度较高的大晶体蔗糖，是白砂糖的再制品，成分除含水量0.6%外，和白砂糖其他成分相仿。冰糖块状晶莹，很像冰块，所以称为冰糖。冰糖按颜色可分为白冰、黄冰、红冰三种，以白冰透明度为最高。根据形状、加工方法的不同，分为多晶冰糖和单晶冰糖。按结晶形状分，有纹冰、车冰、片冰、统冰、冰角、冰屑等，其中纹冰为最好。单晶冰糖个粒均匀，甜味纯正，纯度高，为每粒有12个面的单斜晶体。冰糖在烹调中多用于制作甜菜或扒菜。

（五）饴糖

饴糖又名水饴、糖稀、麦芽糖，是我国传统的甜味调味剂，它是以粮食淀粉为主要原料，经加工后用淀粉酶液化，再利用麦芽中的酶使原料中的淀粉糖化而成的。饴糖可分为硬饴和软饴两大类，硬饴为淡黄色，软饴为黄褐色。依据淀粉来源的不同可分为小米饴、甘薯饴、马铃薯饴、高粱饴等。饴糖的主要成分是麦芽糖，约占1/3，此外，还含有葡萄糖、糊精等成分。

二、蜂蜜

蜂蜜是蜜蜂从开花植物的花中采得的花蜜在蜂巢中酿制的蜜。蜜蜂从植物的花中采取含水量约为75%的花蜜或分泌物，存入自己第二个胃中，在体内多种转化的作用下，经过15天左右反复酿酿，各种维生素、矿物质和氨基酸丰富到一定的数值时（表10-2），同时把花蜜中的多糖转变成人体可直接吸收的单糖葡萄糖、果糖，水分含量少于23%时，存贮到巢洞中，用蜂蜡密封。蜂蜜是糖的过饱和溶液，低温时会产生结晶，生成结晶的是葡萄糖，不产生结晶的部分主要是果糖。

（一）蛋白质

在含氮化合物中有蛋白质、胨、氨基酸等。尚含转化酶、过氧化氢酶、淀粉酶、氧化酶、还原酶等酶类，并含乙酰胆碱。因含酶种类多，开水冲泡会破坏蜂蜜中酶的活性。

蜂蜜中的蛋白质每百克含量为0.29～1.69克，平均为0.4克。有的花种含量则高达1克或2克以上，如龙眼蜜、荔枝蜜、紫云英蜜、荆条蜜、油菜蜜等。不同的地区，由于地理气候的不同，同一种蜜所含的蛋白质也不同。如龙眼蜜，福建产的含量为2.597克，广东产的含量为1.698克，海南产的含量为0.80克；紫云英蜜，湖北产量为0.801克，而湖南产的含量为0.58克。蜂蜜中氨基酸的含量不仅数量多，而且种类也齐全，有的花种蜜竟高达18种之多。其中以天门冬氨酸、谷氨酸、亮氨酸为主要氨基酸，苏氨酸、丝氨酸、甘氨酸、丙氨酸、缬氨酸、异亮氨酸、赖氨酸等在蜂蜜中也普遍存在。

（二）脂类

蜂蜜中每百克含脂肪1.9克，属低脂食品。

（三）碳水化合物

蜂蜜中的主要成分是糖类，它占蜂蜜总量的75%左右，其中有单糖、双糖和多糖，葡萄糖占37%，果糖占36%，蔗糖占2%～3%。两种单糖能够被人体肠壁细胞直接吸收利用，不经人体消化，这对于儿童、老年人以及病后恢复者来说尤为重要；经常服用蜂蜜，能帮助消化。

（四）矿物质

矿物质含量一般为0.04%～0.06%，包括铁、铜、钾、钠、钨、锰、镁、磷、硅、铅、铬、镍和钴等，深色蜜又比浅色蜜含有较多功能矿物质。

（五）维生素

含有多种B族维生素如烟酸、泛酸、生物素等，以及少量的维生素C。

由于蜂蜜有很高的营养价值，经现代医学临床应用，服用蜂蜜可促进消化吸收，增进食欲，镇静安眠，提高机体的免疫力，对促进婴幼儿的生长发育有着积极的作用。因为婴幼儿的生长发育所需各种营养成分，蜂蜜中几乎都含有。特别是对虚弱无力，神经衰弱，病后恢复期，老年体虚营养不良等辅助疗效更佳。对心脏病、肝炎、贫血、高血压、咳嗽、便秘、烫伤、冻伤、胃及十二指肠等疾病都有相当的疗效。

表 10-2　蜂蜜的营养素（每百克可食部含）

水分	能量	蛋白质	脂肪	糖类	胡萝卜素	硫胺素	核黄素
克	千卡	克	克	克	微克	毫克	毫克
22.0	321	0.4	1.9	75.6	—	……	0.05
烟酸	维生素 C	钙	钾	钠	铁	锌	硒
毫克	毫克	毫克	毫克	毫克	毫克	毫克	微克
0.1	3	4	28	0.3	1.0	0.37	0.15

三、糖果和巧克力

糖果是以砂糖和液体糖浆为主体，经过熬煮，配以部分食品添加剂，再经调和、冷却、成型等工艺操作，构成具有不同物态、质构和香味的、精美而耐保藏的甜味固体食品。

巧克力是一种由可可脂、可可质和结晶蔗糖为基本组成的、添加乳固体或香味料，具有独特的色泽、香气、滋味和精细质感、精美而耐保藏，并具有很高热值的甜味固体食品。

（一）糖果的营养成分

1. 甜味剂

甜味剂是糖基糖果中的主要成分。常用的甜味剂有各种糖类、糖浆等，属于天然甜味剂，亦称营养甜味剂。人工甜味剂用得较少，只在特殊用途的糖果中应用。

2. 转化糖

转化糖与蔗糖有关，在糖果中应用广泛。蔗糖可被酸或酶水解为两种单糖：葡萄糖和果糖。

3. 淀粉糖浆

淀粉糖浆是含有葡萄糖、麦芽糖、高糖和糊精的黏性液体，也称为玉米糖浆，它们是用酸或酸–酶水解玉米淀粉而制成的。

4. 果葡糖浆

果葡糖浆是由植物淀粉水解和异构化制成的淀粉糖晶，是一种重要的甜味剂。因为它的组成主要是果糖和葡萄糖；故称为果葡糖浆。按果糖含量，果葡糖浆分为三类：第一代果葡糖浆（F42型）含果糖42%；第二代果葡糖浆（F55型）含果糖55%；第三代果葡糖浆（F90型）含果糖90%。

果葡糖浆用于硬糖果生产不利，生产软糖比较理想，但代替砂糖的比例不可过大。

5．糖的代用品

蔗糖能导致龋齿并且具有较高的能量，因而在一些糖果中需要使用蔗糖代用品，包括填充甜味剂和高强度甜味剂两种。填充甜味剂是糖的醇类衍生物，由蔗糖化学还原成醇而制成。糖醇不被口腔中的细菌发酵，因此不会导致龋齿。常用的糖醇有山梨糖醇、木糖醇和甘露糖醇。

6．糖果中的其他成分

为了使糖果具有人们所期望的色泽、香气、滋味、形态和质构，还需向糖果中添加其他辅料。如为了增加糖果的韧性和弹性而添加明胶和树胶，为增加稠度而添加淀粉及改性淀粉，为增加润滑性和搅打性而添加蛋清和油脂。通过加入其他食品，如牛奶、水果、坚果、巧克力、可可、茶等来增加糖果的花色和改善糖果的风味。同时这些成分也影响到糖果的营养价值，如牛奶糖含有较多的蛋白质和钙，而巧克力中含有较多的脂肪，加入坚果可提供脂肪、蛋白质和多种矿质元素。

7．其他添加剂

根据加工工艺，还要用到乳化剂、发泡剂、着色剂、香精香料、防腐剂、抗氧化剂、缓冲剂、保湿剂、强化剂等。

（二）巧克力的营养成分

巧克力是一种营养成分比较全面（表10-3）的食品。巧克力能量很高，因为所含脂肪和糖类的含量很高，食用不宜太多。各种矿物质和维生素含量较均衡，特别适合于儿童的生长发育。成年人一般可在长时间或剧烈运动后作为营养素和能量的补充。

表 10-3　巧克力的营养成分（每百克可食部）

营养成分	单位	巧克力	黑巧克力	牛奶巧克力
能量	千卡	589	479	513
蛋白质	克	4.3	4.2	6.9
脂肪	克	40.1	30.0	30.7
饱和脂肪酸	克	23.78	17.75	18.48
单不饱和脂肪酸	克	14.36	9.97	9.59
多不饱和脂肪酸	克	1.12	0.97	1.06
糖类	克	53.4	63.1	52.0
膳食纤维	克	1.5	5.9	3.4
钙	毫克	111	32	191
铁	毫克	1.7	3.13	1.39
维生素A	毫克当量	—	6.36	55.12

续表

营养成分	单位	巧克力	黑巧克力	牛奶巧克力
维生素B$_1$	毫克	0.06	0.06	0.08
维生素B$_2$	毫克	0.08	0.09	0.30
维生素C	毫克	—	—	0.4
胆固醇	毫克	—	—	22
咖啡因	毫克	36.7	62	26
可可碱	毫克	246	486	169

第三节　食用油的营养价值

根据来源，食用油脂可分为植物油和动物油。常见的植物油包括豆油、花生油、菜籽油、芝麻油、玉米油等；常见的动物油包括猪油、牛油、羊油、鸭油等。

一、油脂的组成特点与营养价值

油脂是甘油和不同脂肪酸组成的酯。植物油含不饱和脂肪酸多，熔点低，常温下呈液态，消化吸收率高；动物油以饱和脂肪为主，熔点较高，常温下一般呈固态，消化吸收率不如植物油高（表10-4）。

植物油脂肪含量通常在99%以上，此外含有丰富的维生素E，少量的钾、钠、钙和微量元素，以菜籽油为例，每百克中含脂肪99.9克，维生素E60.89毫克，钾2毫克，钠7毫克，钙9毫克，铁3.7毫克，锌0.5毫克，磷9毫克。

动物油的脂肪含量在未提炼前一般为90%左右，提炼后，也可达99%以上。动物油所含的维生素E不如植物油高，但含有少量维生素A，其他营养成分与植物油相似。

表 10-4　食用油脂肪组成及主要营养素含量（每百克可食部）

营养素	脂肪酸组成（%）							维生素 A	维生素 E	胆固醇
单位	16:0	18:0	18:1	18:2	18:3	22:0	22:1	微克	毫克	毫克
菜籽油	4.0	1.3	20.2	16.2	8.4	6.2	34.6	—	60.89	—
豆油	11.1	3.8	22.4	51.7	6.7	0.6	0.7	—	93.08	—
花生油	12.5	3.6	40.4	37.9	0.4	1.4	…	—	42.06	—
玉米油	12.6	1.3	27.4	56.4	0.6	0.1	…	—	51.94	—
葵花籽油	6.2	6.2	19.1	63.4	4.5	…	…	—	54.60	—

续表

营养素	脂肪酸组成（%）							维生素 A	维生素 E	胆固醇
芝麻油	8.6	4.9	39.2	45.6	0.8	…	…	—	68.53	—
橄榄油	12.5	2.8	74.6	8.9	1.0	…	…	—	22.1	—
茶油	8.5	1.5	78.8	10.0	1.1	…	…	—	27.9	—
猪油	26.0	15.7	44.2	8.9	…	…	…	27	5.21	93
牛油	25.3	28.6	28.2	1.9	1.0	0.2	…	54	—	153
羊油	18.2	31.9	33.0	2.9	2.4	…	…	33	1.08	110
鸭油	21.6	7.3	51.6	14.2	0.8	…	…	71	—	83

二、油脂的合理利用

植物油是必需脂肪酸的重要来源，为了满足人体的需要，在膳食中不应低于总脂肪来源的50%。动物油的脂肪组成以饱和脂肪酸为主，长期大量食用，可引起血脂升高，增加心脑血管疾病的危险性，因此在高血脂病人中要控制食用。

植物油因含有较多的不饱和脂肪酸，易发生酸败，产生一些对人体有害的物质，因此不宜长时间存储。动物油脂虽然不如植物油易发生酸败，但存储时间也不宜过长，一般存储温度在0℃时，可保存两个月左右；在-2℃时，可保存10个月左右。

没有一种食用油完全符合人类对油脂的需求。油脂的食用也应该遵循多样化原则，有条件下将几种食用油兑在一起食用比较合理。

三、主要油脂的特点和营养价值

（一）豆油

豆油是利用大豆经过溶剂浸出而获得，其主要脂肪酸组成是：亚油酸50%～55%，油酸22%～25%，棕榈酸10%～12%，亚麻酸7%～9%。有研究认为（n-3）/（n-6）=1∶5～1∶10时对健康有利，从这一观点看，豆油符合这一比例特点。

大豆毛油富含维生素E，但是经过脱臭处理后，大部分维生素E以脱臭馏出物的形式被分离除去。精炼豆油中维生素E的含量每百克为60～110毫克，同时使豆油的不饱和脂肪酸含量提高，所以豆油也极易氧化酸败。

精炼豆油在储存过程中会出现色泽加深的现象，这种现象比其他油脂要明显得多。

（二）菜籽油

菜籽油取自油菜籽，其脂肪酸的组成受气候、品种等的影响较大，如一般寒带地区芥酸含量较低，亚油酸含量相对较高，气温较高的地区则相反。国内部分地区传统菜籽油的脂肪酸组成范围为：棕榈酸2%～5%，硬脂酸1%～2%，油酸10%～35%，亚油酸10%~20%，亚麻酸5%~15%，芥酸25%~55%，花生四烯酸7%~14%。

传统菜籽油的芥酸含量较高，一般为20%~60%，此外还含有芥子苷，含量1%~2%。由于芥酸大量存在，曾引起营养学领域的极大争议。有研究发现，用占膳食能量5%菜籽油（含芥酸45%）的食物喂养幼鼠，发现其心肌出现脂肪沉积和纤维组织形成；但是也有人认为中国和其他一些国家已经食用菜籽油多年，并未出现类似的现象。

尽管芥酸对人体的有害作用缺乏充足的科学依据，但很多科学家仍建议谨慎对待。目前已经培育出不含芥酸或低芥酸的菜籽品种。

传统菜籽油中存在一定量的硫氰化合物，这些化合物一般都有较大的毒性，如引起甲状腺肿大等。在油脂加工中，通过碱炼吸附、脱色吸附和真空脱臭等工序可使菜籽油中的含硫化合物降至5ppm以下。大部分的有毒的含硫化合物则留在了菜籽饼粕中，因此菜籽饼粕要经过脱毒后方可做饲料使用。精炼菜籽油是一种性能良好的烹调油、煎炸油。

（三）花生油

花生油具有独特的花生气味和风味，一般含有较少的非甘油酯成分，色浅质优，可直接用于制造起酥油、人造奶油和蛋黄酱，也是良好的煎炸油。

花生油的脂肪酸组成比较独特，含有6%~7%的长碳链脂肪酸（花生酸、二十二烷酸、二十四烷酸），因此花生油在冬季或冰箱中一般呈固体或半固体，它的熔点为5℃，比一般的植物油要高。

花生油具有良好的氧化稳定性，是良好的煎炸油。但花生油中含有少量磷脂，若不将其去除，在煎炸食品时易起泡沫而溢锅，因此须将其中的大部分磷脂去除才能用于煎炸食品。

（四）玉米油

玉米油又称为玉米胚芽油、粟米油。玉米胚芽占全玉米粒7%~14%，胚芽含油36%~47%。

玉米胚芽油的脂肪酸组成中饱和脂肪酸占15%，不饱和脂肪酸占85%，在不饱和酸中主要是油酸及亚油酸，其比例约为1∶2.5。玉米油的脂肪酸组成一般比较稳定，亚油酸含量为55%~60%，油酸含量25%~30%，棕榈酸10%~12%，硬脂酸2%~3%，亚麻酸含量极少（2%以下），其他如豆蔻酸、棕榈油酸、花生酸等脂肪酸含量极微或不存在。玉米不同部分提取的油脂脂肪酸组成略有差别，与其他部分相比，胚芽油的亚油酸含量较高，饱和酸含量较低。成熟期中玉米各部分制取的油脂的脂肪酸组成也有不同的变化。玉米油的亚油酸含量高，其降低血清胆固醇的效能优于其他油脂。

玉米油富含维生素E，虽然不饱和程度高，但热稳定性较好。

（五）向日葵油

向日葵油又叫葵花籽油，向日葵的籽仁含油20%~40%。

向日葵油含饱和脂肪酸15%左右，不饱和脂肪酸85%。不饱和脂肪酸中油酸和亚油酸的比例约为1∶3.5，所以向日葵油是为数不多的高亚油酸油脂之一。因此，有人将它与玉米油列为"健康保健油脂"。我国北部地区向日葵油的主要脂肪酸组成为：棕榈酸6%～8%、硬脂酸2%～3%、油酸14%～17%、亚油酸65%～78%。

向日葵油一般呈淡琥珀色，精炼后与其他油相似，呈淡黄色。向日葵油为良好的食用油之一，但它不宜单独用于煎炸食品。

向日葵油富含维生素E，还含有绿原酸（水解可生成咖啡酸，具有抗氧化作用），因此向日葵油的氧化稳定性很好。

（六）芝麻油

芝麻油是我国最古老的食用油之一，产量位居世界之首。芝麻品种众多，有白、褐、黄及黑色等芝麻。各类芝麻平均含油45%～58%。

目前有不同工艺加工芝麻油，方法不同，其色味也不同。压榨法提取的芝麻油色泽浅、香味不浓；而水代法制备的芝麻油（常被称作为小磨香油）色泽深、香味浓；而采用浸出法在芝麻饼中提取的芝麻油，经过碱炼、脱臭等工艺处理后，其香味几乎完全消失。芝麻中的香味成分主要是C_4–C_9直链的醛及乙酰吡嗪等。近来日本改进了压榨方法（130℃以上），也能从压榨法取得与水代法色香味类似的芝麻油。

芝麻油的主要脂肪酸组成与花生油和棉籽油相似，含饱和脂肪酸20%，不饱和脂肪酸中油酸和亚油酸基本相当。芝麻油的脂肪酸组成比较简单，典型的组成为：棕榈酸9%、硬脂酸4%、油酸40%、亚油酸46%，其他如棕榈酸、亚麻酸及花生酸等含量较少。油脂制取方式对脂肪酸组成影响不大。

芝麻油每百克中维生素E的含量为68毫克，稳定性很高，保质期也很长。这是由于芝麻粗油中含有1%左右的芝麻酚、芝麻素等天然抗氧化剂。

芝麻油一般不作为烹调油使用，通常作为凉拌菜用油。根据芝麻油的性质，它也适合制取人造奶油、起酥油及煎炸油。

（七）橄榄油

橄榄油是由新鲜的油橄榄果实直接冷榨而成的，不经加热和化学处理，保留了天然营养成分。

橄榄油是一种植物油，最初在地中海一带被食用。后来因为"可能具有"保健功能而流传到世界各地，逐渐被营销成为一种"高档食用油"。有宣传橄榄油被认为是迄今所发现的油脂中最适合人体营养的油。

事实上，橄榄油只是一种比较好的食用油，但并没有比其他植物油明显更高的营养价值。橄榄油含饱和脂肪酸15%，不饱和脂肪酸85%，在植物油中不饱和脂肪酸含量领先，但不饱和脂肪酸里绝大多数是油酸，人体所需的必需脂肪酸亚油酸仅占7%，亚麻酸微量。

橄榄油的组成不符合婴幼儿的营养需求，与母乳中的脂肪组成更是相去甚远。它

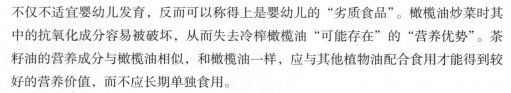

不仅不适宜婴幼儿发育，反而可以称得上是婴幼儿的"劣质食品"。橄榄油炒菜时其中的抗氧化成分容易被破坏，从而失去冷榨橄榄油"可能存在"的"营养优势"。茶籽油的营养成分与橄榄油相似，和橄榄油一样，应与其他植物油配合食用才能得到较好的营养价值，而不应长期单独食用。

（八）猪脂

猪脂是我国动物油脂中食用量最大的一种。猪脂是指从猪的特定内脏的蓄积脂肪（猪杂油）及腹背部等皮下组织中提取的油脂（猪板油）。内脏蓄积的脂肪一般较硬，腹背部等皮下组织中的脂肪较软；前者的熔点高（35～40℃），后者的熔点低（27～30℃）。

从猪的含脂肪组织中提取脂肪的方法，一般有干法和湿法两种。干法即是在120℃熬煮；湿法是在加少量水，在较低温度（105℃左右）下熬煮的油。湿法提取油的质量比干法要好。采用湿法得到的油通常称为优质蒸煮猪油。

猪油中的饱和脂肪酸的含量很高，具有独特的风味，一般无需精制。经过精制的猪油称为精制猪油。

猪油具有独特的香味，在我国主要用于烹调食用。在西方，猪油早期主要用作煎炸油和糕点起酥油使用。

猪油中含有较高含量的胆固醇，精制猪油中胆固醇的含量要降低一半。此外，猪油中的天然抗氧化剂的含量很低，致使其保质期很短，但是可以通过添加维生素E等抗氧化剂来延长它的储存期。

第四节　茶酒的营养价值

茶和酒都属于嗜好性食物。世界上许多人终身不饮茶、酒，只要遵守食用平衡膳食、坚持适度锻炼的原则，对健康和长寿未发现不良影响。但在实践中，适度饮茶饮酒，可以增加生活情趣，对健康和长寿也有一定促进作用。

一、茶叶

茶是世界三大饮料之一。茶叶以茶叶的色泽不同而分绿、红、青、黄、白和黑茶。

绿茶属不发酵茶，如龙井、碧螺春、太平猴魁等；红茶属发酵茶，如祁门红茶、滇红等；青茶又称乌龙茶，属半发酵茶，如大红袍、铁观音等；黑茶类属紧压茶，如安化黑茶、普洱茶等；黄茶是经绿茶闷黄发展而来的如君山银针、霍山黄芽等；白茶有贡眉、安吉白茶等品种。再加工茶包括花茶类、茶饮料和药用保健茶等。

（一）茶叶中的营养成分

茶叶中的营养成分包括蛋白质、脂质、碳水化合物、多种维生素和矿物质。

1. 蛋白质

蛋白质含量一般为20%～30%，但能溶于水而被利用的只有1%～2%；所含的多种游离氨基酸2%～4%，则易溶于水而被吸收利用。

2. 脂肪

脂肪含量2%～3%，包括磷脂、硫脂、糖脂和各种脂肪酸，其中亚油酸和亚麻酸含量较多，部分可为人体所利用。

3. 碳水化合物

碳水化合物含量20%～25%，多数是不溶于水的多糖，能溶于水可为机体所利用的糖类仅占4%～5%。

4. 矿物质

矿物质有30多种，含量为4%～6%，包括钙、镁、铁、钠、锌、铜、磷、铁、硒、氟等。每百克中钾1661毫克钠28.2毫克，钙325毫克，镁196毫克，铁14.4毫克，锰32.6毫克，锌4.3毫克，铜1.7毫克，磷191毫克，硒3.2微克。

5. 维生素

维生素含量丰富，以一般绿茶为例，每百克中含胡萝卜素5800微克，维生素$B_1$0.02毫克，维生素$B_2$0.35毫克，烟酸8.0毫克，维生素C19毫克，维生素E9.6毫克。

（二）茶叶中的非营养成分

茶叶中的非营养成分较多，主要包括多酚类、色素、茶氨酸、生物碱，芳香物质，皂苷等。

1. 多酚类物质

茶鲜叶中多酚类的含量一般为18%～36%（干重），包括儿茶素、黄酮及黄酮苷类、花青素和无色花青素类、酚酸和缩酚酸类等，其中儿茶素在茶叶中含量达12%～24%（干重），是茶叶中多酚类物质的主体成分。

2. 色素

色素是一类存在于茶树鲜叶或成品茶中的有色物质，是构成茶叶外形、色泽、汤色及叶底色泽的成分，其含量及变化对茶叶品质起着重要作用。

3. 嘌呤碱

茶叶中嘌呤碱类主要有咖啡因、可可碱和茶叶碱。咖啡因是茶叶生物碱中含量最多的，一般含量为2%～4%，与茶黄素以氢键缔合后形成复合物，具有鲜爽味，咖啡因对人有兴奋作用；可可碱是茶叶碱的同分异构体，是咖啡因重要的合成前体，茶叶中的含量一般为0.05%；茶叶碱在茶叶中的含量只有0.002%左右，对人体有利尿作用。

4. 芳香物质

茶叶香气是决定茶叶品质的重要因素之一，但香气物质在茶叶的绝对含量很少，一般只占干重的0.02%，在绿茶中占0.05%～0.02%，在红茶中占0.01%～0.03%，在鲜叶中占0.03%～0.05%。茶中含有的香气物质，大部分是在茶叶加工过程中形成的，绿茶中有260余种，红茶则有400多种，而鲜叶中含有大约80余种。芳香物质的组成包括碳氢化合物、醇类、酮类、酸类、醛类、酯类、内酯类、酚类、过氧化物类、含硫化合物类、吡啶类、吡嗪类、喹啉类、芳胺类等。

（三）茶叶的保健作用

茶有抗老延年、抗突变、抑癌、降血压、消炎、杀菌等功效。

1．预防肿瘤

茶有防癌和抗癌作用。茶对人类口腔癌、咽癌有保护效果。常饮绿茶者食管癌发生率减少50%，患胃癌危险性降低20%～30%，胰腺癌和直肠癌发生的危险性降低40%，结肠癌减少20%，肺癌发生率危险性降低近40%，而且随饮茶量的增多癌症发生率下降。常饮绿茶有显著降低肝癌死亡率的作用，而饮用各种茶都能降低吸烟所致的氧化损伤和DNA损伤。主要有效成分为茶多酚及儿茶素单体和茶色素。

2．预防心血管疾病

绿茶提取物具有良好的抗血凝、促纤维蛋白原溶解和显著抑制血小板聚集的作用，从而可能帮助抑制主动脉及冠状动脉内壁粥样硬化斑块的形成，达到防治心血管疾病的目的。饮绿茶者血胆固醇低密度脂蛋白明显低于不饮茶者，提示饮茶对心血管病有一定预防作用。乌龙茶有防止红细胞聚集、降低血液黏度、降低红细胞沉积等作用，并能降低毛细血管脆性，改善血液流动，防止血栓形成，具有活血化淤的良好作用。

3．抑菌、消炎、解毒和抗过敏

茶多酚具有广谱抗菌作用，并有极强的抑菌能力，且不会产生抗药性。茶多酚可预防龋齿。长期饮茶者患龋齿率较不饮茶或少饮茶者低。

4．其他作用

茶叶所含的咖啡因能促进人体血液循环、兴奋中枢神经及强心利尿。所含的茶多糖有降血糖、降血脂、提高机体免疫力功能、抗辐射、抗凝血及抗血栓等功能。所含的芳香族化合物能溶解脂肪，去腻消食；所含单宁酸可抑制细菌生长及肠内毒素的吸收，可用于防治腹泻等。

（四）茶叶的合理利用

因茶叶含有咖啡因，故容易失眠的人睡前不宜饮浓茶。咖啡因能促进胃酸分泌，增加胃酸浓度，故患溃疡病的人饮茶会使病情加重。营养不良的人也不宜多饮茶，因茶叶中含茶碱和鞣酸，可影响人体对铁和蛋白质等的吸收，对缺铁性贫血患者尤其不宜。茶叶苦寒，宜喝热茶，喝冷茶会伤脾胃。体形肥胖者宜多饮绿茶，体质瘦弱者宜多饮红茶和花茶。夏季饮绿茶，可清热去火降暑；秋冬季节最好饮红茶，以免引起胃寒腹胀。青壮年时期，应以饮绿茶为佳；进入老年，因脾肾功能趋于衰退，故以饮红茶和花茶为宜。

二、酒

酒是一种含有乙醇的饮料。酒的种类很多，根据工艺过程的不同，可分为发酵酒、蒸馏酒和配制酒。

发酵酒酿造后，只经过简单澄清、过滤、贮藏以后即作为成品，如黄酒、葡萄酒、啤酒、果酒等；另外，马奶酒、醪糟等民间发酵的、不经过蒸馏工艺的含酒精饮品也在此列。此类酒的特点是酒度低，一般在3%~18%（V/V）。由于营养成分丰富，所以保质期短，不宜长期贮存。此类酒产量占世界酒类总量的70%以上，营养一般较好。

蒸馏酒是用各种原料的发酵液、发酵醪或酒醅等，经过蒸馏、冷凝工艺，提取其中酒精等易挥发性物质，再经过勾兑和陈酿等技术制成。中国白酒、威士忌、伏特加、白兰地、金酒、朗姆号称世界六大蒸馏酒系列。此类酒的共同特点是含酒精高，一般在30%（V/V）以上，几乎不含人类必需的营养成分。

配制酒品种多，制造技术也极为不同，它是以不同的酒和其他物质混合而成。此类酒的共同特点是：经过风味物质、营养物质或药性物质等的强化。酒精浓度一般为18%~38%（V/V）。

（一）能量

酒都含有不同数量的乙醇、糖和微量肽类或氨基酸，这些都是酒的能量来源。每克乙醇可提供7千卡的能量，远高于同质量的碳水化合物和蛋白质的能量值。酒提供能量主要取决于酒所含乙醇的量。

蒸馏酒的能量主要来自乙醇。发酵酒的能量也相当高，其能量一方面来自乙醇，另一方面主要来自碳水化合物及其他成分。啤酒属于"糖性饮料"。每升啤酒可提供400千卡左右的能量，相当于200克面包，或500克土豆，或45克植物油，或60克奶油。因此，历史上埃及人称啤酒为"液体面包"。而每升甜葡萄酒和黄酒提供的能量是啤酒的1.5倍以上。

酒类的能量来源都是一些小分子物质，如乙醇、葡萄糖、蔗糖、麦芽糖、糊精，及氨基酸、挥发酸、高级醇等，极容易被机体吸收利用，因此酒提供的能量高效而且迅速。

（二）蛋白质

酒中的蛋白质主要以其降解产物如氨基酸和短肽的形式存在。由于酒的配料和酿造方法不同，含量相差较大。黄酒、葡萄酒、啤酒等发酵酒类中，氨基酸和短肽的含量较多，而在葡萄酒等果酒含量则较少，在蒸馏酒类几乎不含氨基酸。

（三）糖

糖是发酵酒类的主要营养成分，也是这类酒能量的主要来源。酒中的糖不仅具有营养作用，也影响和决定酒的口味。如葡萄酒中糖可增加甘甜、醇厚的味感，如果糖度高而酸度低，则呈现甜得发腻。

酒中的糖的种类很多，主要有葡萄糖、麦芽糖、麦芽三糖、麦芽四糖、糊精等；另外还含有阿拉伯糖、木糖、鼠李糖、棉籽糖、蜜二糖、半乳糖等。

（四）矿物质

矿物质的含量与酿酒的原料、水质和工艺有着密切的关系。葡萄酒、黄酒和啤酒中矿物元素含量最多，其中钾的含量较为丰富，一般含量为0.3～0.8克/升；其他矿物元素，如钠、镁、钙、锌等都有不同程度存在。

（五）维生素

在啤酒和葡萄酒中还含有各种维生素，啤酒和葡萄酒内含有多种B族维生素，如维生素B_1、维生素B_2、维生素B_6、维生素B_{12}、烟酸、泛酸、叶酸、生物素及维生素C等。啤酒中维生素B_1的含量很低，而维生素B_2、烟酸含量丰富。

（六）酒中的非营养成分

酒类除了上述常见营养成分外，还有很多其他非营养化学成分，虽然含量较少，但这些成分一方面直接或间接赋予酒的色泽、香型、风味、口感等各种品质特性，从而决定着酒类的种类、档次和质量；而另一方面，也影响和决定着酒的营养作用、保健作用或其他生理作用。

1. 有机酸

无论是发酵酒、蒸馏酒都含有很多种类的有机酸，它们是在酿酒过程中糖类和氨基酸分解而产生的。许多有机酸可以和乙醇一同蒸馏出来，是赋予蒸馏酒特殊香型和口味的主要物质之一。有机酸具有营养价值，也是供能物质。

2. 酒中的酯类

酯类是酒类重要香气成分，作为口味的构成物质也起到重要作用，在酒中含量较少。酯的种类和含量决定于酒的品系、成分与年限。新酒一般含量较少，老酒含量有所增加。酒中的酯类种类很多，仅白酒中发现的就多达99种。乙酸乙酯为最主要的酯。

3. 酒中的醇

乙醇是酒类的主要成分，是形成酒类特有口感的物质基础。乙醇是小分子化合物，少部分乙醇可以直接在胃中吸收，饮后很快进入血液循环，80%以上在小肠内吸收。

乙醇除了产生能量外对人体还有多方面的影响。适量饮酒有一定的精神兴奋作用，可以产生愉悦感；对心血管健康有一定的保护作用。但过量的饮酒，特别是长期过量饮酒对健康有多方面的危害。表10-5为乙醇在体液内含量对人产生的影响。

根据国家质量监督检验检疫局发布的《车辆驾驶人员血液、呼气酒精含量阈值与检验》（GB 19522—2004）中规定，饮酒驾车是指车辆驾驶人员血液中的酒精含量≥20毫克/100毫升，<80毫克/100毫升的驾驶行为。醉酒驾车是指车辆驾驶人员血液

中的酒精含量≥80毫克/100毫升的驾驶行为。

饮酒驾驶机动车辆，罚款1000元～2000元、记12分并暂扣驾照6个月；饮酒驾驶营运机动车，罚款5000元，记12分，处以15日以下拘留，并且5年内不得重新获得驾照。醉酒驾驶机动车辆，吊销驾照，5年内不得重新获取驾照，经过判决后处以拘役，并处罚金；醉酒驾驶营运机动车辆，吊销驾照，10年内不得重新获取驾照，终身不得驾驶营运车辆，经过判决后处以拘役，并处罚金。

表 10-5　体液乙醇含量与症状关系

体液乙醇含量（毫克/100毫升）			发生症状
血液	尿	脑脊液	
20	—	—	头胀、愉快而健谈
40	—	—	精神振作、说话流利、行动稍笨、手微震颤
60～80	100	70～90	谈话絮絮不休、行动笨拙
80～100	100	100～120	情感冲动、自言自语、反应迟钝、步履蹒跚
120～160	135～250	130～175	嗜睡，呈明显酒醉状态
200～400	250～500	220～440	意识朦胧，言语含糊，大多数呈木僵状
400～500	500～700	450～550	深度麻醉，少数致死亡

酒中除了乙醇外，还有许多其他一元醇类，如甲醇、丙醇和各种杂醇油等。此外酒中可能还有一些多元醇。

4. 酒中的醛和酮

酒中的羰基化合物种类也不少，对酒的香味和口味影响也较大，酒中的醛和酮是在发酵过程由糖和氨基酸等转变而来的。酒中的醛类主要为甲醛、乙醛、糠醛、丁醛、戊醛、乙缩醛等。

5. 酒中的酚类化合物

酒中含有一定量的酚类，并且多数是多酚化合物。许多多酚物质具有很强的抗氧化性，如黄酮类，具有预防心血管疾病的功能。酒中的酚类含量很不一致，葡萄酒的酚类物质最为丰富。

（七）酒类的嫌忌成分和毒副作用

1. 甲醇

蒸馏酒的甲醇主要来自酿酒原料的果胶物质，另一个来源是甘氨酸脱羧。甲醇具有明显的麻醉作用，故甲醇在体内蓄积呈现出来的中毒症状，比乙醇大得多。甲醇可引起视网膜及视神经病变；严重中毒时，脑部血管扩张或痉挛，引起出血使脑组织功能紊乱以致组织病变，直至局部瘫痪、深度麻痹、体温下降、衰竭死亡。我国白酒卫生标准中规定，谷类为原料的白酒甲醇含量应≤0.4克/升，以薯干等果胶物质含量高的原料酿造的白酒甲醇应≤1.2克/升。

2．甲醛

酒中也可能含有甲醛，白酒中含量较高。如含有甲醛，则对人体是有害的。甲醛轻度中毒有烧灼感、头晕、意识丧失，甲酸中毒也是急性甲醇中毒引起的症状之一。

3．杂醇油

杂醇油是较高级醇类化合物。在酒精发酵过程中，除由糖类产生外，氨基酸分解也能产生杂醇油。各类酒中，蒸馏酒的杂醇油含量最高。杂醇油含量多少及各种醇之间的组成比例，直接影响白酒的风味。适量的杂醇油是酒类的香味物质，但白酒中的杂醇油不能过高，否则带有较重的苦涩味。

杂醇油的毒性比乙醇大，其中丙醇的毒性相当于乙醇的8.5倍。异丁醇为乙醇的8倍。杂醇油能抑制神经中枢，饮后有头痛、头晕症状，故对人是有害的。

同步练习 ✎

一、判断题

1. 盐每日限制数量为6克，并不是营养强化的合适载体。（　）

2. 味精是一种鲜味添加剂，并不是一种安全的物质，要尽量不食用。（　）

3. 白砂糖是食糖中的精纯品种，含蔗糖量高达99.9%，不含矿物质。（　）

4. 蜂蜜食用时宜用开水冲泡。（　）

5. 橄榄油是迄今所发现的油脂中最适合人体营养的油。（　）

6. 芝麻油中含有较高含量的胆固醇。（　）

7. 绿茶属不发酵茶；红茶属发酵茶；青茶属半发酵茶。（　）

8. 蒸馏酒的甲醇具有明显的麻醉作用，严重中毒时，可以致死。（　）

9. 蒸馏酒的杂醇油含量最高，适量的杂醇油是酒类的香味物质，但含量过高会带有较重的苦涩味。（　）

10. 橄榄油被营销成为一种"高档食用油"是商业利益推动的结果。（　）

二、填空题

1. 健康人群每日摄入＿＿＿＿＿＿克食盐即可完全满足机体对钠的需要。

2. 营养酱油主要包括减盐酱油和＿＿＿＿＿＿强化酱油两类。

3. 醋的主要酸味来源是＿＿＿＿＿＿。

4. 味精是＿＿＿＿＿＿结晶而成的晶体。

5. 未经精炼的＿＿＿＿＿＿油芥酸含量很高，曾引起营养学领域的极大争议。

6. ＿＿＿＿＿＿在茶叶中含量达12%～24%（干重），是茶叶中多酚类物质的主体成分。

7. 茶叶中的＿＿＿＿＿＿能促进胃酸分泌，增加胃酸浓度，故患溃疡病的人饮茶会使病情加重。

8. 每克乙醇可提供＿＿＿＿＿＿千卡的能量。

9. ＿＿＿＿＿＿酒属于"糖性饮料"。每升啤酒可提供400千卡左右的能量，历史上埃及人称为"液体面包"。

10. 白酒中的酯类发现的就多达99种，＿＿＿＿＿＿为最主要的酯。

三、单项选择题

1. 优质酱油的氨基酸态氮≥0.7%。其中谷氨酸含量最高，其次为（　　），这两种氨基酸均具鲜味。

   A. 丙氨酸　　　　　　B. 甘氨酸　　　　　　C. 苯丙氨酸　　　　　　D. 天门冬氨酸

2. 豆酱经过发酵产生了植物性食品当中不含有的（　　），对素食者预防该维生素缺乏具有重要意义。

   A. 维生素B_1　　　　B. 维生素B_2　　　　C. 维生素B_6　　　　D. 维生素B_{12}

3. 酱油的特征香气成分被认为是4-羟基-2（5）-乙基-5（2）-甲基-3（2H）-呋喃酮，含量为（　　）左右。

   A. 0.002%　　　　　　B. 0.02%　　　　　　C. 0.2%　　　　　　D. 2%

4. 在我们经常食用的植物油中，亚油酸的比例超过50%，亚麻酸的含量高达6.7%的是（　　）。

   A. 豆油　　　　　　　B. 玉米油　　　　　　C. 橄榄油　　　　　　D. 葵花籽油

5. 茶叶中含茶碱和鞣酸，可影响人体对（　　）和蛋白质等的吸收，对缺铁性贫血患者尤其不宜。

   A. 铁　　　　　　　　B. 锌　　　　　　　　C. 碘　　　　　　　　D. 硒

6. （　　）在冬季或冰箱中一般呈固体或半固体，它的熔点为5℃，比一般的植物油要高。

   A. 茶油　　　　　　　B. 菜籽油　　　　　　C. 花生油　　　　　　D. 葵花籽油

7. 茶中含有的香气物质，大部分是在茶叶加工过程中形成的，（　　）中有400余种。

   A. 绿茶　　　　　　　B. 青茶　　　　　　　C. 红茶　　　　　　　D. 黑茶

8. （　　）几乎不含人类必需的营养成分。

   A. 酿造酒　　　　　　B. 蒸馏酒　　　　　　C. 配制酒　　　　　　D. 鸡尾酒

9. 饮酒驾车是指车辆驾驶人员血液中的酒精含量≥（　　）毫克/100毫升，＜（　　）毫克/100毫升的驾驶行为。

   A. 10，60　　　　　　B. 20，80　　　　　　C. 30，100　　　　　　D. 40，120

10. 醉酒驾车是指车辆驾驶人员血液中的酒精含量≥（　　）毫克/100毫升的驾驶行为。

    A. 60　　　　　　　　B. 80　　　　　　　　C. 100　　　　　　　　D. 120

四、多项选择题

1. 下列说法中正确的是（　　）。

   A. 甜味和咸味可以相互抵消　　　　　　B. 甜味则可以强化咸味

   C. 酸味和咸味可以相互抵消　　　　　　D. 酸味则可以强化咸味

   E. 辣味和咸味可以相互抵消

2. 在日常生活当中应当注意控制食盐数量，已经患有（　　）等疾病的患者应当选择低钠盐，并注意调味清淡。

    A. 高血压病   B. 糖尿病   C. 肾脏疾病

    D. 肥胖   E. 心血管疾病

3. 与酱油相比，醋中蛋白质、脂肪和碳水化合物的含量都不高，但却含有较为丰富的（　　）。

    A. 钙   B. 铁   C. 锌

    D. 碘   E. 硒

4. 用95%的谷氨酸钠加2.5%的（　　）及2.5%的（　　）可配成强力味精，市场上已有销售。

    A. 腺苷酸钠   B. 鸟苷酸钠   C. 肌苷酸钠

    D. 口蘑氨酸钠   E. 鹅膏蕈氨酸钠

5. 巧克力是一种（　　）为基本组成的、添加乳固体或香味料，具有独特的色泽、香气、滋味和精细质感、精美而耐保藏，并具有很高热值的甜味固体食品。

    A. 可可脂   B. 可可质   C. 可可碱

    D. 咖啡因   E. 结晶蔗糖

6. 描述油脂的组成特点与营养价值正确的是（　　）。

    A. 植物油含不饱和脂肪酸多，熔点低，常温下呈液态，消化吸收率高

    B. 动物油以饱和脂肪为主，熔点较高，常温下一般呈固态

    C. 植物油脂肪含量通常在99%以上，此外含有丰富的维生素E

    D. 动物油的脂肪含量提炼后，可达90%以上

    E. 动物油所含的维生素E不如植物油高，但含有少量维生素A

7. 含必需脂肪酸亚油酸超过50%的油脂有（　　）。

    A. 豆油   B. 茶油   C. 玉米油

    D. 橄榄油   E. 葵花籽油

8. 下面关于橄榄油的论述正确的是（　　）。

    A. 橄榄油含不饱和脂肪酸85%，在植物油中很高

    B. 橄榄油的不饱和脂肪酸绝大多数是亚油酸

    C. 橄榄油的组成符合婴幼儿的营养需求

    D. 橄榄油炒菜时其中的抗氧化成分容易被破坏

    E. 橄榄油应该长期单独食用

9. 茶叶中嘌呤碱类主要有（　　）。

    A. 咖啡因   B. 可可脂   C. 可可质

    D. 可可碱   E. 茶叶碱

10. 体质瘦弱者和老年人宜多饮（　　）。

    A. 绿茶   B. 青茶   C. 红茶

    D. 黑茶   E. 花茶

五、简答题

1. 简述鸡精的构成与使用特点。

2. 蜂蜜对人体有哪些保健作用？

3. 转化糖和果葡糖浆的组成有何异同？

4. 茶叶有哪些保健作用？

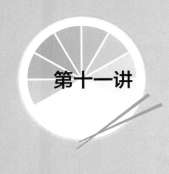

第十一讲 食材营养价值的变化

食材在食用前经历了一个从"田间到餐桌"的过程。在这一过程中，食材的营养成分并不是一成不变的，储存、运输、初加工等过程中，各种各样的内部因素和外部因素都会使食材的营养价值发生改变。

第一节 食材加工保藏对营养价值的影响

食物的营养价值除了受到食物种类的影响外，在很大程度上还受到食物的加工、贮藏以及烹调的影响。食物经过烹调、加工可改善其感观性状，增加风味，去除或破坏食物中的一些抗营养因子，提高其消化吸收率，延长保质期，但同时也可使部分营养素受到破坏和损失，从而降低食物的营养价值。因此应采用合理的加工、烹调、贮藏方法，最大限度地保存食物中的营养素，以提高食物的营养价值。

一、加工对食材营养价值的影响

（一）谷类加工

谷类加工主要有制米、制粉两种。由于谷类结构的特点，其所含的各种营养素分布极不均匀。加工精度越高，糊粉层和胚芽损失越多，营养素损失越大，尤以B族维生素损失显著。

不同出粉率小麦粉中营养素的变化见表11-1。

表 11-1　不同出粉率小麦粉的营养成分变化

出粉率/%	粗蛋白/%	粗脂肪/%	碳水化合物/%	粗纤维/%	灰分/%	B族维生素/（毫克/百克）	维生素E/（毫克/百克）
100	9.7	1.9	84.8	2.0	1.6	5.7	3.5

续表

出粉率 /%	粗蛋白 /%	粗脂肪 /%	碳水化合物 /%	粗纤维 /%	灰分 /%	B 族维生素 / （毫克/百克）	维生素 E/ （毫克/百克）
93	9.5	1.8	86.0	1.4	1.3	2.5	3.3
88	9.2	1.7	87.2	0.8	1.1	1.8	3.1
80	8.8	1.4	88.6	0.5	0.7	1.1	2.5
70	8.3	1.2	89.8	0.3	0.5	1.0	1.9
60	8.2	1.0	90.1	0.2	0.4	0.8	1.7

谷类加工粗糙时，虽然出粉（米）率高、营养素损失减少，但感观性状差，而且消化吸收率也相应降低。此外，因植酸和纤维素含量较多，还会影响矿物质的吸收。我国于20世纪50年代初加工生产的标准米（九五米）和标准粉（八五粉），既保留了较多的B族维生素、纤维素和矿物质，又能保持较好感官性状和消化吸收率，在节约粮食和预防某些营养缺乏病方面起到了积极作用。但标准米和标准面的概念近年来不再沿用，在国家标准《大米》（GB 1354—2009）中，根据大米的加工精度将大米分为一级、二级、三级和四级大米，加工精度是用加工后米胚残留以及米粒表面和背沟残留皮层的程度来判断。而小麦粉则根据用途进行了不同的要求，有10个专用小麦粉的行业标准，包括面包用小麦粉、饺子用小麦粉、发酵饼干用小麦粉、蛋糕用小麦粉、自发小麦粉、面条用小麦粉、馒头用小麦粉、酥性饼干小麦粉、糕点用小麦粉、小麦胚（胚片、胚粉），对其水分、灰分、粗细度等进行了规定。近年来随着经济的发展和人民生活水平的不断提高，人们倾向于选择精白米面，为保障人民的健康，应采取对米面的营养强化措施，改良谷类加工工艺，提倡粗细粮搭配等方法来克服精白米、面在营养方面的缺陷。

（二）豆类加工

大豆经浸泡、磨浆、加热、凝固等多道工序后，不仅除去了大豆中的纤维素、抗营养因子，而且还使大豆蛋白质的结构从密集变成疏松状态，提高了蛋白质的消化率。如干炒大豆蛋白质消化率只有50%左右，整粒煮熟大豆的蛋白质消化率为65%，加工成豆浆后为85%，制成豆腐后可提高到92%～96%。

发酵是利用微生物、植物细胞、酵母菌等代谢功能，使有机物分解的生物化学过程，大豆经发酵工艺可制成豆腐乳、豆瓣酱、豆豉等，发酵过程中酶的水解作用可提高营养素的消化吸收利用率，并且某些营养素和有益成分含量也会增加，如豆豉在发酵过程中，由于微生物的作用可合成维生素B_2，豆豉中含维生素B_2可达0.61毫克/100克，活性较低的糖苷型异黄酮的糖苷被水解，成为抗氧化活性更高的游离态异黄酮。另外豆类在发酵过程中可以使谷氨酸游离，增加发酵豆制品的鲜味口感。发酵豆制品还可产生植物性食物中缺乏的维生素B_{12}。

大豆经浸泡和保温发芽后制成豆芽，在发芽的过程中维生素C从0增至5～10毫克/

100克左右。在发芽的过程中由于酶的作用还促使大豆中的植酸降解，更多的钙、磷、铁等矿物元素被释放出来，增加矿物质的消化率和利用率。

（三）蔬菜、水果类加工

蔬菜、水果的深加工首先需要清洗和整理，如择去老叶及去皮等，可造成不同程度的营养素丢失。蔬菜水果经加工可制成罐头食品、果脯、菜干等，加工过程中受损失的主要是维生素和矿物质，特别是维生素C。

（四）畜、禽、鱼类加工

畜、禽、鱼类食物可加工制成罐头食品、熏制食品、干制品、熟食制品等，与新鲜食物比较更易保藏且具有独特风味。在加工过程中对蛋白质、脂肪、矿物质影响不大，但高温制作时会损失部分B族维生素。

二、保藏对食材营养价值的影响

食材在保藏过程中营养素含量可以发生变化，这种变化与保藏条件如温度、湿度、氧气、光照、保藏方法及时间长短有关。

（一）谷类保藏对营养价值的影响

谷物保藏期间，由于呼吸、氧化、酶的作用可发生许多物理化学变化，其程度大小、快慢与贮存条件有关。在正常的保藏条件下，谷物蛋白质、维生素、矿物质含量变化不大。当保藏条件不当，粮粒发生霉变，不仅感观性状发生改变，营养价值降低，而且会完全失去食用价值。由于粮谷保藏条件和水分含量不同，各类维生素在保存过程中变化不尽相同，如谷粒水分为17%时，贮存5个月，维生素B_1损失30%；水分为12%时，损失减少至12%；谷类不去壳贮存2年，维生素B_1几乎无损失。

（二）蔬菜、水果保藏对营养价值的影响

蔬菜、水果在采收后仍会不断发生生理、物理和化学变化。当保藏条件不当时，蔬菜、水果的鲜度和品质会发生改变，使其营养价值和食用价值降低。

蔬菜、水果采摘后会发生三种作用：①水果中的酶参与的呼吸作用，尤其在有氧存在下加速水果中的碳水化合物、有机酸、糖苷、鞣质等有机物分解，从而降低蔬菜、水果的风味和营养价值；②蔬菜的春化作用，即蔬菜打破休眠而发生发芽或抽薹变化，如马铃薯发芽、洋葱大蒜的抽薹等，这会大量消耗蔬菜体内的养分，使其营养价值降低；③水果的后熟作用，是水果脱离果树后的成熟过程，大多数水果采摘后可以直接食用，但有些水果刚采摘时不能直接食用，需要经过后熟过程才能食用。水果经过后熟进一步增加芳香和风味，使水果变软、变甜适合人食用，对改善水果质量有重要意义。

蔬菜、水果常用的保藏方法如下。

1. 低温保藏法

以不使蔬菜、水果受冻为原则，根据其不同特性进行保藏。如热带或亚热带水果

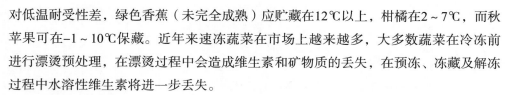

对低温耐受性差，绿色香蕉（未完全成熟）应贮藏在12℃以上，柑橘在2～7℃，而秋苹果可在–1～10℃保藏。近年来速冻蔬菜在市场上越来越多，大多数蔬菜在冷冻前进行漂烫预处理，在漂烫过程中会造成维生素和矿物质的丢失，在预冻、冻藏及解冻过程中水溶性维生素将进一步丢失。

2. 气调保藏法

气调保藏法是指改良环境气体成分的冷藏方法，利用一定浓度的二氧化碳（或其他气体如氮气等）使蔬菜、水果呼吸变慢，延缓其后熟过程，以达到保鲜的目的，是目前国际上公认的最有效的果蔬贮藏保鲜方法之一。

3. 辐照保藏法

辐照保藏是利用γ射线或高能（低于10千戈瑞）电子束辐照食品以达到抑制生长（如蘑菇）、防止发芽（如马铃薯、洋葱）、杀虫（如干果）、杀菌，便于长期保藏的目的。在辐照剂量恰当的情况下，食物的感观性状及营养成分很少发生改变。大剂量照射可使营养成分尤其是维生素C造成一定的损失。但低剂量下再结合低温、无氧条件，能够较好地保存食物的外观和营养素。

（三）动物性食物保藏对营养价值的影响

畜、禽、鱼等动物性食物一般采用低温贮藏，包括冷藏法和冷冻法。

冷冻法是保持动物性食物营养价值、延长保藏期的较好方法。冷冻肉质的变化受冻结速度、贮藏时间和解冻方式的影响。"快速冷冻，缓慢融化"是减少冷冻动物性食物营养损失的重要措施。

三、烹调对食物营养价值的影响

食物经过烹调处理，可以杀菌并增进食物的色、香、味，使之味美且容易消化吸收，提高食物营养素在人体的利用率；但在烹调过程中食物也会发生一系列的物理化学变化，使某些营养素遭到破坏，因此在烹饪过程中要尽量利用其有利因素，提高营养价值，促进消化吸收，另一方面要控制不利因素，尽量减少营养素的损失。

（一）谷类烹调

米类食物在烹调前一般需要淘洗，在淘洗过程中一些营养素特别是水溶性维生素和矿物质有部分丢失，致使米类食物营养价值降低。淘洗次数越多，水温越高、浸泡时间越长，营养素的损失就越多。

谷类的烹调方法有煮、焖、蒸、烙、烤、炸、炒等，不同的烹调方法引起营养素损失的程度不同，主要是对B族维生素的影响。如制作米饭，采用蒸的方法B族维生素的保存率比弃汤捞蒸方法要高，米饭在电饭煲中保温时，随时间延长，维生素B_1的损失增加，可损失所余部分的50%～90%；在制作面食时，一般用蒸、烤、烙的方法，B族维生素损失较少，但用高温油炸时损失较大。如油条制作时因加碱及高温油炸会使维生素B_1全部损失，维生素B_2和烟酸仅保留一半。

（二）畜、禽、鱼、蛋类烹调

畜、禽、鱼等肉类的烹调方法多种多样，常用有炒、焖、蒸、炖、煮、煎炸、熏烤等。在烹调过程中，蛋白质含量的变化不大，而且经烹调后，蛋白质变性更有利于消化吸收。无机盐和维生素在用炖、煮方法时，损失不大；在高温制作过程中，B族维生素损失较多。上浆挂糊、急火快炒可使肉类外部蛋白质迅速凝固，减少营养素的外溢损失。蛋类烹调除B族维生素损失外，其他营养素损失不大。

（三）蔬菜烹调

在烹调中应注意水溶性维生素及矿物质的损失和破坏，特别是维生素C。烹调对蔬菜中维生素的影响与烹调过程中洗涤方式、切碎程度、用水量、pH、加热的温度及时间有关。如蔬菜煮5～10分钟，维生素C损失达70%～90%。

使用合理加工烹调方法，即先洗后切，急火快炒，现做现吃是降低蔬菜中维生素损失的有效措施。

第二节　导致食材营养损失的因素

一、食材营养损失的一般途径

人体需要的营养物质来自各种各样的食材，如谷物类提供糖类，肉类与乳类提供蛋白质，水果和蔬菜类则主要提供维生素与矿物质等。然而，食材在贮藏、运输、加工过程中，因外界环境的各种因素的影响，常发生物理、化学、生物等方面的变化，从而导致营养成分的损失。食材营养物质的损失途径主要有预处理损失、干燥作用损失、光作用损失、加热作用损失、酸碱作用损失、食物成分作用损失、生物酶作用损失和氧化损失等。

（一）预处理

对食材进行清洗、浸泡和机械破碎、打浆、过滤等操作，都会使营养成分损失。在谷物的脱壳、研碎过程中，丢弃的米糠富含铁质、B族维生素、蛋白质、麸皮和胚芽，留下的胚乳除了含淀粉和一些蛋白质外，其他营养物质就较少了。菜肴配料的预处理中，清洗、浸泡等加工过程都会使部分矿物质和水溶性维生素溶于水中而流失。例如，将切好的蔬菜或水果在水中浸泡2小时，就有超过30%的可溶性矿物质与水溶性维生素因溶于水而损失；肉类经过预煮（焯水）和水冷却处理后，大量游离氨基酸、矿物质、维生素等因溶于水而流失，即使是脂溶性维生素和脂肪也会以脂溶物形式存在于汤、汁之中，如将之丢弃也会造成损失。

（二）干燥作用

干燥是保护食材免遭腐败的一种方法，但也会破坏许多营养物质，尤其是维生素C、维生素A和硫胺素。干燥除非同时有糖存在，一般对蛋白质没有太大的影响。在高温、氧气、阳光存在的综合作用下，维生素等营养物质的氧化损失将更为严重。如用阳光晒干的果干，其中维生素C的损失高达50%以上。冷冻干燥可使营养物质损失大大降低。这种干燥的方法是首先将食材快速冷冻（如用液氮速冻），然后脱水。如冷冻升华干燥的水果或蔬菜，维生素C损失仅3%左右，猪肉中硫胺素的损失仅5%，除营养物质保持率较高以外，其食材原有的大小、形状、风味以及色泽各方面也都保持较好。由于这一方法成本较高，除了工厂大量生产外，一般日常生活中的食物干燥加工很难应用。目前有许多干货如蔬菜和海产品等就是用速冻干燥法加工而成的。

已经干燥了的食材在贮存过程中，由于受贮存环境的温度、湿度、氧气及食品中残存水分与酶等因素的影响，其营养物质还会继续损失。原来含水量高的食物，营养物损失就相应更快一些。例如，含水量1%的橙汁粉在9个月以内，维生素C的损失仅5%；而含水量4%的，一周以内维生素C的损失就上升为50%。

（三）光作用

光对食材品质的作用是催化氧化反应，导致多不饱和脂肪酸和某些维生素的破坏。光敏性的维生素有核黄素、维生素B_{12}、维生素B_6、维生素A、维生素C、维生素K、维生素D，其中核黄素与维生素C对光尤为敏感。例如：将鲜牛奶置于强阳光下，2小时以后所含的核黄素损失50%~70%，所以，包装乳类的材料应使用能避光的不透明的纸板；油类宜使用褐色玻璃瓶或其他不透明容器，并增补光敏性维生素添加剂。

（四）加热作用

加热会破坏许多维生素。最不能经受热的是维生素C和硫胺素，其次是维生素A、维生素D、维生素E、维生素B_6、核黄素和叶酸。矿物质受热的影响不会明显。

温度越高，食材营养物质被损坏的程度就越大。如在150℃烤猪肉，硫胺素损失36%；若温度提高到230℃，则损失高达46%。高温还会使蛋白质变性、油脂分解，油冒烟就是油分解的信号。加热还会使氨基酸与糖类发生反应，使部分氨基酸，如赖氨酸失去被人体利用的可能性。这是烧烤肉类营养降低的主要原因。

加热时间的长短也是影响营养物质损失的因素之一。时间越长，损失越大。快速烹调法（如油炸）使肉中硫胺素损失为11%，而长时间的缓慢烹调法（熬炖）会使硫胺素损失上升为60%，但其中有20%的损失是保留在汤内的。在众多烹饪方法中，高温快速油烹法是有效降低营养损失的常用方法。

罐藏食品在热处理过程中，一些营养物会遭到破坏。罐头蔬菜约有50%的维生素C被破坏。家庭制作的罐头食品损失更为严重，这是因为为了安全起见，加热时间总要长一些。然而，一旦食品罐藏，营养物质损失的速度就变得非常缓慢。青豆罐头在20℃下贮存8~9个月，维生素C的损失仅10%；即使在38℃下贮存，维生素C损失达

10%也需2～5个月。

热能加快营养物质的损失，反之，冷则能减慢营养物质的损失。冷藏温度越低，营养物质保存率就越高。与其他食品保藏方法比较，冷冻保藏食品的营养价值较高。因此，冷藏是日常生活中食品保鲜的常用方法。

近年来，有些营养学家主张蔬菜不需加热，生吃为好，于是有的人将蔬菜洗净，置入冰箱内，随时拿出生吃。这样做的缺点是食物不卫生，因为冰箱内的温度即使在冰点，也能大量繁殖肠道细菌，会污染蔬菜，生吃就可导致肠炎。但是，加热并非全无好处，譬如加热能够改善蔬菜中淀粉等成分的可消化率，还可破坏食物中一些不利人体健康的化合物，像破坏阻止蛋白质水解的胰蛋白质抑制剂、破坏抗维生素的物质等。

（五）酸碱作用

酸性或碱性环境，对营养物质的损失是有影响的。有的营养物质，如维生素A、叶酸怕酸，而维生素C、核黄素、硫胺素在碱性条件下非常容易损失。维生素D则无论在酸性或碱性下都容易损失。维生素C与硫胺素即使在中性环境下也会遭到破坏，只有在酸性溶液中才能得到保护。所以，牛乳的发酵、食品的醋浸、烹调中加醋以及为了保持花菜的白、红、黄等颜色时，在烹调时加柠檬酸汁等就可以保护碱敏性维生素，但同时会破坏酸敏性维生素。另一方面，食品工业中常用碱除去果蔬（如番茄、桃子）外皮、烹调时为了保持菜叶的绿色常加入小苏打等，这样会导致碱敏性维生素被破坏。

（六）食物成分作用

食物中存在的某些化合物也会造成营养物质的损失。如菠菜、牛皮菜中存在的草酸能牢固地结合锌、钙、铁、镁等离子，使得这些矿物质生成不能被人体吸收利用的盐类。还有生蛋白内存在的抗生物素蛋白阻止人体对生物素的吸收，因此鸡蛋不宜生吃；柑橘皮内含有的柠檬酸有抑制维生素A的作用；蛤、生鱼、虾肉里含有硫胺素酶，可将硫胺素分解等。幸运的是上述有害物质通过加热均可破坏。铁、铜金属的存在会加快食物内多不饱和油脂的氧化产生"哈喇味"，但加入能结合这些金属的添加剂能防止上述催化作用。另一方面，食物中存在的某些化合物则有利于保护营养物质。如为防止颜色发暗，经亚硫酸处理的水果所产生的二氧化硫，可保护维生素A和维生素C不被氧化等。

（七）生物酶作用

酶是细胞内部的一种有机化合物，它能加速果蔬中许多不利的反应，而本身却无改变。果蔬一经采摘、切碎损伤以后，酶就会从组织细胞内释放出来，氧化维生素C。同样，用蔬菜榨汁也能引起维生素C、胡萝卜素、钙和磷的损失。

加热可以破坏酶，从而使酶失去催化活性。若加热不到足够的温度，如温热，则不仅不能使酶失活，反而会增大酶的活性。低温可以减慢酶的催化作用，所以，冷冻蔬菜的老化及维生素C的氧化过程并不会停止，只是减慢些而已。若在冷冻以前，将蔬菜热烫处理，酶已被破坏，则可避免上述变化，罐头食品的加工原理就是如此。水果冷冻时加糖，有利于阻止酶的作用，因此保存鲜榨果汁可以加一些糖。

（八）氧化作用

氧化反应是许多食物在贮藏和加工过程中发生的一种基本变化，它会导致维生素C、维生素A、维生素B_{12}、硫胺素、叶酸的损失。若除去空气中的氧气，可以防止或极大地降低氧化反应的发生。如以二氧化碳或氮气代替氧气的气调贮藏法，罐藏和真空包装等，都是有效防止氧化反应而常用的保鲜方法。

对油脂和含油的食品来说，其中所含的不饱和脂肪酸会发生氧化使油哈变，并产生破坏脂溶性维生素A、维生素E、维生素D的有毒物质，同时使油变味。为防止上述变化，像坚果、花生米这样的食品可加入小包吸氧剂或采用真空包装，油酥食品、油类等可在食物内部添加丁基羟基茴香醚（BHA）或二丁基羟基甲苯（BHT）。

温度升高时，氧化反应加快；降低温度，反应减慢，但不会停止。所以冷冻的食物也会逐渐氧化，也有冷存时间限制，否则变质。如猪脂和鱼脂比较容易氧化，冷藏时间建议3～6个月，牛肉和禽类则能冷藏8～12个月不会产生"哈喇味"等。

二、常见烹调加工对营养的损害

（一）整理、剖剥不当

由于过分强调"食不厌精，脍不厌细"，烹饪原料在整理、剖剥时过于精细或过于讲究，会导致部分营养素随"下脚料"的丢弃而丢失，这是烹饪过程中营养素机械性损失的重要表现。例如芹菜弃叶、茄子削皮等。

（二）洗涤、浸漂、涨发不当

烹饪原料在洗涤、浸漂、涨发过程中，水溶性维生素和无机盐的流失较为突出，这是烹饪过程中营养素损失的一个重要环节。例如淘米时用力搓洗和淘洗次数过多，洗菜时先切后洗，冻肉用温水解冻，藕片浸漂时间过长，海带涨发换水次数太多等操作，都会损失相当一部分的营养成分。淘米时，维生素B_1可损失30%～60%，维生素B_2可损失20%～25%，无机盐可损失7%，蛋白质可损失15%～16%，糖类可损失2%。白菜切后冲洗2分钟，维生素C损失8%～9%，切后浸泡15分钟，损失约14%。涨发海带时，若用冷水浸漂后再用清水洗三遍，就有90%的碘被浸出，用热水洗一遍，则有95%的碘被浸出。

（三）焯水处理不当

焯水是烹饪加工常用的预处理办法，其对烹饪原料具有显色泽、除血污、去异味、利切配、利烹调等多种好处。但如焯水处理不当，诸如水温太低、配料过多、酸碱过量、时间过长等，将会导致营养素较大程度地流失和破坏。肉类进行焯水处理，维生素、氨基酸、无机盐等营养素的损失因种类不同达30%～55%；蔬菜类焯水处理后维生素等损失超过40%。

（四）加热方式不当

烹饪加热过程中营养素的损失最为突出，烹制技法、加热温度、烹制时间、烹制次数等对营养素的影响较为明显。加热温度过高、加热时间过长、加热次数过多，营养素的损失就越大。例如，白菜旺火快炒，维生素C保存率为60%～70%；若水煮10分钟，则保存率仅30%左右，如果5小时后再回锅加热，几乎完全损失。再如油条油炸后维生素B_1，可100%损失；瘦猪肉中的维生素B_1，快炒可损失10%左右，若用卤制法则可损失40%～60%。因此，针对不同的原料选择合理的烹调方法，是对烹饪工作者的一个最基本要求。

（五）存放方法不当

烹饪原料存放的环境温度较高，或切割后存放时间过长等，原料中的营养素受日光、氧气、微生物、酶、温度等因素的影响而损失，其中以维生素的损失为主。例如白菜洗切后放置2小时，维生素C的损失率可达2%～3%；绿叶菜炒制后放置2小时，维生素C的损失率可达10%左右。因此，合理设置预处理后的食物原料存放时间和及时食用烹制好的食物，也是烹饪工艺的一种要求。

第三节　营养素保留率

食物在加工、烹饪等过程中，会有不同程度的损失，特别是维生素，它的含量最容易受热、水、光和温度的变化而变化，所以估算膳食营养素的摄入常常需要考虑加工、烹饪过程中的破坏。因此研究营养素的损失和保留，对提供可靠数据十分重要。

一、营养素保留率

在某些物理因素，如日光、盐渍、淘洗、加热等作用下，食物失去了其完整性，营养素由此通过蒸发、渗出或溶解于水中而丢失。就一般的烹调方法而言，食物中维生素最易损失，各种矿物质次之，蛋白质、脂肪和碳水化合物在通常情况下损失较少。在食物成分数据研究中最重视烹饪对维生素的影响。

烹调过程对于食物中维生素等营养素含量的变化情况称为维生素保留因子（VRF）研究，通常有两种计算方法：表观保留率（AR%）和真实保留率（TR%）。

$$AR\% = \frac{烹调食物中某种维生素含量（mg/g）（干重）}{食物原料中该维生素含量（mg/g）（干重）} \times 100$$

$$TR\% = \frac{烹调食物中某种维生素含量（mg/g）\times 烹调后食物重量（g）}{食物原料中该维生素含量（mg/g）\times 烹调前食物重量（g）} \times 100$$

这两个指标在各国食物成分研究中均有应用。由于表观保留率（AR%）没有计算烹饪后食物重量的变化，一般来说表观保留率（AR%）较真实保留率（TR%）更容易高估营养素的保留情况。部分蔬菜烹调后维生素保留率见表11–2。

表 11–2　部分蔬菜烹调后维生素保留率

食物名称	烹调方法	保留率 /%				
		维生素 C	硫胺素	核黄素	维生素 B_6	烟酸
豇豆	油炒3分钟	79.3	75.2	91.4	66.3	76.7
扁豆	油炒4.5～5分钟	46.4	56.1	80.0	44.4	83.6
胡萝卜	切丝，油炒2～2.5分钟	66.6	81.0	84.8	88.9	80.7
油菜	整叶片，油炒2～3分钟	86.1	28.1	73.1	55.6	81.3
菠菜	油炒2分钟	88.9	82.2	85.7	84.8	83.8
茄子	油炒4分钟	—	59.5	59.9	69.7	100
黄瓜	油炒1.5分钟	30.9	79.4	81.0	79.3	—
番茄	油炒1.5分钟	81.3	77.6	80.9	76.5	87.5
青椒	油炒1.5分钟	90.2	95.9	78.0	64.2	97.3

二、重量变化因子

影响食物营养素摄入量的另一个重要因素就是对食物"重量"的估计。食物重量变化因子（WCF）计算方法如下。

$$WCF = \frac{烹调后食物的重量（克）-烹调前食物重量（克）}{烹调前食物的重量（克）} \times 100\%$$

食物重量变化因子（WCF）反映了烹调过程中食物总重量的变化，实际上，食物重量变化因子（WCF）的变化将直接影响到维生素保留因子（VRF）的变化。烹调过程涉及复杂的理化改变，烹调的方式和温度是对营养素产生影响的关键因素。常用烹调方法和温度如表11–3所示。

表 11–3　常用烹调方法和温度

烹调方式	温度 /℃	烹调方式	温度 /℃
炒	160～200	烤	160～170
炸	140～200	炭火烤	350
炖	75～96	电烤	225～240
炖（油多水少）	180～200	微波（煮）	98～100

续表

烹调方式	温度 /℃	烹调方式	温度 /℃
蒸	97~100	微波（烤）	160~180
蒸汽（工业）	97~100	深煎（油）	160~200
煮	97~100	浅煎（油）	140~200
小火煮	75~96	高压锅	101~125
烫	97~100	煲汤	96~100

　　维生素保留因子（VRF）和食物重量变化因子（WCF）的研究具有很好的学术价值和现实意义，可以为营养学研究、营养调查、营养素摄入量研究提供真实的基础数据。特别是对营养调查来说，维生素保留因子（VRF）数据库的建立将具有更为直接的意义，它可以减少调查结果与实际情况之间的出入，更为科学地反映膳食调查的研究结果。通过维生素保留因子和食物重量变化因子作为参考数值，计算得到的各种食物在烹调后的维生素含量也更加准确。

第四节　食材的选择与搭配

　　由于各地区自然环境、饲养和种植以及加工方法的不同，食材的特点也各不相同。

　　动物性原料与植物性原料的生长具有明显的季节性，一年之中有淡、旺两季，在质量方面也有肥壮、瘦弱之分，所以，要适应时令，不同的季节选用不同的原料。畜禽肉体是由肌肉组织、结缔组织、骨骼组织及脂肪组织等四种组织构成，身体各部位的肉质有肥有瘦、有老有嫩，适于用不同的烹饪方法。在选择食材时，除了要考虑食材的地区特点、季节特点、不同部位的用途外，还必须从烹饪营养的角度出发，使之达到合理营养的目的。

一、原料选择的多样化

　　在进行食材的选择时，为使各种营养素都能满足人体的需要，最基本的要求是所选择食材的种类应多样化，只有运用多种食材进行配菜，才有可能使配出的菜肴包含的营养素种类较齐全。因此，在选择食材时，应按照每种食材所含的营养素种类和数量进行合理选择和科学搭配，使各种食材在营养素的种类和含量上取长补短，相互调剂，改善和提高膳食的营养水平，以达到平衡膳食的要求。

　　因此，在选择烹饪原料时，要注意以下几类原料的选择。

（一）蔬菜和水果

新鲜的蔬菜和水果含有丰富的维生素和矿物质。蔬菜和水果中矿物质多是碱性元素，可以中和动物性原料在体内代谢后产生的酸性物质，对调节人体内的酸碱平衡起重要作用。此外，蔬菜和水果中含有大量的膳食纤维和果胶物质，可促进肠道蠕动，调节消化功能，有助于食物的消化、吸收，有利于排便和加速食物中某些有害物质的代谢过程。所以，蔬菜和水果是平衡膳食中不可缺少的一个部分，在选择烹饪原料时应尽量多选用。

（二）豆类及其制品

豆类特别是大豆类及其制品，含有丰富的优质蛋白，并含有一般动物性原料所缺乏的维生素B_1、维生素B_2。大豆及其制品中含有丰富的矿物质，如钙和磷，而且比例也适合人体的需要。

豆制品在加工过程中，除去了妨碍人体消化吸收的物质，如植酸类物质、抗胰蛋白酶和过多的膳食纤维，这样可增加人体对钙、磷的吸收。所以，豆制品是人体矿物质的一个良好来源。另外，大豆及其制品还可提供人们丰富的不饱和脂肪酸、必需脂肪酸及卵磷脂。无论是从营养学的角度出发还是从实际生活出发，都应提倡多选大豆及其制品入肴及配菜。

（三）食用菌类

食用菌类的营养价值有一定的特殊性，虽然大多数食用菌类的蛋白质含量并不十分丰富，其蛋白质营养价值也不如肉类、蛋类和奶类，但它含有抗病毒、抗癌、降低胆固醇和抗衰老等物质，所以近年来，食用菌类有"健康食品"之称，应多采用。

（四）禽蛋类

禽蛋类蛋白质含量高，质量好，其氨基酸组成与人体组织蛋白质氨基酸组成接近，因此，利用率高，生物价可达94，消化率也达98%，是目前已知天然食物中较好的蛋白质。此外，它还含有丰富的易被人体吸收、利用的钙、磷等矿物质、必需脂肪酸、卵磷脂以及维生素A、维生素D及B族维生素，而且价格也较肉类经济。

二、膳食营养素的平衡

平衡膳食也称合理膳食或健康膳食，它是由多种食物构成，能提供足够数量的能量和各种营养素，并且保持各营养素之间的平衡，以利于营养素的吸收和利用，从而达到满足人体生长发育和各种生理、体力活动需要的目的。

合理膳食能使食物与机体需要达到统一和谐，这种平衡不仅表现在能量和各种营养素必须满足机体的需要，还表现在营养素之间在功能和数量上应保持平衡，能量和各营养素之间要保持合适的比例。

（一）三种热能营养素作为热能来源比例的平衡

人体所需要的能量主要来自蛋白质、脂肪和碳水化合物。在日常膳食中，根据我国的饮食习惯，要保证成人碳水化合物以占总能量供给的55%～65%，脂肪占20%～30%，蛋白质占10%～15%为宜。年龄小，蛋白质及脂肪供能占的比例应适当增加，成人脂肪摄入量一般不宜超过总能量的30%。

（二）热能消耗量与维生素 B_1、维生素 B_2 和烟酸之间的平衡

维生素B_1、维生素B_2、烟酸这三种维生素与人体的能量代谢关系密切，其供给量是根据能量消耗按比例供给的。摄入的热能较多时，这三种维生素也需增加，故热能供给量与维生素B_1、维生素B_2和烟酸之间的平衡非常重要。

（三）饱和脂肪酸与不饱和脂肪酸之间的平衡

动物性脂肪中饱和脂肪酸的含量较高，植物油中不饱和脂肪酸含量较高。在提供能量的营养素中脂肪占20%～30%，其中饱和脂肪酸的含量不能超过10%。膳食中应以植物油为主，减少动物脂肪的使用量。

（四）酸性食品和碱性食品的平衡

酸性食品和碱性食品是以在体内完全分解代谢后所余的矿物质是呈酸性还是碱性来判断的。若某些食物进入人体经分解代谢后所余的矿物质多为氯、硫、磷等元素构成的酸性离子，就称该食物为酸性食物。反之，所余的矿物质多为含钾、钠、钙、镁等碱性离子，就称该食物为碱性食物。蛋白质含量高的食物一般是酸性食品，因含硫氨基酸氧化分解后产生硫，进一步氧化为硫酸。一些食物如蔬菜和水果虽有酸味，但当它们完全氧化后，主要形成碱性元素，所以为碱性食物。

人体内有较强大的缓冲系统，虽然每天机体都会有酸性和碱性物质的过剩，但通过缓冲系统的调节能维持机体pH的正常水平。我们还是应注意食物的酸碱性，尽量使它们维持平衡，以减少机体生理功能的负担。

三、膳食营养素的补充

（一）对易损失营养素的补充

一些营养素性质活泼，易受外界环境因素的影响而被氧化、破坏或分解，在选择烹饪原料时更应注意多选择含这些营养素的原料。

维生素C的性质较不稳定，遇高温、碱及空气中的氧气均易遭破坏。所以，在选择烹饪原料时，应注意对维生素C含量高的原料的选择。维生素B_1本身不易被氧化，也较耐热，特别是在酸性介质中极其稳定。但它在碱性环境中对热极为敏感，应酌情增加维生素B_1的供给量。一般人群中维生素B_2的供给量常不足，要注意增加维生素B_2的供给量。

总之，对易破坏的营养素，尤其是水溶性维生素，选择含量较高的食材，是补充

的方法之一。

（二）对一些具有特殊意义的营养素的补充

有些食材烹调加工方法虽然增加了食物的口感，但也破坏了部分营养素；或使某些营养素转化成不被人体吸收甚至有毒的物质；或由于烹饪技艺的需要，在食物中增添了某些对人体健康不利的物质。

如腌制肉制品，往往使用护色剂硝酸盐、亚硝酸盐，既能防腐，又使制品在加工后出现鲜艳的淡玫瑰红色，引人食欲。但亚硝酸盐和胺类物质，无论在体内或体外均可生成亚硝胺。亚硝胺对动物有强烈的致癌作用。可能对人类有致癌性。亚硝基化合物作用过程可被许多化合物与环境条件所抑制，如维生素C、维生素E、鞣酸等。当膳食中出现腌制肉类、鱼制品，或采用高温油炸腌制品的烹调方法时，应多选择含维生素C较多的新鲜蔬菜和水果。

再如，高温油炸是常用的烹调方法，油脂会发生老化，形成过氧化物。过氧化物对人体会产生不良影响，与人体衰老有关。而很多营养素具有抗过氧化作用，如维生素C、维生素E和硒等。

熏、烤是两种常用的烹调方法。烟熏或火烤时，燃料燃烧会产生多环芳烃类物质而使食物污染，产生的苯并芘对人体有致癌性。维生素A具有保护消化道黏膜，抑制苯并芘对消化道黏膜的致癌作用。所以，膳食中含有熏烤类食物时，应增加富含维生素A或胡萝卜素的原料，如肝脏、有色蔬菜，以防止多环芳烃对人体的危害。

同步练习 ✏️

一、判断题

1. 近年来随着经济的发展和人民生活水平的不断提高，人们倾向于选择精白米面，是因为营养价值更好。（ ）

2. 在正常的保藏条件下，谷物蛋白质、维生素、矿物质含量变化不大。（ ）

3. 谷物保藏条件不当，粮粒发生霉变，感观性状发生改变，营养价值降低，但绝不会完全失去食用价值。（ ）

4. 已经干燥了的食材在贮存过程中，其营养物质不会继续损失。（ ）

5. 一般来说食物营养素表观保留率（AR%）较真实保留率（TR%）更容易高估营养素的保留情况。（ ）

6. 加热可以破坏酶，从而使酶失去催化活性。若加热不到足够的温度，如温热，则不仅不能使酶失活，反而会增大酶的活性。（ ）

二、填空题

1. 油条制作时因加碱及高温油炸会使维生素_____全部损失。

2. 光对食材品质的作用是_____反应，导致多不饱和脂肪酸和某些维生素的破坏。

3. 加热会破坏许多维生素，最不能经受热的是_____和硫胺素。

4. 若某些食物进入人体经分解代谢后所余的矿物质多为氯、硫、磷等元素构成的非金属离子，就称该食物为_____性食物。

5. 若某些食物进入人体经分解代谢后所余的矿物质多为钾、钠、钙、镁等金属离子，就称该食物为_____性食物。

6. 当膳食中出现腌制肉类、鱼制品，或采用高温油炸腌制品的烹调方法时，应多选择含_____较多的新鲜蔬菜和水果。

三、单项选择题

1. 加工精度越高，糊粉层和胚芽损失越多，营养素损失越大，尤以（ ）损失显著。
   A. 维生素A   B. B族维生素   C. 维生素C   D. 维生素D

2. 发酵豆制品可以产生植物性食物中缺乏的（ ）。
   A. 维生素B_2 B. 维生素B_{12} C. 维生素C   D. 叶酸

3. 蔬菜水果经加工可制成罐头食品、果脯、菜干等，加工过程中受损失的主要是维生素和矿物质，特别是（　　）。

A. 维生素A　　　　　　B. 维生素B₂　　　　　　C. 维生素C　　　　　　D. 维生素D

4. （　　）是减少冷冻动物性食物营养损失的重要措施。

A. 快速冷冻，快速融化　　　　　　　　B. 缓慢冷冻，缓慢融化

C. 快速冷冻，缓慢融化　　　　　　　　D. 缓慢冷冻，快速融化

5. 关于蔬菜和水果虽有酸味，但当它们完全氧化后，主要形成碱性元素，所以为碱性食物。（　　）。

A. 蔬菜和水果都是碱性食物　　　　　　B. 蔬菜是碱性食物，水果是酸性食物

C. 蔬菜和水果都是酸性食物　　　　　　D. 蔬菜是酸性食物，水果是碱性食物

6. 膳食中含有熏烤类食物时，应增加富含（　　）或胡萝卜素的原料，如肝脏、有色蔬菜，以防止多环芳烃对人体的危害。

A. 维生素A　　　　　　B. B族维生素　　　　　　C. 维生素C　　　　　　D. 维生素D

四、多项选择题

1. 食材在保藏过程中营养素含量可以发生变化，这种变化与保藏条件如（　　）有关。

A. 温度　　　　　　B. 湿度　　　　　　C. 氧气

D. 光照　　　　　　E. 保藏方法及时间长短

2. 蔬菜、水果常用的保藏方法有（　　）。

A. 低温保藏法　　　B. 高温保藏法　　　C. 气调保藏法

D. 熏制保藏法　　　E. 辐照保藏法

3. 米类（　　）营养素的损失就越多。

A. 淘洗次数越多　　B. 水温越高　　　　C. 水温越低

D. 浸泡时间越长　　E. 浸泡时间越短

4. 光敏性的维生素有核黄素、维生素B₁₂、维生素B₆、维生素A、维生素C、维生素K、维生素D，其中（　　）对光尤为敏感。

A. 核黄素　　　　　　B. 维生素B₁₂　　　　　　C. 维生素B₆

D. 维生素A　　　　　　E. 维生素C

5. （　　）这三种维生素与人体的能量代谢关系密切，其供给量是根据能量消耗按比例供给的。摄入的热能较多时，这三种维生素也需增加。

A. 维生素A　　　　　　B. 维生素B₁　　　　　　C. 维生素B₂

D. 烟酸　　　　　　　　E. 维生素C

6. 酸性或碱性环境，对营养物质的损失是有影响的。有的营养物质，如（　　）在酸性条件下非常容易损失。

A. 维生素A　　　　　　B. 硫胺素　　　　　　C. 核黄素

D. 叶酸　　　　　E. 维生素C

五、简答题

1．蔬菜、水果采摘后会发生哪三种作用？对营养价值有何影响？
2．常见烹调加工对营养的损害有哪些方式？

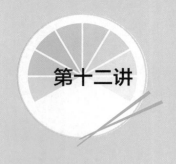

第十二讲　烹饪过程中食物营养的变化

食材在烹调过程中，由于受温度、渗透压、酸碱度、空气中的氧以及酶活力改变等因素的影响，可发生一系列物理、化学变化。这些变化可以提高食物的消化吸收率及营养价值。破坏、杀灭生原料中的有毒成分及微生物和寄生虫卵，有利于人体的健康；但同时，部分原料中的营养素可受到破坏和损失，而导致原料营养价值的降低；某些原料在特殊的烹调加工过程中，还可产生对人体健康有害的物质。

第一节　烹饪过程中常量营养素的变化

营养素在烹调中的变化，实际上与各种营养素本身的物理性质特别是化学性质密不可分。食物在烹调过程中，起着复杂的物理变化和化学变化。因此我们必须根据它们变化的规律，进行合理烹调，才能最大限度地保存食物中的营养素。

一、蛋白质

（一）蛋白质物理性质对烹饪的影响

1. 吸水性与持水性

蛋白质吸取水分的能力称为蛋白质的吸水性，可由干燥的蛋白质在一定湿度中达到水分平衡时的水分含量来反映。不同的蛋白质具有不同的吸水性。

蛋白质保持水分的能力称为蛋白质的持水性。持水性所反映的是蛋白质中结合水和半结合水的多少。在决定菜点口感方面，它比吸水性显得更为重要。尤其是肉制品，即使加热也可保持其水分，这样才能有柔嫩的口感和良好的风味。烹制含蛋白质比较丰富的原料，要获得柔嫩的口感，就必须采取适当的措施提高或保护蛋白质的持水性。

2. 溶胀现象

蛋白质吸水后不溶解，在保持水分的同时，赋予制品以强度和黏性称为蛋白质的膨润性。它与蛋白质的持水性是一致的，也就是说，随着蛋白质的持水性的提高，其膨润性也一定会提高。

若升高水溶液的温度，蛋白质的溶胀速度就会加快，水分子占据蛋白质的空间也就越充分，墨鱼的涨发质感也越佳，从而变得软嫩易消化。这种现象在烹饪的初加工过程中尤为多见，如海参、鱼翅、蹄筋等干货原料的涨发都要利用蛋白质溶胀原理。溶胀作用进行的程度，还与原料分子间内部结合的强度、溶液的pH和渗透压、原料的浸泡时间、环境因素等条件有关。但是，当浸泡干货原料的时间过长，或温度过高，或水溶液的pH过高，都有可能使大分子的物质扩散到水溶液中，而使部分或大部分蛋白质被溶解。这样，不仅影响了原料涨发的工艺要求，而且也降低了涨发后食物蛋白质的营养价值。

3. 黏结性

黏结性也称结合性，是指与蛋白质溶液的黏性和胶黏性相关的性质。例如，动物肉类中的蛋白质存在于肌细胞内，经刀工处理后肌细胞遭到破坏，加盐搅拌时，盐水就将一些蛋白质抽提出来，形成黏性的溶液，这有助于把淀粉等物质黏附于原料表面或者把碎肉相互粘凝在一起，一经加热，肉表面的物质或者碎肉之间就会随着蛋白质溶胶的凝固而彻底黏凝在一起。

4. 起泡性

蛋白质的起泡性是指气体混入到蛋白质溶胶中形成泡沫的现象。可溶性蛋白质都具有一定的起泡性。鸡蛋蛋清蛋白质起泡性较强，在烹饪加工中应用较为广泛，如制作蛋糕、蛋泡糊等。脂肪有消泡性，蛋黄中含有较多的脂肪，对泡沫有消除作用。

（二）蛋白质化学性质对烹饪的影响

1. 蛋白质变性

（1）蛋白质的变性作用　蛋白质的变性是指蛋白质分子复杂严密的天然结构在外界物理化学因素的作用下发生变化，从而引起蛋白质分子性质的改变和生理功能的丧失。

松散的多肽链之间可借副键的作用互相聚集并缠绕在一起，形成新的蛋白质凝胶，这就是凝固。通常蛋白质发生变性、凝固是蛋白成熟的重要标志，也决定着成品的型。例如将加工好的生鱿鱼片放入沸水锅中，其蛋白质迅速变性、凝固，并且由于蛋白质收缩程度不同，最后就形成了卷筒形的卷状。

大多数变性凝固的蛋白质具有不溶性，不能溶于水和有机溶剂中，是不可逆的变化，如鸡蛋加热凝固、牛奶制成酸奶后不能恢复原状。但肉冻中明胶加热成溶胶，温度降至室温就凝固成冻胶，这是由于明胶的溶胶和冻胶间具有热的可逆性，使肉冻能反复溶化和凝固。

在烹饪加工中很多蛋白质的变性引起良好的物态变化，变性的蛋白质有一定的稠度，易受酶分解而被人们消化吸收。凝固后的蛋白质加工效果较好，利于烹饪中的造型，例如烹饪中常用卤牛肉、卤猪肝、黄/白鸡蛋糕、烧鸡、松花蛋等制作各式造型逼真、切题寓意的花拼，以增强筵席的喜庆或和谐的气氛。

引起蛋白质变性的理化因素很多，物理因素主要有热、紫外线照射、超声波、强烈搅拌等；化学因素主要有酸、碱、重金属盐、有机溶剂等；生物因素主要有酶等。

（2）蛋白质的热变性　在烹饪中蛋白质的热变性是加热成熟过程中最普遍的现象。在烹饪中几乎所有的蛋白质在受热时发生变性，接着就开始凝固。

一般来说蛋白质的热变性在45～50℃就能初步觉察到，55～60℃时进行得比较快并开始凝结。蛋白质在受热发生凝结时的温度叫做该蛋白质的凝固温度。生鸡蛋煮熟的过程就是先变性后凝固的过程。各种蛋白质由于本身结构不同，凝固温度也不相同。结构比较松散的蛋白质凝固温度较低；结构比较紧密的蛋白质其凝固温度较高。例如鸡蛋的凝固温度在60℃左右，在制作含蛋的菜肴时，要恰当掌握鸡蛋加入时的温度和方法，使之凝固成所需要的形状。谷蛋白的结构紧密些，于72℃时凝固，并形成面制品的造型。如在蒸馒头时，要上了大气才上笼，使坯中气体很快膨胀，而面粉中的面筋蛋白依靠筋力将气体包住，使体积很快增大，到达凝固温度时面筋蛋白凝固，使馒头成松软的结构。如果火小上气很慢，表面的温度较高，蛋白质逐渐变性凝固，而内部温度升得慢，气体来不及膨胀就定型了，蒸出的馒头小而硬，口感也不好。

各种不同质地、不同大小的原料，其蛋白质热变性的速度是不一致的，这就需要采取不同的烹饪方法，巧妙地使用刀工并恰当地控制火候，使成品质量符合要求。例如"霸王别姬"，其选用蒸法使整鳖和上过糖色的整鸡熟制，这就需要较长的时间才能使原料中的蛋白质由表及里逐渐发生热变性，使鸡、鳖肉内层组织结构松软，成品酥烂而不走形；而"滑炒里脊丝"中初加工后的肉丝，由于体制小，表面积大，烹制时热很快传递到原料内部，蛋白质很快变性成熟成为鲜嫩多汁。

加酸或加碱可以加速蛋白质热变性的速度，如水果中所含的有机酸较多，变性的温度比蔬菜低。在烹制醋熘菜肴时成熟比较快，因为在等电点附近，酸促使蛋白质变性沉淀，使组织发硬生脆的缘故。有的菜加点碱煮烂较快，这就是蛋白质凝固速度快接着又被水解的缘故，但碱易破坏成品的营养成分，加热时破坏速度加快，所以这种方法用得较少。

（3）其他因素作用下的蛋白质变性　酸能使许多蛋白质变性凝固。例如牛奶在乳酸杆菌的作用下，使乳糖变成乳酸，牛奶中的酸度提高，当酸度达到等电点时乳球蛋白变性凝固，而酪蛋白不凝结，以钙盐形式存在；当乳酸进一步增多时，酸度也进一步升高，夺去酪蛋白盐中的钙使酪蛋白呈游离状而沉淀，形成了酸奶。这是制作乳酸饮料的主要原理。

碱也能使蛋白质变性凝固。例如蛋类在纯碱、生石灰的作用下，促使蛋白质变性而呈胶冻状，同时其他离子和茶叶中的鞣质促使蛋白质凝固和沉淀。

盐也能使蛋白质变性凝固。例如咸豆浆中由于豆浆加入酱油，蛋白质凝固变性。

有机溶剂能破坏蛋白质中的某些副键而使蛋白质变性。例如醉蟹制作时是在鲜活的河蟹中加入高度的白酒，使蟹中蛋白质变性，细胞脱水，将蟹活活地"醉死"。

强烈的搅拌也能使蛋白质变性。例如在制作鸡蛋糕时，用打蛋机搅拌，使鸡蛋中的蛋白质在机械搅拌下变性，蛋白质结构变得松散，在吸附水分同时空气也被充入，由于蛋白质表面张力大故而被分割成球状的小液滴，随着搅打空气不断地充入到液滴中，使鸡蛋的体积大大地增加，加面粉略搅，制坯后烘烤。烘烤时首先是包在内部的空气和水蒸气膨胀，接着蛋白质凝固定型，最后得到松软可口的鸡蛋糕。

食品缓慢冷冻时，由于冰晶缓慢地在细胞间隙形成，细胞内的水分逐渐渗出而结冰，造成细胞内酸度和盐分升高而促使蛋白质变性，例如冻豆腐，由于蛋白质变性使豆腐有了不同的质感。

2. 蛋白质的水解

凝固变性的蛋白质若在水中继续加热，将有一部分逐渐水解，生成多肽等中间产物，这些多肽类物质进一步水解，最后分解成各种氨基酸。在烹饪中，长时间加热牛肉（如煮、炖），会由于肌肉蛋白质水解，产生肌肽、鹅肌肽等低聚肽，形成牛肉汁特有的风味。若用中火或小火炖肉或制汤，肉质及汤汁格外鲜美，就是这个道理。

（三）加热对氨基酸的影响

蛋白质加热后，所发生的变化受加热的温度、时间、含水量以及有无碳水化合物存在等因素的影响。食物蛋白质加热后，发生变性、凝固，一方面，这些变化增加了人体对食物蛋白质的利用，有利于人体内消化酶对蛋白质的分解，可促进消化吸收；另一方面，加热可使有害的蛋白质失去活性。例如，蛋清中的抗生物素蛋白，大豆中抗胰蛋白酶、红血球凝聚素，鱼中的硫胺素酶等，加热后蛋白质因变性作用而失去活性，从而提高了食物蛋白质的安全性和营养价值。

但是，如果加热的温度过高，不仅对蛋白质的结构产生影响，也会使氨基酸的结构发生变化，引起制品营养成分的破坏，氨基酸的损失较大，从而降低了蛋白质的营养价值。

二、脂类

脂类包括多种化合物，主要有油脂和类脂两种，油脂是高级脂肪酸的甘油酯，类脂则包括蜡、磷脂和一些其他化合物。

（一）油脂在食品加工烹调中的变化

油脂在热加工过程中，特别是在较长时间的高温加热时能发生一系列的化学反应，致使食用油脂的质量变劣，还能产生具有刺激性气味的物质，甚至产生有毒物质及致癌物质。了解油脂在加热时的变化，对烹饪工作者是十分必要的。

油脂在高温下发生聚合、水解、缩合、分解及挥发等各种复杂的物理化学变化，其结果使油脂产生增稠、色泽变暗、分解温度下降、泡沫增多等现象，这种高温下油

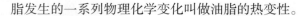

脂发生的一系列物理化学变化叫做油脂的热变性。

油脂的热变性，使得油脂的质量变劣，给加工的食品带来一些不良的气味和滋味，还影响了食品的色泽和消化率，耗油量增大，更重要的是油脂的营养价值降低，严重的还会产生有毒物质。

为了防止油脂的热变性，常用于炸制的油脂要经常补充新鲜油脂，并在用前沥去杂质，同时烹饪时油温最好不要超过200℃，如果有必须在200℃以上才能制作成型的菜肴，则应选用分解温度较高的高级精炼油。

（二）类脂在食品加工烹调中的变化

磷脂具有极高的营养价值，在动物体和人体内有着重要的生理作用。在烹饪中它还是良好的乳化剂和吸水剂。

在烹制奶汤时主要是选用含脂量高和胶原蛋白丰富的原料，如鸡、鸭、猪肘、猪蹄、骨头等，由于在煮制过程中长时间加热，保持汤的沸腾状态，水的对流作用不断的翻滚，使油脂从脂肪组织中游离出来，并被水分子撞击成许多小油滴而分散于汤中。同时油脂和骨髓中的磷脂被析出，肉皮和结缔组织中的胶原蛋白在水的振荡下结构被破坏，并被水解成亲水性很强的乳化剂——明胶。磷脂与明胶共同起着乳化作用，将油滴包裹起来，阻止了油滴间的聚集，使油滴稳定地分散在水中，形成水包油型的浓似奶汁的乳状液，行业上叫"奶汤"或"白汤"。

另外，由于磷脂能自动吸附空气中的水分，保持产品的松软，使面点具有良好的口感而被经常用在面点表面的涂敷上。

三、碳水化合物

淀粉、蔗糖、麦芽糖等不仅是植物性食物的主要营养成分，也是烹饪中的重要辅料，与菜肴、面点的色、香、味、形、质的形成有着密切的关系。

（一）淀粉的变化

淀粉是粮食中含量最多的成分，也是人体所需碳水化合物的重要来源，它提供的热能占人体总能量的60%～70%。淀粉又是烹饪中上浆、挂糊、勾芡的主要原料，而且还是制作凉粉、粉丝、粉皮的原料。

1. 淀粉的糊化

淀粉是由葡萄糖分子构成的，分为直链淀粉和支链淀粉两种，它们在冷水中都不溶解。当把淀粉混在水中加热，淀粉粒吸水膨胀；继续加热，形成具有黏性的胶体溶液，这种变化称为淀粉的糊化。

糊化后的淀粉更可口，更有利于消化吸收，即更易被淀粉酶水解，未糊化的淀粉则较难消化。淀粉的糊化作用常用于菜肴的浆和糊。用于爆、炒、熘、炸等烹调技法烹制菜肴时，对某些主料需要上浆或挂糊后，方可烹调。因上浆或挂糊后的原料，经过加热后，淀粉发生糊化，形成具有黏性的透明的胶体，紧紧裹在原料的表面，制成的菜肴鲜嫩、饱满，晶莹透亮或使汤羹等具有一种似透非透的朦胧感。因此，要求淀粉糊化速度快，糊化中的黏度很快达到最高点，并且有较好的透明度。

2. 淀粉的老化

糊化的淀粉在室温或低温下放置时，或淀粉凝胶经长时间放置，会变成不透明状甚至产生沉淀现象，这种现象为淀粉的老化。如馒头、面包放置时间长会变硬、干缩，主要是淀粉老化的结果。利用淀粉加热糊化，冷却又老化的特点可制作出粉皮、粉丝等。

老化的淀粉其黏度降低，使食品外形干瘪，口感由松软变为发硬，俗称"回生"，不仅口感变差，而且消化率也随之降低。因淀粉老化，酶的水解作用受到阻碍，从而影响其消化率。

（二）蔗糖的变化

1. 溶解度、黏度与糖芡

蔗糖易溶解在水中，溶解度随温度的升高而增加。蔗糖的甜度较强，并且甜度不随溶解时间而变化。

蔗糖的水溶液具有比较大的黏性。其黏度受温度和浓度的影响较大，一般随温度的升高和浓度的增大而增大。菜点制作中的糖芡就是这一性质的典型应用。将蔗糖溶解于水，加热使水分蒸发，其溶液的浓度越来越高，黏度也越来越大，当达到一定程度时，糖液就能裹于原料表面，形成晶莹光亮的糖芡。

2. 结晶与挂霜

蔗糖的饱和溶液，经冷却或使水分蒸发便会析出蔗糖晶体。这一性质可体现在制作甜菜时的挂霜。在较高温度下溶解大量蔗糖，以形成饱和溶液，当加热至水分蒸发到一定程度时，让糖液裹匀原料，然后快速冷却，让原料表面的糖液迅速结晶，形成细小的晶粒，使菜肴具有松脆、甜香、洁白似霜的外观和质感。

3. 拔丝和糖色

蔗糖本身为无色晶体，当加热至185～186℃时，熔化为液体。实际上，蔗糖加热到150℃时即开始熔化，继续加热就显微黄色，形成一种黏稠的熔化物，冷却后即形成一种无定形玻璃状物质。烹饪中拔丝菜肴就是利用这一特征。

当加热温度超过其熔点时或在碱性情况下，糖被分解而发生降解作用，产生小分子的物质，经过聚合、缩合后生成褐红色的焦糖色素，这就是糖的焦化反应，人们习惯上称之为糖色。

蔗糖在加热过程中形成新的降解产物。一类为焦糖是呈色物质，另一类为醛、酮类化合物等焦糖化气味的基本组分。

当蔗糖或其他碳水化合物与含有蛋白质等氨基化合物的原料一起烹调时，特别是当温度过高时，则发生羰氨反应，形成褐色的"类黑色素"。如果再继续加热，则可

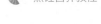

发生部分碳化变黄或变焦黑，成为具有苦味的碳。蔗糖的焦化，在烹饪中多用于红烧类菜肴，也用于蒸、焖、煨等烹调技法。此外还改变菜肴质地，增加食欲。在腌肉中加糖，能促进肉中胶原蛋白质的膨胀，使肉组织柔嫩多汁。

（三）麦芽糖（饴糖）的变化

麦芽糖受热分解为葡萄糖，颜色的改变实际上反映的是葡萄糖的变化过程。麦芽糖的稳定性使它在受热后变色缓慢，烹饪时可采用控制火候来调节加工时的温度变化，使菜肴产生诱人的色泽。如北京烤鸭就是利用饴糖在加热过程中的变化而制的。当等到烤鸭皮色呈酱红时，鸭子正好成熟。由于饴糖的胶体水具有不易失去的特点，而一旦失去水分，麦芽糖的糖皮变厚，增强了烤鸭皮质的酥脆程度。同时，由于麦芽糖分子中不含果糖，烤制后食物的相对吸湿性较差，脆度更好。

（四）膳食纤维的变化

植物性的食物多含纤维素、半纤维素、果胶、木质素等。虽然它们也是由糖分子组成的碳水化合物，但却很难被高温、酸、酶所水解。因此，不易被人体消化吸收。

纤维素在一般的烹调加工过程中不会溶解破坏，但水的浸泡和加热有助于纤维素吸水润涨，使食物质地略为变软。老韧的蔬菜中，纤维素、半纤维素的含量多，如老叶的干物质中，纤维素、半纤维素含量可达20%。所以，老韧的蔬菜通过烹饪也不会完全软化。

加热使植物细胞间的原果胶转化为可溶性的果胶，因而，使菜果软化。尤其是果胶物质含量大的菜果，如胡萝卜等，在烹饪中需加热一定的时间，以促进上述转化，使组织变软。

第二节　烹饪过程中微量营养素和水的变化

一、维生素

在加热过程中，维生素虽然没有像蛋白质变性、脂肪水解、碳水化合物糊化等那样复杂的理化改变，但都会随着这些高分子营养素的复杂变化而被游离出来，受到高温、氧化、光照等不同因素的作用，而造成破坏损失。维生素在烹饪中的变化，是随维生素在原料中存在部位的改变和理化因素的变化，而导致其化学结构变化的。烹饪原料在加工过程中，损失最大的营养素就是维生素，其中又以维生素C损失最大。

（一）溶解性

水溶性维生素，如维生素B_1、维生素B_2、烟酸、叶酸、维生素C等都溶于水中，易通过扩散或渗透过程从原料中浸析出来。因此，当原料表面积增大，所处环境水流速度加快、水量大和水温升高等使原料中的水溶性维生素由于浸出而损失增加，尤其是对叶菜影响更大。因维生素C会通过表面积较大的叶子引起损失，如将切好的叶菜完全浸在水中，烹制后可损失80%以上。

水溶性维生素在烹制过程中也因加水或汤汁溢出，而溶于菜肴汤汁中。维生素在汤汁中溢出程度与烹调方法有关，一般采用蒸、煮、炖、烧等烹制方法，汤汁溢出量可达50%，因此，水溶性维生素在汤汁中含量较大；采用炒、滑、熘等烹调方法，成菜时间短，尤其是原料经勾芡后再烹调汤汁溢出不多，因此，水溶性维生素从菜肴原料中析出量也不多。

脂溶性维生素，如维生素A、维生素D、维生素E、维生素K等只能溶解于脂肪中，因此，菜肴原料用水冲洗过程和以水作传热介质烹制时，不会流失，但用脂肪作传热介质时，部分脂溶性维生素会溶于油脂中。所以，在通常烹调中，无论是维生素A还是胡萝卜素均较稳定，几乎没有损失，当加水加热时，一般损失最多也不超过30%。短时间烹调食物，肴馔中的维生素A损失率不超过10%。由于维生素A易溶于脂肪中，因而，当油炸食物时，可使部分维生素A溶解于油而损失，然而，与脂肪一起烹调却可大大提高维生素A和维生素A原的吸收利用率。凉拌菜中，加入食用油不但可以增加其风味，还能增加人体对凉拌菜中脂溶性维生素的吸收。

（二）氧化反应

对氧敏感的维生素有维生素A、维生素E、维生素K、维生素B_1、维生素B_2、维生素B_{12}、维生素C等，它们在食物的贮存和烹调加工过程中，特别容易被氧化破坏。维生素A具有高度不饱和性，因此，对氧和光很敏感，尤其在高温、紫外线、金属存在下，可促进其氧化；油脂发生氧化酸败时，溶于油脂中的维生素A和维生素A原也将受到氧化破坏。多数维生素A都是以酯的形式存在于食物中，酯型维生素A对氧较为稳定，因此，菜肴在烹饪制作过程中，维生素A或维生素A原不易氧化而被破坏。

维生素E对氧敏感，特别在碱性条件下加热，可使其完全破坏。在大量油脂中烹调食物，脂肪中所含的维生素E有70%～90%被破坏。在烹调中即使用很少量的酸败油脂（酸败的程度甚至不能被品尝出来），就足以破坏正常油脂中或食物中大部分的维生素E。

维生素C对氧很不稳定，尤其在水溶液中更易被氧化，氧化速度与温度、pH有关。在酸性溶液中，维生素C被氧化生成脱氢抗坏血酸的速度比较慢，并有可逆反应，但在碱性溶液中，氧化成脱氢抗坏血酸后，其内酯在碱性溶液中被水解，并进一步分解成低分子的草酸和丁糖酸。维生素C在各种酸中比较稳定。温度、光线等因素对维生素C的氧化都有促进作用。金属离子可加速对维生素C的氧化，尤其铜离子，金属对维生素C氧化催化作用的能力：铜＞铁＞铝。用铜锅炒菜对维生素C的破坏要比用铁锅或铝锅炒菜高2～6倍。

（三）热分解作用

一般脂溶性维生素对热较稳定，但易氧化的维生素例外，如果把含有维生素A的食物隔绝空气进行加热，则在高温下也比较稳定。在144℃下烘烤食物，维生素A的破坏也较少。但在空气中长时间加热，其破坏程度会随加热时间延长而增加，尤其是油炸食物，因油温较高，会加速维生素A的氧化分解。

维生素B_1的水溶液在酸性溶液中对热较稳定，如pH为3时，即使高压加热到120℃并持续1小时，仍可保持其生理活性。但在碱性溶液中，加热极不稳定，pH大于7时，加热能使大部分或全部维生素B_1破坏。因此，在烹煮豆类、稀饭、制作馒头时添加碱，尤其加碱过量，可使大部分维生素B_1分解。高温油炸或长时间烘烤都会破坏食物中维生素B_1。

维生素C是维生素中最不稳定的一种维生素，不耐热，高温可加速维生素C的氧化作用及增大其水溶性。因此，对富含维生素C的原料，加热时间不宜过长，否则几乎全部维生素C会遭到破坏。如蔬菜煮5～10分钟，维生素C的损失率可达70%～90%，如果挤去原汁再浸泡1小时以上，维生素C损失达90%以上。

（四）光分解作用

光对维生素的稳定性也有影响，因为光能促使维生素氧化和分解。对光敏感的维生素有维生素A、维生素E、维生素B_1、维生素B_2、维生素B_6、维生素B_{12}、维生素C等。维生素B_2对热比较稳定，水煮、烘烤、冷冻时损失都不大，在水溶液中短时高压加热也不破坏。在120℃下加热6小时仅有少量破坏，但在碱性条件下，阳光照射易被破坏。如夏季，牛奶在日光下暴露2小时，其维生素B_2损失率可达90%，阴天损失率为45%，处在完全阴暗处损失率仅为10%，即使在室内光照24小时，仍有30%的维生素B_2被破坏。

维生素B_2的光解程度与其存在的形式有关，食物中的维生素B_2主要是与磷酸和蛋白质等形成复合物以结合形式存在，这种结合型维生素B_2对光比较稳定。维生素B_2水溶液的光解程度与pH也有关系，在酸性环境中光解程度较小，而在中性、碱性溶液中，光解程度较为显著。

（五）酶的作用

天然原料中，存在有多种酶，它们对维生素具有分解作用，如贝类、淡水鱼中的硫胺素酶，能分解维生素B_1；蛋清中的抗生物素酶，能分解生物素；水果、蔬菜中的抗坏血酸氧化酶，能加速维生素C的氧化作用。这些酶在90～100℃下经10～15分钟的热处理，即可失去活性。

植物组织中的抗坏血酸氧化酶，在组织完整时，其催化作用不明显，当组织破坏，又与空气接触时，就能迅速催化维生素C的氧化。如小白菜切成段，炒后约损失30%，而切成细丝，炒后损失51%。切得越细，有更多的细胞膜被破坏，氧化酶释出越多，同时也与空气的接触增加，对维生素C的氧化均起到加速作用。

与氧化酶相比，维生素C对热更稳定，利用这一性质，在蔬菜水果加工中，进行高温瞬时烫漂处理，可以减少维生素C的损失。但抗坏血酸氧化酶在60～80℃时，活性最高，如果把菜果放到冷水中，逐渐加温，这种温度条件适合氧化酶的作用，同时水中又溶解大量的氧，维生素C的破坏反而因氧化加速而损失。因此，应把菜果放到沸腾的水中烫漂，这样，水中几乎不含溶解的氧，而且在100℃，氧化酶很快失去活性，用这种方法烹制的马铃薯，其维生素C的损失要比用普通方法减少50%。

二、矿物质

（一）烹饪加工中矿物质的流失

原料中的矿物元素及其化合物大多可溶于水，特别是钠、钾、铁、磷、氯，只要与水有接触，就会经过渗透和扩散作用从原料中析出而转移到水中。析出量的多少与原料的表面积有很大的关系，如切碎的原料与较大块的原料相比，其钠、钾、钙的溶出量大好几倍。水的温度升高，加速了渗透与扩散作用，更多的矿物质从原料中析出。水量的多少、加热时间的长短、溶液的pH等，对原料中的矿物质也有影响。在烹饪时，设法控制这些因素就可以减少矿物质的损失，如先洗后切、切成较大块、减少浸泡时间、勾芡收汁等均可减少矿物质的损失。当然对汤菜来说，原料矿物质的溶出是有利的，有助于人体的吸收。

冰冻食物化冻时也可使矿物质随着汁液而流失。将食物冷冻可使细胞壁破裂，于是细胞的内容物在化冻时就会流出。因此，冰冻食物最好不预先洗就进行烹调，这样可以使流出的汁液被利用。如果用微波加热法来烹饪未解冻的冰冻食物，可能比其他方法更为理想，因为当食物被微波穿透时，对整个食物的加热作用是均匀地穿透，而其他烹饪方法主要加热食物的外部这样会使外部已经加热过头，而里面还没有熟。

（二）烹饪器具的矿物质的溶出

铁锅在烹饪过程中会有不同程度的铁离子溶出，这主要与两个因素有关：第一是铁锅的使用时间，时间越长溶出越多；第二是溶液的特点，有实验证明，与清水相比较，食盐的加入使铁的溶出量增加了几十倍，酸性原料和酸性调味品的加入更使铁的溶出量增加上千倍。少量的铁溶出对增加菜肴的含铁量是有利的。当铁锅中的铁溶出太多或菜肴在锅中停留的时间过长，铁被氧化成铁锈而使菜肴发黑和有铁腥味时，就影响了菜肴的质量。因此，铁锅的保养要注意防锈，以免影响菜肴质量。目前，不锈钢厨具的使用也比较广泛，它具有性能稳定不生锈的特点，溶出物有铁、铬、镍，但量极少，不会影响菜肴的品质。

（三）在烹调中提高矿物质吸收率的措施

如前所述，某些加工烹调对食品中的矿物质会造成不同程度的损失，但人们却很少注意到某些食品加工还可提高一种或几种矿物质的水平，或者使食物中的矿物质变

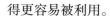

得更容易被利用。

1. 肉类与酸性物质共煮

肉中的矿物质，如钙、铁、锌等在酸性条件下较容易溶出及分散，利于消化吸收。

2. 蔬菜焯水后与肉共煮

蔬菜中的矿物质含量很高但由于植酸的原因，影响了吸收率，焯水去除植酸后再与肉共煮，蔬菜中的维生素C可使肉中的高铁离子变成亚铁离子，肉中的氨基酸可与蔬菜中的金属离子形成氨基酸盐，因而大大提高了钙、铁、锌的吸收率。

3. 发酵作用

用酵母发酵制作全麦面包时可将植酸盐分解（它是麦麸中很难被利用的磷化合物，妨碍矿物质的吸收）。因此，在做面包时用酵母代替发酵粉可使矿物质更好地被利用。

用粮食、葡萄和其他植物原料经发酵生产未蒸馏的酒精饮料（如啤酒和葡萄酒）似乎可使矿物质（如铁）更有效地被吸收。

4. 超细加工

对一些难溶矿物质进行超细磨碎，可提高其生物有效率，如将蔬菜在水中搅匀制成菜泥，使蔬菜中的矿物质更容易被利用，因为这打破了含纤维的细胞壁对矿物质和其他营养成分的禁锢，提高了其有效利用率。

5. 避免拮抗

一种离子多了将妨碍另一种离子的吸收，这种现象称为拮抗。例如，钙离子多了就干扰锌的利用。所以，要吸收某一种矿物质应避免与有拮抗作用的矿物质共烹，配膳时应注意。

另外，混合成匀浆、巴氏消毒、加热、干燥或酸化都不会使钙的利用减少，但是当牛奶加热时磷酸钙通常沉淀在锅底，为了减少钙和磷的丢失，在加热时应不断搅拌使钙盐渗入液体中。

三、水

水是动植物组织细胞重要的组成部分之一，有着十分重要的生理功能。大多数烹饪原料，特别是新鲜的蔬菜、水果、乳类等均含有大量的水分。水分的存在状态、含水量的高低不仅影响原料的新鲜度和保藏性能，而且与食物的感官品质和营养价值关系密切。

（一）水分在烹饪中的作用

水的性质决定了它在菜点制作中有着非常广泛的应用，如洗涤、浸漂、焯水、制缔、上浆、挂糊、勾芡、传热、调味等。具体地说，水在烹饪中有以下几方面的作用。

1．漂洗作用

水在常温下呈液态，黏度较小，溶解性强，各种矿物质及部分相对分子质量较低的有机物质都溶于水，且来源丰富，价格低廉，是日常生活中最常用的洗涤剂、溶剂。烹饪加工中，常用水来清洗原料表面的污秽杂物和原料内部的血色异味等。原料浸泡于清水中，还能防止某些植物性原料（如马铃薯、莴笋、莲藕等）削皮或切后表面的酶促褐变。

2．分散剂

水对许多物质都具有较强的亲和力，可以使这些物质均匀分散开来，如淀粉、蛋白质的大分子能以亲水胶体的形式分散在水中。上浆、勾芡是用水将淀粉分散开来；烹饪时常用的调味品，如盐、味精、黄酒、食醋、酱油等都极易溶于水，并依靠水作为介质，将呈香物质分散于菜点之中或使它进入到原料之内；各种调味品只有以水作为介质，才能互溶在一起，经过烹调时的适当搭配形成诱人的风味。

3．浸润作用

水分子较小，并且具有较大的极性，它能浸润到食物组织或颗粒中去，与食物成分结合在一起，保留于食物之中。用冷水调制面团，就是水对面筋蛋白质颗粒的浸润使之形成面筋的结果。用热水调制面团，则主要是水对淀粉颗粒的浸润。缔子呈蓉糜状，是用新鲜的动物性原料加工而成，其形成的本质是水对原料中蛋白质的浸润。

4．传热作用

水是烹饪加工过程中最普遍的传热介质，不论是湿热法还是干热法，都不可缺少。水在常压下最高温度可达100℃，能够杀菌消毒，并使原料成熟。

（二）原料中水分在烹饪过程中的变化

1．原料中水分含量与质感的关系

食物进入口腔后，进行咀嚼及吞咽等动作时，食物就会与牙齿、舌面、口腔内黏膜等发生接触，食用者除了对食物的香气、滋味产生相应的感觉外，还会对食物的物理状态和组织结构产生另一种感觉，这种感觉是由食物的质地和结构对口腔的作用引起的，人们称之为质感或触感。

食物的含水量及水分的存在状态与食物的质地和结构有密切的关系，它影响食物的硬度、脆度、密度、黏度、韧度和表面的光滑度等。同一种食物，如果含水量稍有差别，也会导致质感上的差异。例如，豆腐之所以有老嫩之分，就是因为含水量不同所致，老豆腐含水量为85%，嫩豆腐则达90%。

瓜果、蔬菜的含水量直接影响原料的新鲜度和质地，含水量充足时，细胞饱满，膨压大，脆性好，食用时有脆嫩、爽口的感觉；含水量不足时，不仅外观萎蔫皱缩，而且因水解酶活性增强，果胶物质分解，细胞解体，结构松弛，食用品质急剧下降。

2．水分在烹饪中的流失

原料在热处理中，由于蛋白质的变性破坏了原来的空间结构，导致其保水能力下降，引起水分流失，如瘦肉煮熟后，体积缩小，重量减轻，这就是因为水分流失所致。

原料烹制时要添加某些调味料，这些调味料或溶解在汤汁里，或溶解在原料内。如炒菜加盐，炖肉加酱油和料酒等，这样在原料或其细胞周围就存在着一个由调味料形成的高渗透压溶液，其渗透压数值若大于原料内部水溶液的渗透压，原料里的水分就会向外部溶液渗透，导致原料水分流失。

水是作为分散相分散在高分子网络结构中的，而构成网状结构的高分子化合物互相吸引，使彼此间的距离缩短，总体积缩小，并把滞留于网状空间的溶剂挤出，因此，在许多情况下，凝胶在放置过程中，会逐渐渗出微小的液滴，而体积缩小，此现象称为脱水收缩。凝胶经脱水收缩体积虽然变小，但并不改变其原来的几何形状，各成分也没有发生化学变化。如豆腐就是含有大量水分的凝胶，若放置时间过长，就会发生脱水收缩，几何形状虽无多大的变化，但是含水量大减，嫩度下降。

第三节　烹饪方法对营养的影响

一、烹饪方法对营养素的影响

中国烹饪方法林林总总、千变万化，是数千年中华厨艺的结晶。不同的方法可制出不同的菜肴，而原料中的营养素种类和数量在此过程中也会发生一系列的变化，使烹调后的菜肴与原料的营养价值产生一定的差异。

（一）蒸

蒸制菜是以水蒸气为传热介质的，由于食材与水蒸气基本上处于一个密闭的环境中，食材是在饱和热蒸气下成熟的，所以可溶性物质的损失也就比较少。由于食材不是和开水直接接触，除非需要较长时间的蒸制，维生素C分解的量一般不会太多。

（二）涮与氽

涮与氽以水为传热介质，所用原料体积较小，前者加工为薄片，后者加工为片、丝、条或制成丸子。汤或水均用大火烧开，汤菜比例是汤多菜少，因此在单位时间里原料能获得较多的热量而成熟。如涮羊肉时，肉片在沸水中停留的时间很短，因而肉中的一些可溶性营养物质损失较少。

（三）煮与烧

煮与烧都是采用较多的汤汁作为传热介质，原料一般都要经过初步熟处理，先用大火烧开，再用小火煮熟。所以汤液中存在有相当多的水溶性物质如维生素B_1、维生素C及矿物质等，碳水化合物及蛋白质在加热过程中部分水解，而脂肪则无显著变化。但煮沸时间的长短，煮沸前原料的处理方法对营养素的损失也有影响。

（四）炒、爆、熘

采用炒、爆、熘制作的菜肴，都是以油为传热介质，除植物性原料外，一般事先都进行挂糊或上浆，然后用旺火热油，使菜肴速成，保持菜肴滑嫩香脆的特点。由于操作迅速，加热时间很短，水分及其他营养素不易流失，所以营养素的损失较少。有的在制作时用淀粉勾芡，使汤汁浓稠，而淀粉中含有谷胱甘肽，其中的巯基（—SH）具有保护维生素C的作用。绿叶蔬菜中含有大量的胡萝卜素，直接食用吸收率低，但用油烹制后能增加吸收率。

（五）炖、焖、煨

炖、焖、煨均以水为传热介质，原料体积均较大，为了使调味料能更好地进入原料内部，汤与菜的比例应小于涮或氽，采用的火力一般都是小火或微火，烹制所需的时间比较长，因而大量可溶性物质溶解于汤中。此外，因温度较低，原料中蛋白质的变性温和，处于容易消化的状态，不溶的、坚韧的胶原蛋白在与热水的长时间接触中转变成了可溶性的白明胶。如果把炖、焖、煨熟后的汤液用来做调味剂或汤，那么就避免了迁移到烹调水中的营养素的损失，而且这种汁液保留了炖、焖，煨食物的香味。脂肪组织中的脂肪酸与其他化学成分反应，可生成多种香味物质，如酯、醇等。淀粉在这种烹调环境下可产生糊化作用，其产物更易被人体吸收。因原料在烹调过程中受热发生变性、失水收缩现象，溶于水的矿物质随原料内部的水分一起溢出、流失。而加热时间的长短，又可影响原料中维生素的含量，其中维生素C、维生素B_1等最容易受到破坏而损失。

（六）煎、贴

煎、贴都是以小量油布遍锅底作为传热介质的烹调方法。一般把原料做成扁形或厚片形，制作时火力不大，不易使表面迅速吸收从锅底面传来的大量热量而使其中的水分气化。贴一般是单面加热，所以营养素损失相对不多；煎一般两面都要先用小火加热成金黄色，营养素损失相对较多。

（七）炸

炸是旺火加热，以大量食油为传热介质的烹调方法，原料挂糊与否及油温高低可使炸制品获得多种不同的质感。如果原料初步处理后不经挂糊就投入油锅，在炸制过程中原料的水分由于吸收大量的气化热而迅速气化，成品具有酥、脆、稍硬的特点，如干炸鱼、炸麻花。在此过程中，所有营养素都有不同程度的损失，蛋白质因高温炸焦而严重变性，脂肪也因炸发生一系列反应，使营养价值降低，对于蔬菜来说，油炸要比沸煮损失的维生素多一些，炸熟的肉会损失B族维生素。

如果原料初步处理后经挂糊或上浆，再下油锅，糊、浆在热油中很快形成一层脆性的保护层，使原料不与热油直接接触，原料中的蛋白质、维生素损失减少，同时防止了内部水的气化，而原料所含的汁液、鲜味不容易外溢，形成外层酥脆，内部软嫩的质感，别有风味，如软炸鸡块、香酥鸭子。

（八）烤与熏

烤制菜是利用热辐射和热空气的对流传热，把热源产生的热量传递给原料，除了微波加热外，热量传递的顺序是由表及里，因此在原料表面首先获得热量的同时，表面的水分子也获得气化热而蒸发，导致表面失水，使原料内部和表面水分子密度不同。所以内部水分尚未传至表面，表层因蛋白质变性已形成一层薄膜，或淀粉糊化后又失水形成一层硬壳（如烤面包），这样原料中的水分就难以向外蒸发了，从而形成烤制品表皮水分含量低、内部水分含量高的特点。但若以柴、炭、煤或煤气为燃料的明火上直接烤原料，因火力分散，烤制时间较长，使维生素A、B族维生素及维生素C受到很大的损失，也可使脂肪受损失，另外，还会产生3，4–苯并芘等致癌物质。

熏制品也有类似的特点，熏制食物的表面有适度的焦皮，具有独特的风味，但鱼、肉等经熏以后，会产生一些对人有害的物质，其中脂肪的不完全燃烧，淀粉受热的不完全分解，都可产生3，4–苯并芘。特别是维生素C损失较大。

二、烹调过程中营养素损失途径及影响因素

烹饪可以使食物产生令人愉快的味道，外观更加诱人，从而引起人们旺盛的食欲。但是，由于食物的种类不同，在烹饪过程中所采用的方法也有一定的差异，例如，火候的强弱、时间的长短、调味的多少，以及挂糊、勾芡等，从而使烹制的食物各具独特的色、香、味、形。但与此同时，食物中各种营养素的组成和含量也会因烹饪过程中理化因素的影响产生不同程度的破坏损失。就一般的烹调方法而言，食物中维生素最易损失，各种矿物质次之，蛋白质、脂肪和碳水化合物在通常情况下损失较少。

（一）流失

在某些物理因素，如日光、盐渍、淘洗等作用下，食物可失去其完整性，营养素也因此通过蒸发、渗出或溶解于水中而被抛弃，致使营养素的丢失。

1. 蒸发

蒸发主要是通过日晒或热空气的作用，使食物中的水分蒸发、脂肪外溢而干枯。环境温度越高，提供的气化热就越多，水分蒸发就越快。烹饪原料在烹、炸、煎、炒、爆的过程中，原料中的水吸收大量的热能会以沸腾的形式迅速气化，使原料失水。在此过程中，维生素C损失较大，食物的鲜味也受到一定的影响。

2. 渗出

渗出是指由于食物的完整性受到损伤，或人工加入食盐，改变了食物内部渗透压，使其水分渗出，某些营养物质也随之外溢，从而使营养素如维生素、矿物质等受到不同程度损失。由于细胞内外溶液的浓度不同，如肉、鱼、蔬菜细胞内溶液的盐浓

度低于外界盐液的浓度时，水就从细胞内低浓度溶液通过细胞膜向细胞外高浓度溶液渗透。动、植物体的细胞不仅能让水分子从细胞膜渗透过去，而且还能让部分矿物质和非离子化有机小分子通过。尤其在死亡的细胞中，由于细胞膜的渗透性增强，矿物质的进出比较容易。

低温冷冻，会使某些原料冻坏、变软甚至溃烂崩解。

3. 溶解

溶解是指食物原料在进行初加工、调配烹制过程时，由于不恰当的切洗、搓洗、漂洗、涨发等，使水溶性营养素（如水溶性的蛋白质、维生素和矿物质等）易溶解于水中或汤汁中而造成丢失。例如，做米饭时经淘洗，维生素可损失30%~40%，矿物质损失约25%，蛋白质约损失10%，碳水化合物约损失2%。一般搓洗次数越多，淘米前后浸泡的时间越长、淘米用水温度越高，各种营养素损失也就越多。不合理的洗菜方法也可使这些营养素过多的损失，蔬菜先切后洗，一些水溶性的物质（如维生素和矿物质）可通过刀的切口溶解到洗菜的水里而损失掉，菜切得越碎，冲洗或揉洗的次数越多，用水浸泡的时间越长，营养素的损失就越多。另外，涨发干货原料或漂洗肉食原料也同样如此，用水浸泡的时间越长，用水量越多，水溶性营养素丢失也就越多。

煮、煨、炖等烹调方法以水传热烹调时，原料中的一些水溶性营养素会逐渐溶出，因受热分解而损失。如果用水量过多，则因加热时间延长和营养素溶出量增多会增大其热分解的损失，如果汤水不被食用则损失更大。所以，米汤、面汤和菜汤应尽量加以利用。

（二）破坏

食物中营养素的破坏，是指因受物理、化学或生物因素的作用，营养素分解、氧化等，失去了对人体的生理功能。引起营养素破坏的原因很多，食物的保管不善或加工方法不当，霉变、腐烂、生芽，烹调时的高温、加碱，煮沸时间过长及菜肴烹制后放置不及时食用等，都可使营养素受到破坏。

1. 高温作用

高温环境烹调时，如油炸、油煎、熏烤或长时间炖煮等，原料受热面积大、时间较长，某些营养素破坏损失程度会增大。所以严格掌握火候是合理烹调的重要原则。高温短时间加热比低温长时间加热时营养素损失少。如将猪肉切成丝，用旺火急炒，维生素B_1损失约13%，维生素B_2损失约21%；将猪肉切块用小火慢慢炖熟，因加热时间延长，维生素B_1损失65%，维生素B_2损失41%。

2. 氧化与光照

有些营养素特别是维生素C，遇到空气容易被氧化分解而损失。食材切碎成片、条、丝、丁等放置时，营养素通过刀的切口与空气中的氧接触的机会增多，氧化而破坏的程度也增高。如果烹调后不及时食用，放置过久也能增大氧化损失。据实验表明，将黄瓜切成薄片，放置1小时，维生素C就损失33%～35%，放置3小时损失41%～49%，如果保温存放则营养素损失更大。

许多维生素（如B族维生素、维生素C和脂溶性维生素）对光敏感，受日光直接照射时会发生破坏损失。在室内光线的条件下也会慢慢地受到破坏，其破坏的程度取决于光波的种类及照射的时间与面积。如脂肪在日光照射下会加速其酸败过程，有些原料在日光照射下则引起退色、变色，营养素受损或滋味变坏，所以烹饪原料应避光贮存于低温或阴凉处。

3. 化学因素

大部分维生素在碱性条件下不稳定，制作某些食物时加碱能造成维生素C及部分B族维生素大量损失。如煮稀饭、煮豆子时加碱，维生素B_1可损失75%，炸油条时加碱和高温油炸，维生素B_1可被全部破坏，维生素B_2被破坏50%左右。

有些食材中含有的一些抗营养因子，若配菜不当，将含鞣酸、草酸、植酸多的原料与含蛋白质、钙类高的原料一起烹制或同食，则可形成鞣酸蛋白、草酸钙、植酸钙等不能被人体吸收的物质，而减低了食物的营养价值。另外，某些金属离子可加速维生素的破坏，如铜离子、铁离子可加速维生素C的破坏。

4. 生物因素

生物因素主要是指微生物（如霉菌、某些细菌和酵母菌）和食材中一些酶对营养素的分解、破坏作用。微生物污染食材后，利用食材中的各种营养素生长、繁殖，使原料的营养素含量下降，同时还可产生有毒的代谢产物，造成食材的商业价值和食用价值都下降或完全丧失。这些微生物的活动性与温度、湿度、酸碱度有很大关系。霉菌的活动性较强，喜湿热环境，食材受潮后常会发生霉变；细菌侵入烹饪原料则会引起腐败变质。如牛奶污染了乳酸杆菌及其他杂菌后，可使牛奶变酸而不能食用；马铃薯等蔬菜因温度过高使呼吸旺盛而引起发芽等，都可造成食物食用价值的降低。

有些蔬菜中含有抗坏血酸氧化酶，当蔬菜被采摘存放时，特别是经过切碎放置，这些氧化酶会促使维生素C被氧化破坏。少数鱼体中含有硫胺素酶，当鱼死后若不及时烹制，硫胺素酶可使维生素B_1发生分解而受损失。

第四节　合理烹调

一、减少烹调过程中营养素破坏与损失的措施

（一）合理清洗

各种食材在烹饪前都要清洗，洗涤能减少微生物，除去寄生虫卵和泥沙杂物，有

利于食物的卫生。对未被霉菌污染的粮食或没有农药残留的粮食，在淘洗时，应尽量减少淘洗次数，一般为2~3次，不要用流水冲洗或用热水淘洗，不宜用力搓洗。各种副食原料（如蔬菜等）在改刀前清洗，不要在水中浸泡，洗的次数不宜过多，以洗去泥沙即可。这样可减少原料中某些溶于水的营养素（如水溶性维生素、矿物质、蛋白质等）因溶于水而流失。

（二）科学切配

各种原料应洗涤后再切配，以减少水溶性营养素的流失。原料切块要稍大，若切得过碎，则原料中易氧化的营养素损失得更多，如蔬菜切得过碎，很多细胞膜被破坏，增加了与水、空气的接触，从而加速营养素的氧化破坏。切成片、丁、丝、条、块后不要再用水冲洗，或在水中浸泡，也不应放置较长时间或切后加盐弃汁，这样可避免维生素及矿物质随水流失并减少氧气对维生素C的氧化。如小白菜，切段炒后维生素C的损失率为31%，而切成丝炒后损失率为51%。另外，应现切现烹，现做现吃，以保护维生素少受氧化而损失。

（三）焯水

有时为了除去食材的异味、辛辣味、苦涩味等，增加食物的色香味形或调整各种原料的烹调成熟时间，许多食材要焯水处理再烹调。操作时，一定要大火水沸，加热时间宜短，原料在沸水中打个滚就可以捞起来，这样不仅能减轻原料色泽的改变，同时可减少营养素的损失。如蔬菜中含有某些氧化酶易使维生素C氧化破坏，而此酶在60~80℃时活性最强，温度达到90℃以上则酶活性减弱或被破坏。

蔬菜经沸水烫后，虽然会损失一部分维生素，但也能除去较多的草酸，而有利于钙、铁和其他矿物质在人体内的吸收。食材焯水后，不要挤去汁水，否则会使大量水溶性营养素流失。如白菜切后煮2分钟捞出，挤去汁水，可使水溶性维生素损失77%。水烫动物性原料，也需旺火沸水，原料（一般是大块原料）在投入水中时，因骤受高温，蛋白质凝固，从而保护内部营养素不致外溢。

（四）上浆、挂糊和勾芡

上浆、挂糊是将经过刀工处理的食材表面裹上一层黏性的浆糊（蛋清、淀粉），经过加热后，淀粉糊化而后胶凝，蛋清中的蛋白质受热直接胶凝，因而形成一层有一定强度的保护膜。这种工艺可以改变原料的形态，保护原料中的水分和鲜味不外溢，使原料不直接和高温油接触，油也不易侵入原料内部，因间接传热，原料中的蛋白质不会过度变性，维生素不易受高温分解破坏，还可减少营养素与空气接触而被氧化，原料本身也不易因断裂、卷缩、干瘪而变形。这样烹制出来的菜肴不仅色泽好、味道鲜嫩，营养素保存多，而且易被消化吸收。

勾芡就是在菜肴即将出锅时，将已经提前调好的水淀粉淋入锅中，使菜肴中的汤汁达到一定的稠度，增加汤汁对原料的附着力。勾芡后汤汁变稠并包在菜肴原料的表面，与菜肴融合，既保护了营养素且味美可口，特别是淀粉中含有谷胱甘肽可保护维

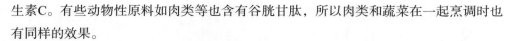

生素C。有些动物性原料如肉类等也含有谷胱甘肽，所以肉类和蔬菜在一起烹调时也有同样的效果。

（五）适当加醋、适时加盐

很多维生素在碱性条件下易被破坏，而在酸性环境中比较稳定。凉拌蔬菜可适当加醋，动物性原料的菜肴（如红烧鱼、糖醋排骨）在烹饪过程中也可适当加醋，促使原料中的矿物质游离，而易于人体的吸收。此外，加醋还有利于改进菜肴的感官性状，增加风味。

食盐溶于汤汁中能使汤汁具有较高的渗透压，使细胞内水分大量渗出，原料发生皱缩、组织发紧，这样又使食盐不易渗入内部，不仅影响菜肴的外观，而且风味也欠佳。由于食盐能使蛋白质凝固脱水，对于一些富含蛋白质、肌纤维、质地较老的原料（如老母鸡、鸭、鹅、牛肉、豆类等），不宜过早放盐。因为先放盐，可使原料表面蛋白质凝固，内层蛋白质吸水难，不易煮烂，这样不但延长加热时间，而且影响人体的消化吸收。然而在调制肉末、肉馅时，则先加入适量的盐可使肉馅越搅黏度越大，馅料成团不散，加热后的肴馔质地松软鲜嫩。

（六）旺火急炒

旺火急炒是中国传统烹饪技艺的要求。如果烹饪原料没有设置保护层，或保护层脱落、不完整时，原料在烹制过程中，营养素的流失将随着烹制时间的延长而增多。原料表面水分的流失是因为蒸发引起的，而原料内部水分的流失则是水分子向原料外部渗透、扩散的结果。扩散是需要时间的，减慢水分的扩散速度或缩短烹制时间，均可减少原料中营养素的流失。如猪肉切成丝，旺火急炒，其维生素B_1的损失率为13%，维生素B_2为21%，烟酸为45%；而切成块用文火炖，则维生素B_1损失率为65%，维生素B_2为41%，烟酸为75%。叶菜类用旺火急炒的方法，可使维生素C的平均保存率达60%~70%，而胡萝卜素的保存率可达76%~90%。旺火加热能使原料迅速成熟，因成熟的速度取决于原料的蛋白质变性及其他的化学变化速度。据化学反应理论，温度每升高10℃，化学反应速度为原来的2~4倍，蛋白质在等电点附近时其变性速度可达原来的600倍，所以高温烹制可使原料迅速成熟，水分扩散时间明显缩短。因此对蔬菜和其他体积小、切片薄、传热快的原料，在烹饪中采用旺火急炒是减少食物营养素流失的重要手段之一。

（七）酵母发酵

在面团中添加发酵膨松原料，经过反应，可形成具有海绵状空洞结构的面团，成品具有膨松柔软的特点。主要分为生物膨松面团和化学膨松面团两大类。

在面团中引进酵母，使之发酵膨松的面团，叫发酵面团。面团的发酵有老酵发酵与鲜酵母发酵两种方法。在酵母发酵过程中，淀粉在淀粉酶的作用下水解成麦芽糖。酵母本身可以分泌麦芽糖酶和蔗糖酶，将麦芽糖和蔗糖水解成单糖。老酵发酵方法是中国传统的点心发酵方法，即将含有酵母的面团引入大块面团中，引发成大块发酵面团的方法。老酵发酵需加碱中和。碱与面团中杂菌产生的酸类结合，生成乳酸和碳酸，再分解为二氧化碳和水，从而既去除了酸味，又辅助发酵，使面团松发。而鲜酵母发酵则无须加碱。化学膨松面团是将化学蓬松剂引入面团，加热分解产生气体，形成多孔性状的面团。膨松剂品种较多，主要有小苏打、发酵粉以及盐、碱、矾的结合剂等。这些化学膨松剂受热分解，可产生大量的二氧化碳气体，使成品内部结构形成均匀致密的多孔，从而达到疏松的目的。在发酵过程中，由于加碱而破坏了面团中大量维生素，所以，要尽量使用优质鲜酵母发酵面团，微生物发酵面团使酵母菌大量繁殖，致B族维生素的含量增加，同时可分解面团中所含的植酸盐络合物，有利于人体对矿物质（如钙、铁）的吸收。

玉米中烟酸的含量较大米高，但主要为结合型，不能被吸收利用。如加碱（小苏打等）处理，可有大量游离烟酸从结合型中释放出来被机体利用。所以，以玉米为主食的地区，在食用前，应加碱处理，以提高维生素的利用率。

二、根据原料的营养特点选择烹饪方法

每种食材在营养素的种类和含量上有一定的特点。根据各类食材在营养素种类和分布上的特点，若烹调方法选择得当，会使原料中的各种营养素充分地被人体消化、吸收。相反，烹调方法选择不适当，不但影响食物的消化吸收过程，还会对人体产生不良后果。

例如，"清炖鸡"选用活的老母鸡，宰杀、洗净，配以一定的辅料，在微火上炖焖，直至酥烂。这种烹调方法可使鸡肉蛋白发生部分分解，生成的蛋白胨、蛋白胨及二肽、三肽和氨基酸溶解于汤液中；脂肪组织也有部分分解，汤液中出现游离的脂肪酸；部分脂溶性维生素和矿物质也溶解于汤液中。所以，对于老母鸡这种食材来说，"炖"是一种较好的烹调方法。因为这种烹调方法使母鸡的主要营养素——蛋白质、脂肪利于人体吸收、利用，从而显示了母鸡这一原料的营养特点及对人体的作用。清炖鸡汤液醇浓，味道鲜美，鸡肉酥烂，特别适于老年人及产妇、乳母食用。

再如"清蒸鲫鱼"，鱼肉本身水分含量较高，采用"蒸"这种烹调方法，保持了鱼肉中的水分，使鱼肉肉质保持细嫩，便于消化、吸收。

以上的几个例子，烹调方法较适合于烹饪原料，用这些与食物原料相适应的烹调方法烹制的菜肴，充分发挥了原料中的营养素在种类和数量上的特长，有利于营养素的消化、吸收。相反，若选用不合适的烹调方法，不仅影响菜肴的口味，使就餐者食欲下降，影响了食物原料的营养价值和实用价值，有时还会产生对人体有害的物质。

例如，若选用油炸的方法来烹调鲫鱼，则鲫鱼肉水分蒸发，失去其鲜嫩的口感，而且鲫鱼的脂肪组织会遭到破坏。鲫鱼中脂肪组织以不饱和脂肪酸为主，高温烹调鲫鱼会使不饱和脂肪酸发生一系列的化学变化，而对人体产生毒性作用。由此看来，根

据烹饪原料的营养特点选择适当的烹调方法，具有一定的科学意义。

此外，根据原料分布的特点所选用的烹饪方法，首先必须保证营养素不被破坏，另外，还应使其中的营养素尽量被人体吸收。例如，我们选择蔬菜中维生素C含量最高的原料——菜椒，就应选择相适应的烹调方法以避免维生素的破坏。"糖醋菜椒"可达这一目的。选用旺火炒菜椒，旺火急炒可减少维生素C分解破坏；而食醋更可保护维生素C，这样就达到了选择菜椒这一烹饪原料的目的，增加宴席中维生素C的供给量。酸甜萝卜丝、糖醋藕片也属同样的情况。

在宴席原料中选择有色蔬菜，主要是为增加胡萝卜素的供给。胡萝卜素在有脂肪存在的情况下易被人体吸收。所以，对这类蔬菜选用的烹调方法应用油脂烹制。

三、根据就餐者的生理特点和健康状况选择烹饪方法

不同生理状况的就餐者食用不同烹调方法烹制的食物。对老年人来说，可选用清蒸、炖、煮等烹调方法，这样烹调出来的食物清淡、酥烂，水分含量高，适合于老年人口腔咀嚼功能的下降、唾液分泌量减少及消化吸收功能退化的生理特点。

对孕妇特别是妊娠早期、妊娠反应严重的孕妇，烹调方法可根据孕妇的喜好选择，这样可避免妊娠反应给孕妇和胎儿造成的营养不良。对乳母来说，为促进和增加乳汁的分泌，烹调方法可选择煨、煮等，这样烹制出来的食物含有较多的汤液，较合适乳母分泌的需要。

对不同健康状况的就餐者，在选择烹饪方法时就更应注意。患胆、胰疾病的患者应避免使用油炸等使菜肴中油脂量增加的烹调方法，这种烹调方法会诱发患者的疾病复发。

肝脏疾病的患者应选择使食物清淡、易消化的烹调方法，这样可使患者食欲增强。肝脏疾病特别是肝炎病人不宜食用过分油腻的食物。对慢性肝炎和肝硬化的病人，应食用较软的食物，这样可避免患者发生意外的出血症状。因为慢性肝炎特别是肝硬化病人，往往会有食道静脉曲张，而且机体的凝血机制受影响，凝血功能下降。若食用油炸等较硬的食物，则可能会使食道静脉破裂，引起消化道大出血。

同步练习

一、判断题

1. 在决定菜点口感方面，蛋白质的持水性比吸水性显得更为重要。（　）
2. 碎肉一经加热，肉表面的物质或者碎肉之间就会随着蛋白质溶胶的凝固而彻底粘凝在一起。（　）
3. 所有变性凝固的蛋白质都具有不溶性，不能溶于水和有机溶剂中，是不可逆的变化。（　）
4. 脂溶性维生素在烹制过程中因加水或汤汁溢出，而溶于菜肴汤汁中。（　）
5. 冰冻食物化冻时矿物质不会随着汁液而流失。（　）
6. 使用铁锅时，少量的铁溶出对增加菜肴的含铁量是有利的。（　）
7. 高温短时间加热比低温长时间加热时营养素损失少。（　）
8. 对未被霉菌污染的粮食或没有农药残留的粮食，在淘洗时，应尽量减少淘洗次数，一般为2～3次，不要用流水冲洗或用热水淘洗，不宜用力搓洗。（　）
9. 蔬菜应现切现烹，现做现吃，以保护维生素少受氧化而损失。（　）
10. 食材焯水后，要挤去汁水，否则会使成熟困难。（　）

二、填空题

1. 海参、鱼翅、蹄筋等干货原料的涨发都要利用蛋白质_____原理。
2. 鸡蛋蛋黄比蛋清蛋白质含量高，但蛋清中的蛋白质起泡性较强，是因为蛋黄中含有较多的_____，对泡沫有消除作用。
3. 在烹饪中，长时间加热牛肉（如煮、炖），会由于肌肉蛋白质_____，产生肌肽、鹅肌肽等低聚肽，形成牛肉汁特有的风味。
4. 利用淀粉加热糊化，冷却又_____的特点可制作出粉皮、粉丝等。
5. 原料浸泡于清水中，还能防止某些植物性原料（如土豆、莴笋、莲藕等）削皮或切后表面的_____褐变。
6. _____污染食材后，利用食材中的各种营养素生长、繁殖，使原料的营养素含量下降，同时还可产生有毒的代谢产物，造成食材的商业价值和食用价值都下降或完全丧失。
7. 蔬菜经沸水烫后，虽然会损失一部分维生素，但也能除去较多的_____，而有利于钙、铁和其他矿物质在人体内的吸收。
8. 在调制肉末、肉馅时，则先加入适量的_____可使肉馅越搅黏度越大，馅料成团不散，加热后的肴馔质地松软鲜嫩。

9. 对蔬菜和其他体积小、切片薄、传热快的原料，在烹饪中采用_____是减少食物营养素流失的重要手段之一。

10. 以玉米为主食的地区，在食用前，应加_____处理，以提高维生素的利用率。

三、单项选择题

1. 酸奶、皮蛋、咸豆浆、制作、醉蟹的制作和搅打鸡蛋都是蛋白质变性。但其变性原因不同，分别属于（　　）。
   A. 酸变性、碱变性、盐变性、有机溶剂变性、机械变性
   B. 酸变性、碱变性、盐变性、机械变性、有机溶剂变性
   C. 盐变性、碱变性、酸变性、有机溶剂变性、机械变性
   D. 碱变性、盐变性、酸变性、机械变性、有机溶剂变性

2. 蔗糖本身为无色晶体，蔗糖加热到150℃时即开始熔化，继续加热到185～186℃时就显微黄色，形成一种黏稠的熔化物，冷却后即形成一种无定形玻璃状物质。烹饪中（　　）就是利用这一特征。
   A. 糖荚　　　　　　B. 挂霜　　　　　　C. 拔丝　　　　　　D. 糖色

3. 在较高温度下溶解大量蔗糖，以形成饱和溶液，当加热至水分蒸发到一定程度时，让糖液裹匀原料，然后快速冷却，让原料表面的糖液迅速结晶，形成细小的晶粒。烹饪中（　　）就是利用这一特征。
   A. 糖荚　　　　　　B. 挂霜　　　　　　C. 拔丝　　　　　　D. 糖色

4. 在蔬菜水果加工中，进行高温瞬时烫漂处理，可以减少维生素C的损失。原因是（　　）。
   A. 氧化酶和维生素C对热都稳定　　　　B. 氧化酶比维生素C对热更稳定
   C. 氧化酶和维生素C对热都不稳定　　　D. 维生素C比氧化酶对热更稳定

5. 下面几种烹调方法中，维生素C损失最少的是（　　）。
   A. 蒸　　　　　　　B. 煮　　　　　　　C. 炖　　　　　　　D. 烧

6. 以油为传热介质的几种烹调方法中，营养素的损失较少的是（　　）。
   A. 煎　　　　　　　B. 炒　　　　　　　C. 贴　　　　　　　D. 炸

7. （　　）使维生素A、B族维生素及维生素C受到很大的损失，也可使脂肪受损失，另外，还会产生3，4–苯并芘等致癌物质。
   A. 熘　　　　　　　B. 涮　　　　　　　C. 焖　　　　　　　D. 烤

8. （　　）后汤汁变稠并包在菜肴原料的表面，与菜肴融合，既保护了营养素且味美可口。
   A. 上浆　　　　　　B. 挂糊　　　　　　C. 勾芡　　　　　　D. 焯水

9. （　　）方法是中国传统的点心发酵方法，需加碱中和。

    A. 老酵发酵　　　　　B. 酵母发酵　　　　　C. 大曲发酵　　　　　D. 小曲发酵

10. 鲥鱼由于鱼肉本身水分含量较高，采用（　　）的烹调方法，保持了鱼肉中的水分，使鱼肉肉质保持细嫩，便于消化、吸收。

    A. 煮　　　　　　　　B. 烤　　　　　　　　C. 蒸　　　　　　　　D. 炸

四、多项选择题

1. 食物蛋白质加热后，一方面增加了人体对食物蛋白质的利用，可促进消化吸收；另一方面，加热可使有害的蛋白质例如（　　）失去活性，从而提高了食物蛋白质的安全性和营养价值。

    A. 蛋清中的抗生物素蛋白质　　　　　　B. 马铃薯中的龙葵素

    C. 黄花菜中的秋水仙碱　　　　　　　　D. 大豆中抗胰蛋白酶

    E. 鱼中的硫胺素酶

2. 油脂在高温下发生（　　）等各种复杂的物理化学变化，其结果使油脂产生增稠、色泽变暗、分解温度下降、泡沫增多等现象，叫做油脂的热变性。

    A. 聚合　　　　　　　B. 水解　　　　　　　C. 缩合

    D. 分解　　　　　　　E. 挥发

3. 对光敏感的维生素有（　　）等。

    A. 维生素A　　　　　B. 维生素B_1、维生素B_2、维生素B_6、维生素B_{12}

    C. 维生素C　　　　　D. 维生素D

    E. 维生素E

4. （　　）均可减少矿物质的损失。

    A. 先洗后切　　　　　B. 切成较大块　　　　C. 减少浸泡时间

    D. 勾芡收汁　　　　　E. 切成小丁

5. （　　）可以提高一种或几种矿物质的水平，或者使食物中的矿物质变得更容易被利用。

    A. 肉类与酸性物质共煮　　　　　　　　B. 蔬菜焯水后与肉共煮

    C. 发酵作用　　　　　　　　　　　　　D. 超细加工

    E. 避免拮抗

6. 烹调过程中营养素流失的途径有（　　）。

    A. 蒸发　　　　　　　B. 渗出　　　　　　　C. 溶解

    D. 氧化　　　　　　　E. 光照

7. 食材切成（　　）放置时，营养素通过刀的切口与空气中的氧接触的机会增多，氧化而破坏的程度也增高。

    A. 块　　　　　　　　B. 片　　　　　　　　C. 条

D. 丝   E. 丁

8. 对老年人来说，可选用（   ）等烹调方法，这样烹调出来的食物清淡、酥烂，水分含量高，适合于老年人口腔咀嚼功能的下降、唾液分泌量减少及消化吸收功能退化的生理特点。

A. 蒸   B. 炖   C. 煮

D. 炸   E. 熏

五、简答题

1. 蒸馒头时，为什么要大火蒸而不能小火慢蒸？

2. 水分在烹饪中有何作用？

3. 烹调过程中营养素损失途径有哪些？

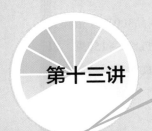

第十三讲　膳食结构与膳食指南

第一节　膳食结构

膳食结构是指膳食中各类食物的数量及其在膳食中所占的比例。根据各类食物所能提供能量及各种营养素的数量和比例来衡量膳食结构的组成是否合理。

一、不同类型的膳食结构

依据动–植物性食物在膳食构成中的比例划分不同的膳食结构，一般将世界各国的膳食结构分为以下四种模式。

（一）以植物性食物为主的膳食结构

该膳食结构以植物性食物为主，动物性食物为辅。大多数发展中国家如印度、巴基斯坦、孟加拉和非洲一些国家等属此类型。其特点是：谷物食物消费量大，动物性食物消费量小，植物性食物提供的能量占总能量近90%，动物性蛋白质一般少于蛋白质总量的10%～20%。平均能量摄入为2000～2400千卡，蛋白质仅50克左右，脂肪仅30～40克，膳食纤维充足，来自动物性食物的营养素如铁、钙、维生素A的摄入量常会出现不足。这类膳食容易出现蛋白质–能量营养不良，以致体质较弱，健康状况不良，劳动能力降低，但有利于血脂异常和冠心病等营养慢性病的预防。

（二）以动物性食物为主的膳食结构

该膳食结构以动物性食物为主，是多数欧美发达国家如美国等国的典型膳食结构，属于营养过剩型膳食。食物摄入特点是：粮谷类食物消费量小，动物性食物及食糖的消费量大。肉类300克左右，食糖甚至高达100克，奶和奶制品300克，蛋类50克。人均日摄入能量高达3300～3500千卡，蛋白质100克以上，脂肪130～150克，以提供高能量，高脂肪、高蛋白质、低膳食纤维为主要特点。这种膳食模式容易造成肥胖、高血压、冠心病、糖尿病等营养过剩性慢性病发病率上升。

（三）日本式膳食结构

该膳食结构是一种动植物食物较为平衡的膳食结构，以日本为代表。膳食中动物性食物与植物性食物比例比较适当。其特点是谷类的消费量平均每天300～400克，动物性食品消费量平均每天100～150克，其中海产品比例达到50%，奶类100克左右，蛋类、豆类各50克左右。能量和脂肪的摄入量低于欧美发达国家，平均每天能量摄入为2000千卡左右，蛋白质为70～80克，动物蛋白质占总蛋白的50%左右，脂肪50～60克，该膳食模式既保留了东方膳食的特点，又吸取了西方膳食的长处，少油、少盐、多海产品，蛋白质、脂肪和碳水化合物的供能比合适，有利于避免营养缺乏病和营养过剩性疾病，膳食结构基本合理。

（四）地中海膳食结构

该膳食结构以地中海命名是因为该膳食结构的特点是居住在地中海地区的居民所特有的，意大利、希腊可作为该种膳食结构的代表。膳食结构的主要特点为富含植物性食物，包括每天谷类350克左右，水果、蔬菜、豆类、果仁等；每天食用适量的鱼、禽、少量蛋、奶酪和酸奶；每月食用畜肉（猪、牛和羊肉及其产品）的次数不多，主要的食用油是橄榄油；大部分成年人有饮用葡萄酒的习惯。脂肪提供能量占膳食总能量的25%～35%，饱和脂肪所占比例较低，在7%～8%；此膳食结构的突出特点是饱和脂肪摄入量低，不饱和脂肪摄入量高，膳食含大量复合碳水化合物，蔬菜、水果摄入量较高。地中海地区居民心脑血管疾病发生率很低，已引起了西方国家的注意，并纷纷参照这种膳食模式改进自己国家膳食结构。

二、我国居民的膳食结构

（一）我国居民膳食营养与体格发育状况

2015年，国家卫生计生委根据中国疾病预防控制中心、国家心血管病中心、国家癌症中心近年来监测、调查的最新数据，结合国家统计局等部门人口基础数据，国家卫生计生委组织专家综合采用多中心、多来源数据系统评估、复杂加权和荟萃分析等研究办法，编写了《中国居民营养与慢性病状况报告（2015年）》。近十年我国居民膳食营养与体格发育状况有以下两个特点。

1. 膳食能量供给充足，体格发育与营养状况总体改善

十年间居民膳食营养状况总体改善，2012年居民每人每天平均能量摄入量为2172千卡，蛋白质摄入量为65克，脂肪摄入量为80克，碳水化合物摄入量为301克，三

大营养素供能充足，能量需要得到满足。全国18岁及以上成年男性和女性的平均身高分别为167.1厘米和155.8厘米，平均体重分别为66.2千克和57.3千克，与2002年相比，居民身高、体重均有所增长，尤其是6～17岁儿童青少年身高、体重增幅更为显著。成人营养不良率为6.0%，比2002年降低2.5个百分点。儿童青少年生长迟缓率和消瘦率分别为3.2%和9.0%，比2002年降低3.1和4.4个百分点。6岁及以上居民贫血率为9.7%，比2002年下降10.4个百分点。其中6～11岁儿童和孕妇贫血率分别为5.0%和17.2%，比2002年下降了7.1和11.7个百分点。

2. 膳食结构有所变化，超重肥胖问题凸显

过去10年间，我国城乡居民粮谷类食物摄入量保持稳定。总蛋白质摄入量基本持平，优质蛋白质摄入量有所增加，豆类和乳类消费量依然偏低。脂肪摄入量过多，平均膳食脂肪供能比超过30%。蔬菜、水果摄入量略有下降，钙、铁、维生素A、维生素D等部分营养素缺乏依然存在。2012年居民平均每天烹调用盐10.5克，较2002年下降1.5克。全国18岁及以上成人超重率为30.1%，肥胖率为11.9%，比2002年上升了7.3和4.8个百分点，6～17岁儿童青少年超重率为9.6%，肥胖率为6.4%，比2002年上升了5.1和4.3个百分点。

（二）我国居民的膳食结构

我国传统的膳食结构以植物性食物为主，谷类、薯类和蔬菜摄入量较高，肉类摄入较低，乳类食物消费较少。此种膳食特点为高碳水化合物、高膳食纤维、低动物脂肪，是一种以植物性食物为主的膳食结构，容易出现营养不良，但有利于血脂异常和冠心病等慢性病的预防。近四十年来，随着经济的发展和居民生活水平的提高，我国的膳食结构正逐渐向以动物性食物为主的膳食结构转变，城市和经济发达地区的膳食结构不尽合理。畜、禽、蛋等动物性食物及油脂消费过多，谷类食物消费偏低，尤以杂粮摄入量下降明显。

中国从目前的经济社会发展水平来看，还属于发展中国家，尤其是在人均领域，处于世界中下水平，如人均GDP、人均GNP、恩格尔系数等。按照中国目前的发展速度，到2050年将迈进中等发达国家的行列。中国食物消费水平在各地区、各阶层间消费还很不平衡：东部地区、城市以及收入高中收入人群，已经是以动物性食物为主的膳食结构，而中西部地区及广大的农村、低收入人群，还是以植物性食物为主的膳食结构。

我国的膳食结构还存在很多不合理的地方：乳类、豆类制品摄入过低，钙低磷高，钙磷比仍不合理。盐的摄入量仍偏高。铁、维生素A等微量营养素缺乏仍是我国城乡居民普遍存在的问题。虽然膳食质量明显提高，但膳食高能量、高脂肪和体力活动减少造成超重、肥胖和糖尿病、血脂异常等慢性病的发病率快速上升。

第二节　中国居民膳食指南：一般人群

为了指导居民合理选择食物，科学搭配食物，吃的营养，吃的健康，从而增强体质，预防疾病，我国于1989年首次发布了中国居民膳食指南，之后于1997年和2007年进行了两次修订。

《中国居民膳食指南（2016）》是我国发布的第四个居民膳食指南。修订过程中，根据《中国居民营养与慢性病状况报告（2015）》中指出的我国居民面临营养缺乏和营养过剩双重挑战的情况，结合中华民族饮食习惯以及不同地区食物可及性等多方面因素，参考其他国家膳食指南制定的科学依据和研究成果，对部分食物日摄入量进行调整，提出符合我国居民营养健康状况和基本需求的膳食指导建议。

经过修订专家委员会百余位专家两年多的辛勤工作，本着规范、科学、严谨的制定原则，按照证据收集、科学循环、多重论证的工作程序，同时广泛征求相关领域专家和社会各界意见，最终形成《中国居民膳食指南（2016）》。

《中国居民膳食指南（2016）》由一般人群膳食指南、特定人群膳食指南和中国居民平衡膳食实践三个部分组成。

一般人群膳食指南适用于2岁以上健康人群。

一、食物多样，谷类为主

平衡膳食模式是最大程度保障人体营养和健康的基础，食物多样是平衡膳食模式的基本原则。食物可分为五大类，包括谷薯类、蔬菜水果类、畜禽鱼蛋奶类、大豆坚果类和油脂类。不同食物中的营养素及有益膳食成分的种类和含量不同。除供6月龄内婴儿的母乳外，没有任何一种食物可以满足人体所需的能量及全部营养素。因此，只有多种食物组成的膳食才能满足人体对能量和各种营养素的需要。建议我国居民的平衡膳食应做到食物多样，平均每天摄入12种以上食物，每周25种以上食物。平衡膳食模式能最大程度的满足人体正常生长发育及各种生理活动的需要，并且可降低包括高血压、心血管疾病等多种疾病的发病风险。

谷类为主是指谷薯类食物所提供的能量占膳食总能量的一半以上，也是中国人平衡膳食模式的重要特征。谷类食物含有丰富的碳水化合物，是提供人体所需能量的最经济和最重要的食物来源，也是提供B族维生素、矿物质、膳食纤维和蛋白质的重要食物来源，在保障儿童青少年生长发育，维持人体健康方面发挥着重要作用。近30年来，我国居民膳食模式正在悄然发生着变化，居民的谷类消费量逐年下降，动物性食物和油脂摄入量逐年增多，导致能量摄入过剩；谷类过度精加工导致B族维生素、矿物质和膳食纤维丢失而引起摄入量不足，这些因素都可能增加慢性非传染性疾病（以下简称"慢性病"）的发生风险。因此，坚持谷类为主，特别是增加全谷物摄入，有利于降低Ⅱ型糖尿病、心血管疾病、结直肠癌等与膳食相关的慢性病的发病风险，以及减少体重增加的风险。建议一般成年人每天摄入谷薯类250～400克，其中全谷物和杂豆类50～150克，薯类50～100克。

二、吃动平衡，健康体重

食物摄入量和身体活动量是保持能量平衡、维持健康体重的两个主要因素。如果吃得过多或活动不足，多余的能量就会在体内以脂肪的形式积存下来，体重增加，造成超重或肥胖；相反，若吃得过少或活动过多，可由于能量摄入不足或能量消耗过多引起体重过低或消瘦。体重过高和过低都是不健康的表现，易患多种疾病，缩短寿命。成人健康体重的体质指数（BMI）应在18.5～23.9。体质指数（BMI）是用体重千克数除以身高米数平方得出的数字，是目前国际上常用的衡量人体胖瘦程度以及是否健康的一个标准。

体质指数（BMI）（千克/平方米）=体重（千克）÷身高^2（平方米）

目前，我国大多数的居民身体活动不足或缺乏运动锻炼，能量摄入相对过多，导致超重和肥胖的发生率逐年增加。超重或肥胖是许多疾病的独立危险因素，如Ⅱ型糖尿病、冠心病、乳腺癌等。增加身体活动或运动不仅有助于保持健康体重，还能够调节机体代谢，增强体质，降低全因死亡风险和冠心病、脑卒中、Ⅱ型糖尿病、结肠癌等慢性病的发生风险；同时也有助于调节心理平衡，有效消除压力，缓解抑郁和焦虑等不良精神状态。食不过量可以保证每天摄入的能量不超过人体的需要，增加运动可增加代谢和能量消耗。

各个年龄段人群都应该天天运动、保持能量平衡和健康体重。推荐成人积极参加日常活动和运动，每周至少进行5天中等强度身体活动，累计150分钟以上，平均每天主动身体活动6000步。多运动多获益，减少久坐时间，每小时起来动一动。多动会吃，保持健康体重。

三、多吃蔬果、奶类、大豆

新鲜蔬菜水果、奶类、大豆及豆制品是平衡膳食的重要组成部分，坚果是膳食的有益补充。蔬菜水果是维生素、矿物质、膳食纤维和植物化学物的重要来源，对提高膳食微量营养素和植物化学物的摄入量起到重要作用。循证研究发现，提高蔬菜水果摄入量，可维持机体健康，有效降低心血管、肺癌和糖尿病等慢性病的发病风险。奶类富含钙，是优质蛋白质和B族维生素的良好来源。增加奶类摄入有利于儿童少年生长发育，促进成人骨骼健康。大豆富含优质蛋白质、必需脂肪酸、维生素E，并含有大豆异黄酮、植物固醇等多种植物化学物。多吃大豆及其制品可以降低乳腺癌和骨质疏松症的发病风险。坚果富含脂类和多不饱和脂肪酸、蛋白质等营养素，适量食用有助于预防心血管疾病。

近年来，我国居民蔬菜摄入量逐渐下降，水果、大豆、奶类摄入量仍处于较低水平。基于其营养价值和健康意义，建议增加蔬菜水果、奶和大豆及其制品的摄入。推荐每天摄入蔬菜300～500克，其中深色蔬菜占1/2；水果200～350克；每天饮奶300克或相当量的乳制品；平均每天摄入大豆和坚果25～35克。坚持餐餐有蔬菜，天天有水果，把牛奶、大豆当做膳食重要组成部分。

四、适量吃鱼、禽、蛋、瘦肉

鱼、禽、蛋和瘦肉均属于动物性食物，富含优质蛋白质、脂类、脂溶性维生素、B族维生素和矿物质等，是平衡膳食的重要组成部分。此类食物蛋白质的含量普遍较高，其氨基酸组成更适合人体需要，利用率高，但脂肪含量较多，能量高，有些含有较多的饱和脂肪酸和胆固醇，摄入过多可增加肥胖和心血管疾病等的发病风险，应当适量摄入。

水产品类脂肪含量相对较低，且含有较多的不饱和脂肪酸，对预防血脂异常和心血管疾病等有一定作用，可首选。禽类脂肪含量也相对较低，其脂肪酸组成优于畜类脂肪，选择应先于畜肉。蛋类各种营养成分比较齐全，营养价值高，但胆固醇含量也高，摄入量不宜过多。畜肉类脂肪含量较多，但瘦肉中脂肪含量较低，因此吃畜肉应当选瘦肉。烟熏和腌制肉类在加工过程中易遭受一些致癌物污染，过多食用可增加肿瘤发生的风险，应当少吃或不吃。

目前我国多数居民摄入畜肉较多，禽和鱼类较少，对居民营养健康不利，需要调整比例。建议成人每天平均摄入水产类40～75克，畜禽肉类40～75克，蛋类40～50克，平均每天摄入总量120～200克。

五、少盐少油，控糖限酒

食盐由钠和氯组成，研究证据表明，食盐摄入过多可增加高血压发生的风险。目前我国多数居民食盐摄入普遍过多，因此应当减少食盐的摄入量。调查表明，我国居民烹调油和脂肪摄入过多，过多的脂肪摄入是超重肥胖发生的重要危险因素，油盐摄入是我国居民肥胖和慢性病发生的重要影响因素。

添加糖是纯能量物质，我国居民糖的摄入主要来自于加工食品，儿童青少年中，含糖饮料是添加糖的主要来源，长期过多饮用不但增加超重肥胖风险，也会引发多种慢性病，建议不喝或少喝含糖饮料。烹调用糖要尽量控制到最小量，同时也要少食用高糖食品。

酒的主要化学成分是乙醇（酒精），过量饮用可引起肝损伤，也是胎儿酒精综合征、痛风、癌症和心血管疾病等发生的重要危险因素，因此一般不推荐饮酒。成年人若饮酒，应限量。

水是构成人体组织和细胞的重要成分，参与人体摄入膳食后物质的代谢过程。饮水不足可影响人体的正常生理功能，应足量饮水。饮用白开水或茶水是我国的传统饮水方式，能满足人体健康需要。推荐各年龄段油盐和水的摄入量应控制在一个适宜的范围内。

六、杜绝浪费，兴新食尚

食物是人类获取营养、赖以生存和发展的物质基础。勤俭节约是中华民族的传统美德。食物资源宝贵、来之不易；应尊重劳动，珍惜食物，杜绝浪费。

优良饮食文化是实施平衡膳食的保障。新食尚鼓励优良饮食文化的传承和发扬。家庭应按需选购食物，适量备餐；在外点餐应根据人数确定数量，集体用餐时采取分餐制和简餐，文明用餐，反对铺张浪费。倡导在家吃饭，与家人一起分享食物和享受亲情。

食物在生产、加工、运输、储存等过程中如果遭受致病性微生物、寄生虫和有毒有害等物质的污染，可导致食源性疾病，威胁人体健康。因此，应选择新鲜卫生的食物、当地当季的食物；学会阅读食品标签、合理贮藏食物、采用适宜的烹调方式，是提高饮食卫生水平。

基于我国人口众多，且食物浪费问题比较突出、食源性疾病状况不容乐观。减少食物浪费、注重饮食卫生、兴饮食文明新风，对我国社会可持续发展、保障公共健康具有重要意义。

第三节　中国居民膳食指南：特定人群

《中国居民膳食指南（2016）》中的特定人群膳食指南食指南包括孕妇乳母膳食指南、婴幼儿喂养指南（0～24月龄）、儿童少年（2～5岁、6～17岁）膳食指南、老年人群膳食指南（≥65岁）和素食人群膳食指南。除0～24月龄婴幼儿喂养指南外，特定人群膳食指南是根据不同年龄阶段人群的生理和行为特点，在一般人群膳食指南基础上进行了补充。

一、孕妇乳母膳食指南

妊娠是个复杂的生理过程。为了妊娠的成功，孕期妇女的生理状态及代谢发生了较大的适应性改变，以满足孕期母体生殖器官和胎儿的生长发育，并为产后泌乳进行营养储备。孕期营养状况的优劣对胎儿生长发育直至成年后的健康可产生至关重要的影响。分娩后的哺乳期妇女要分泌乳汁、哺育婴儿，还要逐步补偿妊娠、分娩时营养的消耗，恢复各器官、系统功能。对能量及营养素的需要甚至超过妊娠期。乳母营养的好坏还直接关系到母乳喂养的成功和婴儿的生长发育。

无论是孕妇还是乳母的膳食构成都应该是由多种多样食物组成的平衡膳食，只有多样化的平衡膳食才能获得足够而适量的营养。

（一）备孕妇女膳食指南

1. 调整孕前体重至适宜水平

孕前体重与新生儿出生体重、婴儿死亡率以及孕期并发症等不良妊娠结局有密切关系。肥胖或低体重的育龄妇女是发生不良妊娠结局的高危人群，备孕妇女宜通过平衡膳食和适量运动来调整体重，使体质指数（BMI）达到18.5～23.9的范围。

2. 常吃含铁丰富的食物，选用碘盐，孕前3个月开始补充叶酸

育龄妇女是铁缺乏和缺铁性贫血患病率较高的人群，怀孕前如果缺铁，可导致早产、胎儿生长受限、新生儿低出生体重以及妊娠期缺铁性贫血。因此，备孕妇女应经常摄入含铁丰富、利用率高的动物性食物，铁缺乏或缺铁性贫血者应纠正贫血后再怀孕。碘是合成甲状腺激素不可缺少的微量元素，为避免孕期碘缺乏对胎儿智力和体格发育产生的不良影响，备孕妇女除选用碘盐外，还应每周摄入1次富含碘的海产品。叶酸缺乏可影响胚胎细胞增殖、分化，增加神经管畸形及流产的风险，备孕妇女应从准备怀孕前3个月开始每天补充400微克叶酸，并持续整个孕期。

3. 禁烟酒，保持健康生活方式

良好的身体状况和营养是成功孕育新生命最重要的条件，而良好的身体状况和营养要通过健康生活方式来维持。均衡的营养、有规律的运动和锻炼、充足的睡眠、愉悦的心情等，均有利于健康的孕育。计划怀孕的妇女如果有健康和营养问题，应积极治疗相关疾病（如牙周病），纠正可能存在的营养缺乏，保持良好的卫生习惯。此外，吸烟、饮酒会影响精子和卵子质量及受精卵着床与胚胎发育，在怀孕前6个月夫妻双方均应停止吸烟、饮酒，并远离吸烟环境。

（二）孕期妇女膳食指南

1. 补充叶酸，常吃含铁丰富的食物，选用碘盐

叶酸对预防神经管畸形和高同型半胱氨酸血症、促进红细胞成熟和血红蛋白合成极为重要。孕期叶酸应达到每天600µgDFE，除常吃含叶酸丰富的食物外，还应补充叶酸400µgDFE。为预防早产、流产，满足孕期血红蛋白合成增加和胎儿铁储备的需要，孕期应常吃含铁丰富的食物，铁缺乏严重者可在医师指导下适量补铁。碘是合成甲状腺素的原料，是调节新陈代谢和促进蛋白质合成的必需微量元素，除选用碘盐外，每周还应摄入1～2次含碘丰富的海产品。

2．孕吐严重者，可少量多餐，保证摄入含必要量碳水化合物的食物

孕早期应维持孕前平衡膳食。如果早孕反应严重，可少食多餐，选择清淡或适口的膳食，保证摄入含必要量碳水化合物的食物，以预防酮血症对胎儿神经系统的损害。

3．孕中晚期适量增加奶、鱼、禽、蛋、瘦肉的摄入

自孕中期开始，胎儿生长速率加快，应在孕前膳食的基础上，每天增加奶类200克，动物性食物（鱼、禽、蛋、瘦肉）孕中期每天增加50克、孕晚期增加125克，以满足对优质蛋白质、维生素A、钙、铁等营养素和能量增加的需要。建议每周食用2~3次鱼类，以提供对胎儿脑发育有重要作用的n-3长链多不饱和脂肪酸。

4．适量身体运动，维持孕期适宜体重

体重增长是反映孕妇营养状况的最实用的直观指标，与胎儿出生体重、妊娠并发症等妊娠结局密切相关。为保证胎儿正常生长发育，应使孕期体重增长保持在适宜的范围。身体活动还有利于愉悦心情和自然分娩。健康的孕妇每天应进行不少于30分钟的中等强度身体活动。

5．禁烟酒，愉快孕育新生命，积极准备母乳喂养

烟草、酒精对胚胎发育的各个阶段都有明显的毒性作用，容易引起流产、早产和胎儿畸形。有吸烟饮酒习惯的妇女必须戒烟禁酒，远离吸烟环境，避免二手烟。

（三）哺乳期妇女膳食指南

分娩后的哺乳期妇女要分泌乳汁、哺育婴儿，还要逐步补偿妊娠、分娩时营养的消耗，恢复各器官、系统功能。对能量及营养素的需要甚至超过妊娠期。乳母营养的好坏还直接关系到母乳喂养的成功和婴儿的生长发育。

1．增加富含优质蛋白质及维生素A的动物性食物和海产品，选用碘盐

乳母的营养是泌乳的基础，尤其蛋白质营养状况对泌乳有明显影响。动物性食物如鱼、禽、蛋、瘦肉等可提供丰富的优质蛋白质和一些重要的矿物质和维生素，乳母每天应比孕前增加约80克的鱼、禽、蛋、瘦肉。如条件限制，可用富含优质蛋白质的大豆及其制品替代。为保证乳汁中碘、n-3长链多不饱和脂肪酸（如DHA）和维生素A的含量，乳母应选用碘盐烹调食物，适当摄入海带、紫菜、鱼、贝类等富含碘或DHA的海产品，适量增加富含维生素A的动物性食物，如动物肝脏、蛋黄等的摄入。奶类是钙的最好食物来源，乳母每天应增饮200毫升的牛奶，使总奶量达到400~500毫升，以满足其对钙的需要。

2．产褥期食物多样不过量，重视整个哺乳期营养

"坐月子"是中国的传统习俗，其间常过量摄入动物性食物，致能量和宏量营养素摄入过剩。重视整个哺乳阶段的营养，食不过量且营养充足，以保证乳汁的质与量以持续地进行母乳喂养。

3．愉悦心情，充足睡眠，促进乳汁分泌

乳母的心理及精神状态也可影响乳汁分泌，保持愉悦心情，以确保母乳喂养的成功。

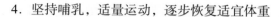

4．坚持哺乳，适量运动，逐步恢复适宜体重

孕期体重过度增加及产后体重滞留，是女性肥胖发生的重要原因之一。坚持哺乳、科学活动和锻炼，有利于机体复原和体重恢复。

5．禁烟酒，避免浓茶和咖啡

吸烟、饮酒会影响乳汁分泌，烟草中的尼古丁和酒精也可通过乳汁进入婴儿体内，影响婴儿睡眠及精神运动发育。此外，茶和咖啡中的咖啡因有可能造成婴儿兴奋，乳母应避免饮用浓茶和大量咖啡。

二、婴幼儿喂养指南

中国婴幼儿喂养指南是与一般人群膳食指南并行的喂养指导。出生后至满2周岁的阶段，良好营养和科学喂养是儿童近期和远期健康最重要的保障。生命早期的营养和喂养对体格生长、智力发育、免疫功能等近期及后续健康持续产生至关重要的影响。

（一）6月龄内婴儿母乳喂养指南

1．产后尽早开奶，坚持新生儿第一口食物是母乳

初乳富含营养和免疫活性物质，有助于肠道功能发展，并提供免疫保护。母亲分娩后，应尽早开奶，让婴儿开始吸吮乳头，获得初乳并进一步刺激泌乳、增加乳汁分泌。初乳一般含有β-胡萝卜素，故色淡黄，感观不佳，有异味，黏度大。一般人认为初乳不卫生，其实是一个误区，初乳常含有特殊免疫因子，只要在临产前数天坚持用干净毛巾擦拭乳头即可。婴儿出生后第一口食物应是母乳，有利于预防婴儿过敏，并减轻新生儿黄疸、体重下降和低血糖的发生。此外，让婴儿尽早反复吸吮乳头，是确保成功纯母乳喂养的关键。婴儿出生时，体内具有一定的能量储备，可满足至少3天的代谢需求；开奶过程中不用担心新生儿饥饿，可密切关注婴儿体重，体重下降只要不超过出生体重的7%就应坚持纯母乳喂养。温馨环境、愉悦心情、精神鼓励、乳腺按摩等辅助因素，有助于顺利成功开奶。准备母乳喂养应从孕期开始。

2．坚持6月龄内纯母乳喂养

母乳是婴儿最理想的食物，纯母乳喂养能满足婴儿6月龄以内所需要的全部液体、能量和营养素。此外，母乳有利于肠道健康微生态环境建立和肠道功能成熟，降低感染性疾病和过敏发生的风险。母乳喂养营造母子情感交流的环境，给婴儿最大的安全感，有利于婴儿心理行为和情感发展；母乳是最佳的营养支持，母乳喂养的婴儿最聪明。母乳喂养经济、安全又方便，同时有利于避免母体产后体重滞留，并降低母体乳腺癌、卵巢癌和Ⅱ型糖尿病的风险。

3．顺应喂养，建立良好的生活规律

母乳喂养应顺应婴儿胃肠道成熟和生长发育过程，从按需喂养模式到规律喂养模式递进。3月龄以前的婴儿，饥饿引起哭闹时应及时喂哺，不要强求喂奶次数和时

间。婴儿生后2~4周就基本建立了自己的进食规律。随着月龄增加，婴儿胃容量逐渐增加，单次摄乳量也随之增加，哺喂间隔则会相应延长，喂奶次数减少，逐渐建立起规律哺喂的良好饮食习惯。如果婴儿哭闹明显不符平日进食规律，应该首先排除非饥饿原因，如胃肠不适等。非饥饿原因哭闹时，增加哺喂次数只能缓解婴儿的焦躁心理，并不能解决根本问题，应及时就医。

4. 出生后数日开始补充维生素D，不需补钙

人乳中维生素D含量低，母乳喂养儿不能通过母乳获得足量的维生素D。适宜的阳光照射会促进皮肤中维生素D的合成，但鉴于养育方式及居住地域的限制，阳光照射可能不是6月龄内婴儿获得维生素D的最方便途径。婴儿出生后数日就应开始每日补充维生素D 10微克，不需额外补钙。推荐新生儿出生后补充维生素K，特别是剖宫产的新生儿。

5. 婴儿配方奶是不能纯母乳喂养时的无奈选择

由于婴儿患有某些代谢性疾病、乳母患有某些传染性或精神性疾病，乳汁分泌不足或无乳汁分泌等原因，不能用纯母乳喂养婴儿时，建议首选适合于6月龄内婴儿的配方奶喂养，不宜直接用普通液态奶、成人奶粉、蛋白粉、豆奶粉等喂养婴儿。任何婴儿配方奶都不能与母乳相媲美，只能作为纯母乳喂养失败后无奈的选择。6月龄前放弃母乳喂养而选择婴儿配方奶，对婴儿健康是不利的。

6. 监测体格指标，保持健康生长

身长和体重是反映婴儿喂养和营养状况的直观指标。疾病或喂养不当、营养不足会使婴儿生长缓慢或停滞。6月龄内婴儿应每半月测一次身长和体重，病后恢复期可增加测量次数，并选用世界卫生组织的《儿童生长曲线》判断婴儿是否得到正确、合理喂养。婴儿生长有自身规律，过快、过慢生长都不利于儿童远期健康。婴儿生长存在个体差异，也有阶段性波动，不必相互攀比生长指标。母乳喂养儿体重增长可能低于配方奶喂养儿，只要处于正常的生长曲线轨迹，即是健康的生长状态。

（二）7~24月龄婴幼儿喂养指南

1. 继续母乳喂养，满6月龄起添加辅食

母乳仍然可以为满6月龄后婴幼儿提供部分营养及各种免疫保护因子等。继续母乳喂养也仍然有助于促进母子间的亲密连接，促进婴幼儿发育。不能母乳喂养或母乳不足时，需要以配方奶作为母乳的补充。婴儿满6月龄时，开始添加辅食，不仅能满足婴儿的营养需求，也能满足其心理需求，并促进其感知觉、心理及认知和行为能力的发展。

2. 从富含铁的泥糊状食物开始，逐步添加达到食物多样

7~12月龄婴儿所需能量1/3~1/2来自辅食，13~24月龄幼儿1/2~2/3的能量来自辅食，而婴幼儿来自辅食的铁更高达99%。因而婴儿最先添加的辅食应该是富铁的高能量食物，如强化铁的婴儿米粉、肉泥等。在此基础上逐渐引入其他不同种类的食物

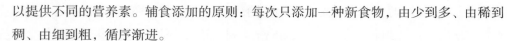

以提供不同的营养素。辅食添加的原则：每次只添加一种新食物，由少到多、由稀到稠、由细到粗，循序渐进。

3．提倡顺应喂养，鼓励但不强迫进食

随着婴幼儿生长发育，父母及喂养者应根据其营养需求的变化，感知觉，以及认知、行为和运动能力的发展，顺应婴幼儿的需要进行喂养，帮助婴幼儿逐步达到与家人一致的规律进餐模式，并学会自主进食，遵守必要的进餐礼仪。父母及喂养者也应该是婴幼儿进食的好榜样。

4．辅食不加调味品，尽量减少糖和盐的摄入

辅食应保持原味，不加盐、糖以及刺激性调味品，保持淡口味。淡口味食物有利于提高婴幼儿对不同天然食物口味的接受度，减少偏食挑食的风险。淡口味食物也可减少婴幼儿盐和糖的摄入量，降低儿童期及成人期肥胖、糖尿病、高血压、心血管疾病的风险。

5．注重饮食卫生和进食安全

选择新鲜、优质、无污染的食物和清洁水制作辅食。制作辅食前须先洗手。制作辅食的餐具、场所应保持清洁。辅食应煮熟、煮透。制作的辅食应及时食用或妥善保存。进餐前洗手，保持餐具和进餐环境清洁、安全。婴幼儿进食时一定要有成人看护，以防进食意外。整粒花生、坚果、果冻等食物不适合婴幼儿食用。

6．定期监测体格指标，追求健康生长

适度、平稳生长是最佳的生长模式。每3个月一次定期监测并评估7～24月龄婴幼儿的体格生长指标有助于判断其营养状况，并可根据体格生长指标的变化，及时调整营养和喂养。对于生长不良、超重肥胖，以及处于急慢性疾病期间的婴幼儿应增加监测次数，达到健康生长的需要。

三、儿童少年膳食指南

本指南适用于2周岁至不满18岁的未成年人分为2～5岁学龄前儿童和6～17岁学龄儿童少年两个阶段。该指南是一般人群指南基础上的补充说明和指导。

（一）学龄前儿童膳食指南

1．规律就餐，自主进食不挑食，培养良好饮食习惯

足量食物、平衡膳食、规律就餐是2～5岁儿童获得全面营养和良好消化吸收的保障。因此要注意引导儿童自主、有规律地进餐，保证每天不少于三次正餐和两次加餐，不随意改变进餐时间、环境和进食量；纠正挑食、偏食等不良饮食行为；培养儿童摄入多样化食物的良好饮食习惯。

2．每天饮奶，足量饮水，正确选择零食

目前，我国儿童钙摄入量普遍偏低，对于快速生长发育的儿童，应鼓励多饮奶，

建议每天饮奶300～400毫升或相当量的奶制品。儿童新陈代谢旺盛，活动量大，水分需要量相对较多，建议2～5岁儿童每天水的总摄入量（即饮水和膳食中汤水、牛奶等总和）1300～1600毫升。饮水时以白开水为主。零食应尽可能与加餐相结合，以不影响正餐为前提，多选用营养密度高的食物如乳制品、水果、蛋类及坚果类等食物。

3. 食物应合理烹调，易于消化，少调料，少油炸

建议多采用蒸、煮、炖、煨等方式烹制儿童膳食，从小培养儿童清淡口味，少放调料、少用油炸。

4. 参与食物选择与制作，增进对食物的认知与喜爱

鼓励儿童体验和认识各种食物的天然味道和质地，了解食物特性，增进对食物的喜爱。

5. 经常户外运动，保障健康生长

鼓励儿童经常参加户外游戏与活动，实现对其体能、智能的锻炼培养，维持能量平衡，促进皮肤中维生素D的合成和钙的吸收利用。此外，增加户外活动时间，可有效减少儿童近视眼的发生。2～5岁儿童生长发育速度较快，身高、体重可反映儿童膳食营养摄入状况，家长可通过定期监测儿童的身高、体重，及时调整其膳食和身体活动，以保证正常的健康生长。

（二）学龄儿童膳食指南

1. 认识食物，学习烹饪，提高营养科学素养

学龄儿童应积极学习营养健康知识，传承我国优秀饮食文化和礼仪，提高营养健康素养，认识食物、参与食物的选择和烹调，养成健康的饮食行为。

2. 三餐合理，规律进餐，培养健康饮食行为

按时进食三餐，饮食应多样化，保证营养齐全。每天吃早餐，并保证早餐的营养充足。为满足骨骼生长的需要，保证每天喝奶及乳制品300毫升。

3. 合理选择零食，足量饮水，不喝含糖饮料

选择卫生、营养丰富的食物如水果、乳类、豆制品、坚果等做零食，油炸、高糖或高盐的食品不宜做零食。每天少量多次、足量饮水，不喝或少喝含糖饮料，更不能用饮料代替水。

4. 不偏食节食，不暴饮暴食，保持适宜体重增长

不偏食节食、不暴饮暴食：要避免盲目节食，或采用极端的减肥方式控制体重。也要避免暴饮暴食，做到遵循进餐规律，减缓进食速度。提高学龄儿童对饮酒危害的认识。不让儿童尝试饮酒。

5. 保证每天至少活动60分钟，增加户外活动时间

身体活动以有氧运动为主，每次最好10分钟以上。每周至少进行3次高强度身体活动（如长跑、游泳、打篮球等），3次抗阻力运动（如俯卧撑、仰卧起坐及引体向上等）和骨质增强型运动。运动前做好充分的准备活动，避免空腹运动，饭后1小时

再运动。运动中注意补充水分。

四、老年和素食人群膳食指南

老年人，是指65岁以上的人群，是在一般人群指南基础上对老年人膳食指导的补充说明和指导。

素食人群是指不食肉、家禽、海鲜等动物性食物为饮食方式的人群。

（一）老年人群膳食指南

1. 少量多餐细软，预防营养缺乏

不少老年人牙齿缺损，消化液分泌和胃肠蠕动减弱，容易出现食欲下降和早饱现象，造成食物摄入量不足和营养缺乏，因此老年人膳食更应注意合理设计、精准营养。食物制作要细软，并做到少量多餐。对于有吞咽障碍和高龄老人，可选择软食，进食中要细嚼慢咽，预防呛咳和误吸；对于贫血、钙和维生素D、维生素A等营养缺乏的老年人，建议在营养师和医生的指导下，选择适合自己的营养强化食品。

2. 主动足量饮水，积极户外活动

老年人身体对缺水的耐受性下降。饮水不足可对老年人的健康造成明显影响，因此要足量饮水。每天的饮水量达到1500～1700毫升。应少量多次，主动饮水，首选温热的白开水。户外活动能够更好地接受紫外线照射，有利于体内维生素D合成，延缓骨质疏松和肌肉衰减的发展，因此老年人应积极进行户外活动。

3. 延缓肌肉衰减，维持适宜体重

骨骼肌是身体的重要组成部分，延缓肌肉衰减对维持老年人活动能力和健康状况极为重要。延缓肌肉衰减的有效方法是吃动结合，一方面要增加摄入富含优质蛋白质的瘦肉、海鱼、豆类等食物；另一面要进行有氧运动和适当的抗阻运动。老年人体重应维持在正常稳定水平，不应过度苛求减重，体重过高或过低都会影响健康。从降低营养不良风险和死亡风险的角度考虑，老年人的BMI应不低于20为好，鼓励通过营养师的个性化评价来指导和改善。

4. 摄入充足食物，鼓励陪伴进食

鼓励老人积极主动参与家庭和社会活动，与家人一起进餐，主动参与烹饪；独居老年人，可去集体用餐点或多与亲朋一起用餐和活动，以便摄入更多丰富的食物和积极参加集体活动，增加接触社会的机会。

（二）素食人群膳食指南

合理搭配膳食，避免因缺少动物性食物而引起蛋白质、维生素B_{12}、n-3多不饱和脂肪酸、铁、锌等营养素缺乏的风险。

1. 谷物为主、食物多样；适量增加全谷物

全素和蛋奶素人群膳食应以谷类为主，食物多样化；每天摄入的食物种类至少为

12种，而每周至少为25种。谷类食物是素食者膳食能量的主要来源，谷类可提供碳水化合物、B族维生素、矿物质和膳食纤维等；全谷物保留了天然谷物的全部成分，营养素含量更为丰富，因此应适量增加谷类食物摄入，特别是全谷物的摄入量。

2．增加大豆及其制品的摄入，每天50～80克；选用发酵豆制品

大豆是素食者的重要食物，大豆含有丰富的优质蛋白质，不饱和脂肪酸、B族维生素等，发酵豆制品中含有一定量的维生素B_{12}，因此素食者应比一般人群增加大豆及其制品的摄入量，并适当选用发酵豆制品。

3．常吃坚果、海藻和菌菇

坚果中富含蛋白质、不饱和脂肪酸、维生素E、B族维生素、钙、铁等；藻类中含较多的20碳和22碳$n-3$多不饱和脂肪酸；菌菇类含有丰富的维生素和矿物质。

4．蔬菜、水果应充足

蔬菜水果含有丰富的维生素和矿物质。

5．合理选用烹饪油

食用油中的主要成分为脂肪，可为人体提供必需脂肪酸。推荐素食人群使用大豆油和（或）菜籽油烹饪，用亚麻籽油和（或）紫苏油拌凉菜。

第四节　中国居民膳食指南：宝塔·餐盘·算盘

一、中国居民平衡膳食宝塔（2016）

中国居民平衡膳食宝塔（以下简称宝塔）是根据《中国居民膳食指南（2016）》的核心内容和推荐，结合中国居民膳食的实际情况，把平衡膳食的原则转化为各类食物的数量和比例的图形化表示。

不同能量摄入水平的平衡膳食模式如表13-1所示。表中列出了从1000～3000千卡能量需要量水平下的膳食构成，涵盖了2岁儿童以上全人群的能量需要量水平。

中国居民平衡膳食宝塔形象化的组合，遵循了平衡膳食的原则，体现了一个在营养上比较理想的基本构成（图13-1）。平衡膳食宝塔共分5层，各层面积大小不同，体现了5类食物和食物量的多少；5类食物包括谷薯类、蔬菜水果，畜禽鱼蛋类、奶类、大豆和坚果类以及烹饪用油盐，其食物数量是根据不同能量需要而设计，宝塔旁边的文字注释，标明了在能量1600～2400千卡时，一段时间内成人每人每天各类食物摄入量的平均范围。

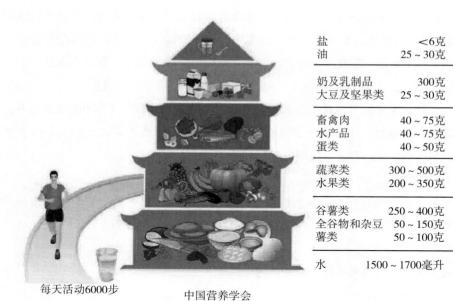

盐 <6克
油 25~30克

奶及乳制品 300克
大豆及坚果类 25~30克

畜禽肉 40~75克
水产品 40~75克
蛋类 40~50克

蔬菜类 300~500克
水果类 200~350克

谷薯类 250~400克
全谷物和杂豆 50~150克
薯类 50~100克

水 1500~1700毫升

每天活动6000步

中国营养学会

图13-1 中国居民膳食宝塔2016

表13-1 不同能量需要水平的平衡膳食模式和食物量［克/（天·人）］

食物种类（克）	不同能量摄入水平（千卡）										
	1000	1200	1400	1600	1800	2000	2200	2400	2600	2800	3000
谷类	85	100	150	200	225	250	275	300	350	375	400
一全谷物及杂豆	适量			50~150							
一薯类	适量			50~150					125	125	125
蔬菜	200	250	300	300	400	450	450	500	500	500	600
一深色蔬菜	占所有蔬菜的1/2										
水果	150	150	150	200	200	300	300	350	350	400	400
畜禽肉类	15	25	40	40	50	50	75	75	75	100	100
蛋类	20	25	25	40	40	50	50	50	50	50	50
水产品	15	20	40	40	50	50	75	75	75	100	125
乳制品	500	500	350	350	300	300	300	300	300	300	300
大豆	5	15	15	15	15	15	25	25	25	25	25
坚果	—	适量		10	10	10	10	10	10	10	10
烹调油	15~20	20~25		25	25	25	30	30	30	35	
食盐	<2	<3	<4	<6	<6	<6	<6	<6	<6	<6	<6

注：膳食宝塔的能量范围在1600~2400千卡；薯类为鲜重。

（一）第一层：谷薯类食物

谷薯类是膳食能量的主要来源（碳水化合物提供总能量的50%~65%），也是多种微量营养素和膳食纤维的良好来源。膳食指南中推荐2岁以上健康人群的膳食应食物多样、谷物为主。一段时间内，成人每人每天应该摄入谷、薯、杂豆类在250～400克，其中全谷物50～150克（包括杂豆类），新鲜薯类50～100克。

谷类、薯类和杂豆是碳水化合物的主要来源，谷类包括小麦、稻米、玉米、高粱等及其制品，如米饭、馒头、烙饼、面包、饼干、麦片等。薯类包括马铃薯、红薯等，可替代部分主食。杂豆包括大豆以外的其他干豆类，如红小豆、绿豆、芸豆等。全谷物保留了天然谷物的全部成分，是理想膳食模式的重要选择，也是膳食纤维和其他营养素的来源。我国传统膳食中整粒的食物常见的有小米、玉米、绿豆、红豆、荞麦等，现代加工产品有燕麦片等，因此把杂豆与全谷物归为一类。2岁以上所有年龄的人都应该保持全谷物的摄入量，以此获得更多营养素、膳食纤维和健康益处。

（二）第二层：蔬菜水果

蔬菜水果是膳食指南中鼓励多摄入的两类食物。在1600～2400千卡能量需要水平下，推荐每人每天蔬菜摄入量应在300～500克，水果200～350克，蔬菜水果是膳食纤维、微量营养素和植物化学物的良好来源，蔬菜包括嫩茎、叶、花菜类，根菜类，鲜豆类，茄果瓜菜类，葱蒜类及菌藻类，水生蔬菜类等。深色蔬菜是指深绿色、深黄色、紫色、红色等有色的蔬菜，每类蔬菜提供的营养素略有不同，深色蔬菜一般富含维生素、植物化学物和膳食纤维，推荐每天占总体蔬菜摄入量的1/2以上。

水果包括仁果、浆果、核果、柑橘类、瓜果、热带水果等。建议吃新鲜水果，在鲜果供应不足时可选择一些含糖量低的干果制品和纯果汁。新鲜水果提供多种微量营养素和膳食纤维。

蔬菜和水果各有优势，虽在一层，但不能相互替代。很多人不习惯摄入水果，或者摄入量很低，应努力把水果作为平衡膳食的重要部分。多吃蔬菜水果也是降低膳食能量摄入的不错选择。

（三）第三层：鱼、禽、肉、蛋等动物性食物

鱼、禽、肉、蛋等动物性食物是膳食指南推荐适量食用的一类食物。在能量需要1600～2400千卡水平下，推荐每天鱼、禽、肉、蛋摄入量共计120～200克。

新鲜的动物性食物是优质蛋白质、脂肪和脂溶性维生素的良好来源，建议每天畜禽肉的摄入量为40～75克，少吃加工类肉制品。目前我国汉族居民的肉类摄入以猪肉为主，且增长趋势明显。猪肉含脂肪较高，应尽量选择瘦肉或禽肉。常见的水产品是鱼、虾、蟹和贝类，此类食物富含优质蛋白质、脂类、维生素和矿物质，推荐每天摄入量为40～75克，有条件可以多吃一些替代畜肉类。

蛋类包括鸡蛋、鸭蛋、鹅蛋、鹌鹑蛋、鸽蛋及其加工制品，蛋类的营养价值较高，推荐每天1个鸡蛋（相当于50克左右），吃鸡蛋不能弃蛋黄，蛋黄有着丰富的营养成分，如胆碱、卵磷脂、胆固醇、维生素A、叶黄素、锌、B族维生素，无论多大年龄都具有健康益处。

（四）第四层：乳类、大豆和坚果

乳类、豆类是鼓励多摄入的。乳类、大豆和坚果是蛋白质和钙的良好来源，营养素密度高。在1600～2400千卡能量需要水平下，推荐每天应摄入相当于鲜奶300克的奶类及奶制品；在全球乳制品消费中，我国摄入量一直很低，多吃多种多样的乳制品，有利于提高乳品摄入量。

大豆包括黄豆、黑豆、青豆，其常见的制品包括豆腐、豆浆、豆腐干及千张等。推荐大豆和坚果制品摄入量为25～35克，以蛋白质为换算单位，1份20克大豆相当于北豆腐60克、南豆腐110克、内酯豆腐120克、豆干45克、豆浆360～380毫升。

坚果包括花生、葵花籽、核桃、杏仁、榛子等，部分坚果的蛋白质与大豆相似，富含必需脂肪酸和必需氨基酸，作为菜肴、零食等都是食物多样化的良好选择，建议每周70克左右（每天10克左右）。10克重量的坚果仁如2～3个核桃，4～5个板栗，一把松子仁（相当于一把带皮松子30～35克）。

（五）第五层：烹调油和盐

油、盐作为烹饪调料，是建议尽量少用的食物。推荐成人每天烹调油不超过25～30克，食盐摄入量不超过6克。按照DRI中脂肪在总膳食中的能量提供，1～3岁人群脂肪摄入量占膳食总能量35%；4岁以上人群占20%～30%。在1600～2400千卡膳食总能量需要水平下，为36～80克。脂肪提供高能量，很多食物含有脂肪，所以烹饪用油需要限量，按照25～30克计算，烹饪油提供膳食总能量10%左右。烹调油包括各种动植物油，植物油包括花生油、豆油、菜籽油、芝麻油、调和油等，动物油包括猪油、牛油、黄油等。烹调油也要多样化，经常更换种类，食用多种植物油可满足人体各种脂肪酸的需要。

我国居民食盐用量普遍较高，盐与高血压关系密切，限制盐的摄入是我国的长期目标，除了少用食盐外，也需要控制隐形高盐食品的摄入量。

酒和添加糖不是膳食组成的基本食物。

（六）运动和饮水

身体活动和水的图示仍包含在可视化图形中，强调增加身体活动和足量饮水的重要性。水是膳食的重要组成部分，是一切生命必需的物质，其需要量主要受年龄、身体活动、环境温度等因素的影响。轻体力活动的成年人每天至少饮水1500～1700毫升（7～8杯）。在高温或强体力活动的条件下，应适当增加。饮水不足或过多都会对人体健康带来危害。膳食中水分大约占1/3，推荐一天中饮水和整体膳食（包括食物中的水，如汤、粥、奶等）水摄入共计2700～3000毫升。

运动或身体活动是能量平衡和保持身体健康的重要手段。运动或身体活动能有效地消耗能量，保持精神和机体代谢的活跃性。鼓励养成天天运动的习惯，坚持每天多做一些消耗体力的活动。推荐成年人每天进行至少相当于快步走6000步以上的身体活动，每周最好进行150分钟中等强度的运动，如骑车、跑步、庭院或农田的劳动等。

一般而言，轻体力活动的能量消耗通常占总能量消耗的1/3左右，而重体力活动者可高达1/2。加强和保持能量平衡，需要通过不断摸索，关注体重变化，找到食物摄入量和运动消耗量之间的平衡点。

值得提出的是，平衡膳食模式中提及的所有食物推荐量都是以原料的生重可食部计算的，每类食物又覆盖了多种多样的不同食物，熟悉食物营养特点，是保障膳食平衡和合理营养的基础。

二、中国居民平衡膳食餐盘

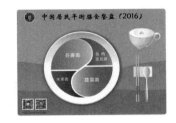

图13-2　中国居民平衡膳食餐盘

中国居民平衡膳食餐盘（图13-2）是按照平衡膳食原则，在不考虑烹饪用油盐的前提下，描述了一个人一餐中膳食的食物组成和大致比例。餐盘更加直观，一餐膳食的食物组合搭配轮廓清晰明了。

餐盘分成4部分，分别是谷薯类、富含蛋白质的鱼肉蛋豆类、蔬菜类和水果类，餐盘旁的一杯牛奶提示其重要性。此餐盘适用于2岁以上人群，是一餐中的食物基本构成的描述。

与平衡膳食宝塔相比，"平衡膳食餐盘"更加简明，给大家一个框架性认识，容易记忆和操作。对2岁以上人群都可参照此结构计划膳食，即便是对素食者而言，也很容易替换肉类为豆类，以获得充足的蛋白质。

如果按照1600～2400千卡能量需要水平，计算食物类别和重量比例见表13-2，结合餐盘图中色块显示，蔬菜和谷物面积最大，是膳食中的重要部分；按照重量计算蔬菜为膳食总重量的34%～36%；谷薯类占总膳食重量的26%～28%；水果次之，占总膳食重量的20%～25%；提供蛋白质的动物性食品和大豆最少，占膳食总重量的13%～17%；一杯牛奶为300克。按照这个重量比例计划膳食，将很容易达到营养需求。

表 13-2　平衡膳食餐盘中食物重量比例计算

能量（千卡） 食物	1600	1800	2000	2200	2400	均值	平衡餐盘图 形设计比例
谷薯类	28%	27%	26%	26%	27%	27%	25%
蔬菜	34%	36%	36%	34%	34%	35%	35%
水果+坚果	23%	22%	25%	23%	24%	23%	25%
动物性食物+大豆	15%	15%	13%	17%	15%	15%	15%
牛奶及制品	300克						

膳食指南强调的细节，如谷物中的50~150克应该是全谷物食物，适当薯类摄入量，喝水而不要喝含糖的饮料，选择低盐食物等，并不能一一在平衡膳食餐盘中得到表达，还需要参照"中国居民膳食宝塔"内容进行具体解读。

三、中国儿童平衡膳食算盘

平衡膳食算盘是根据平衡膳食的原则转化各类食物的份量图形化的表示，算盘主要针对儿童。与宝塔相比，在食物分类上，把蔬菜、水果分为两类，算盘分成6行，用不同色彩的彩珠标示食物多少（图13-3），黄色表示谷物，绿色表示蔬菜，蓝色表示水果，紫色表示动物性食物，香槟色表示奶类，红色是油盐。此算盘份量为8~11岁儿童中等活动水平计算，宣传和知识传播中可以寓教于乐，与儿童很好沟通和记忆一日三餐食物基本构成的多少。

"平衡膳食算盘"简单勾画了膳食结构图，食物份量据表13-3计算而来，给儿童一个大致膳食模式的认识。跑步的儿童身挎水壶，表达了鼓励喝白开水、不忘天天运动、积极活跃的生活和学习。

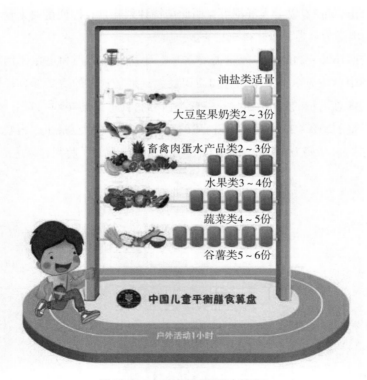

油盐类适量
大豆坚果奶类2~3份
畜禽肉蛋水产品类2~3份
水果类3~4份
蔬菜类4~5份
谷薯类5~6份

中国儿童平衡膳食算盘

户外活动1小时

图13-3　中国儿童平衡膳食算盘

表 13-3　不同年龄儿童青少年的膳食组成（单位：份/天）

食物组	7～岁	11～岁	14～岁
所需能量	1600～2000千卡/天	2000～2500千卡/天	2200～3000千卡/天
谷薯类	4.5～5.5	6～7	6.5～9
——全谷物和薯类	适量		
蔬菜	3～4.5	4.5～5	4.5～6
——深色蔬菜	至少1/3		
水果	2～3	3～3.5	3～4
畜禽肉类	1	1～1.5	1.5～2
蛋类	0.5～1	1	1
水产品	1	1～1.5	1.5～2
乳类	1.5	1.5	1.5
大豆	0.5	0.5～1	1
坚果	适量	0.5	1

注：按中等身体活动下能量需要量水平计算。

同步练习

一、判断题

1. 《中国居民膳食指南（2016）》由一般人群膳食指南、特定人群膳食指南两个部分组成。（　　）

2. 多吃大豆及其制品可以降低乳腺癌和骨质疏松症的发病风险。坚果富含脂类和多不饱和脂肪酸、蛋白质等营养素，适量食用有助于预防心血管疾病。（　　）

3. 烟熏和腌制肉类在加工过程中易遭受一些致癌物污染，过多食用可增加肿瘤发生的风险，应当少吃或不吃。（　　）

4. 特定人群膳食指南是根据不同年龄阶段人群的生理和行为特点，在一般人群膳食指南基础上进行了补充。（　　）

5. 《中国居民膳食指南（2016）》中的特定人群膳食指南食指南包括孕妇乳母膳食指南、婴幼儿膳食指南、儿童少年膳食指南和老年人群膳食指南。（　　）

6. "坐月子"是中国的传统习俗，要多吃动物性食物，少吃或不吃蔬菜或水果。（　　）

7. 初乳一般含有β-胡萝卜素，故色淡黄，感观不佳，有异味，黏度大，一般认为初乳不卫生，不应给初生婴儿食用。（　　）

8. 因为母乳里钙的含量不足牛乳的1/3，婴儿出生后数日就应开始补钙。（　　）

9. 中国居民膳食宝塔中，蔬菜和水果同在一层，可以相互替代。（　　）

10. 中国居民膳食指南强调的细节，在中国居民平衡膳食餐盘中得到完全表达。（　　）

二、填空题

1. _____是指膳食中各类食物的数量及其在膳食中所占的比例。

2. 我国于_____年首次发布了中国居民膳食指南。

3. 一般人群膳食指南适用于_____岁以上健康人群。

4. 《中国居民膳食指南（2016）》建议我国居民的平衡膳食应做到食物多样，平均每天摄入_____种以上食物。

5. 《中国居民膳食指南（2016）》建议我国居民的平衡膳食应做到食物多样，平均每周摄入_____种以上食物。

6. 成人健康体重的体质指数（BMI）应在18.5 ~ _____。

7. 中国居民膳食指南（2016）》推荐成人积极参加日常活动和运动，平均每天主动身体活动_____步。

8. 备孕妇女应从准备怀孕前3个月开始每天补充400微克_____，并持续整个孕期。

9. 素食人群膳食指南特别指出素食者要选用发酵豆制品，是因为含有一定量的_____。

10.《中国居民膳食指南（2016）》建议母乳喂养到_____个月。

三、单项选择题

1. 下列关于我国的膳食结构说法错误的是（　　）。

　A. 奶类、豆类制品摄入过低　　　　B. 盐的摄入量仍偏高

　C. 膳食质量明显降低　　　　　　　D. 肥胖、糖尿病、血脂异常等慢性病明显增多

2.《中国居民膳食指南（2016）》是我国发布的第（　　）个居民膳食指南。

　A. 1　　　　　　　B. 2　　　　　　　C. 3　　　　　　　D. 4

3. 谷类为主是指谷薯类食物所提供的能量占膳食总能量的（　　）以上。

　A. 50%　　　　　　B. 55%　　　　　　C. 60%　　　　　　D. 65%

4.《中国居民膳食指南（2016）》推荐成人积极参加日常活动和运动，每周至少进行5天中等强度身体活动，累计（　　）分钟以上。

　A. 100　　　　　　B. 125　　　　　　C. 150　　　　　　D. 200

5.《中国居民膳食指南（2016）》推荐每天摄入蔬菜300～500克，其中深色蔬菜占（　　）。

　A. 40%　　　　　　B. 50%　　　　　　C. 60%　　　　　　D. 70%

6. 动物性食物中（　　）类脂肪含量相对较低，且含有较多的不饱和脂肪酸，对预防血脂异常和心血管疾病等有一定作用，可首选。

　A. 畜　　　　　　　B. 禽　　　　　　　C. 水产品　　　　　D. 蛋

7. 中国居民平衡膳食宝塔旁边的文字注释，标明了一段时间内成人每人（　　）各类食物摄入量的平均范围。

　A. 早餐　　　　　　B. 中餐　　　　　　C. 晚餐　　　　　　D. 一天

8. 中国居民平衡膳食餐盘按照图中色块的大小，从大到小排列正确的是（　　）。

　A. 谷薯类＞蔬菜＞水果类＞鱼肉蛋豆类

　B. 蔬菜＞谷薯类＞水果类＞鱼肉蛋豆类

　C. 谷薯类＞蔬菜＞鱼肉蛋豆类＞水果类

　D. 蔬菜＞谷薯类＞鱼肉蛋豆类＞水果类

9. 中国儿童平衡膳食算盘的份量是为（　　）儿童中等活动水平计算的。

　A. 6～11岁　　　　B. 8～11岁　　　　C. 12～17岁　　　　D. 6～17岁

10. 在中国儿童平衡膳食算盘的图片中，跑步的儿童身挎（　　）。

　A. 书包　　　　　　B. 水壶　　　　　　C. 玩具　　　　　　D. 计步器

四、多项选择题

1. 以植物性食物为主的膳食结构的特点有（　　）。

    A. 植物性食物提供的能量占总能量很高　B. 动物性蛋白质总量很少

    C. 膳食纤维充足　　　　　　　　　　　D. 铁、钙、维生素A的摄入量常会出现不足

    E. 有利于血脂异常和冠心病等营养慢性病的预防

2. 以动物性食物为主的膳食结构的特点有（　　）。

    A. 人均日摄入能量很高

    B. 高能量，高脂肪、高蛋白质、低膳食纤维

    C. 粮谷类食物消费量适量

    D. 西班牙最为典型

    E. 易造成肥胖、高血压、冠心病、糖尿病等营养过剩性慢性病发病率上升

3. 地中海膳食结构的特点有（　　）。

    A. 主要的食用油是橄榄油

    B. 不饱和脂肪摄入量低，饱和脂肪摄入量高

    C. 富含植物性食物

    D. 大部分成年人有饮用葡萄酒的习惯

    E. 心脑血管疾病发生率很低

4. 孕早期应维持孕前平衡膳食。如果早孕反应严重，应该（　　）。

    A. 可少食多餐　　　　　　　　　B. 保证摄入含必要量碳水化合物的食物

    C. 选择清淡或适口的膳食　　　　D. 选择刺激性口味以激发食欲

    E. 自然而然，不想吃就不吃

5. 学龄前儿童膳食指南的内容是（　　）。

    A. 规律就餐，自主进食不挑食，培养良好饮食习惯

    B. 每天饮奶，足量饮水，正确选择零食

    C. 食物应合理烹调，易于消化，少调料，少油炸

    D. 参与食物选择与制作，增进对食物的认知与喜爱

    E. 经常户外运动，保障健康生长

6. 学龄儿童膳食指南的内容是（　　）。

    A. 认识食物，学习烹饪，提高营养科学素养

    B. 三餐合理，规律进餐，培养健康饮食行为

    C. 合理选择零食，足量饮水，不喝含糖饮料

    D. 不偏食节食，不暴饮暴食，保持适宜体重增长

    E. 保证每天至少活动100分钟，增加户外活动时间

7. 老年人群膳食指南的内容是（　　）。

　　A. 少量多餐细软，预防营养缺乏

　　B. 主动足量饮水，积极户外活动

　　C. 延缓肌肉衰减，维持适宜体重

　　D. 戒烟少酒活血，坚持粗粮细做

　　E. 摄入充足食物，鼓励陪伴进食

8. 素食人群膳食指南的内容是（　　）。

　　A. 谷物为主、食物多样；适量增加全谷物

　　B. 增加大豆及其制品的摄入，每天50～80克；选用发酵豆制品

　　C. 常吃坚果、海藻和菌菇

　　D. 蔬菜、水果应充足

　　E. 合理选用烹饪油

9. 关于中国居民平衡膳食餐盘说法正确的是（　　）。

　　A. 餐盘考虑了烹饪用油盐　　　　　　B. 餐盘旁的一杯牛奶提示其重要性

　　C. 是一餐中的食物基本构成的描述　　D. 是一天中的食物基本构成的描述

　　E. 餐盘分成4部分，谷薯类、鱼肉蛋豆类、蔬菜类和水果类

10. 在中国儿童平衡膳食算盘的图片中，标注的分量是（　　）。

　　A. 香槟色的大豆坚果奶类1～2份　　　B. 紫色的畜禽肉蛋水产品类2～3份

　　C. 蓝色的水果类3～4份　　　　　　　D. 绿色的蔬菜类4～5份

　　E. 黄色的谷薯类5～6份

五、简答题

1. 世界各国的膳食结构主要有哪四种模式？

2. 《中国居民膳食指南（2016）》一般人群膳食指南的内容是什么？

3. 根据中国居民膳食宝塔的图示，写出各层具体代表的内容。

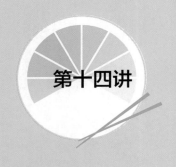

第十四讲　食物营养成分表的应用

食物成分表是描述食物成分及其含量数据的表格。食物营养成分表是营养学的基础研究和工具，推动着人类对食物营养的认识，并广泛应用于烹饪营养的研究和教学。

第一节　食物成分数据库

一、食物成分数据库概述

食物成分数据库（FCD）是一个国家和地区重要的公共卫生数据，农作物、水产和禽肉类等是人类赖以生存的基本食物，准确而详细的描述其基本特性、营养素和非营养成分参数，是满足人类营养基本需要和生存、提供最基本社会保障和服务的先决条件。食物成分数据研究和发展依赖于食物化学分析技术的进步和营养学的发展。

目前食物成分系统研究已经成为各个国家的重要科研领域，国际粮农组织（FAO）和国际联合大学（UNU）共同成立了国际食品数据系统网络（INFOODS），以食物成分研究科学为基础，制定了以食物分类、营养素定义、分析方法、数据描述和质量控制为主的工作方向。

我国食物成分数据研究起源于1928年，北京协和医学院生物化学系吴宪教授首先分析了40余种食物的蛋白质、脂肪、碳水化合物和能量数据。

目前，《中国食物成分表（第2版）》包括近3000条食物的90余项营养成分数据以及部分植物化学物的数据，成为世界上原数据最多的国家。这些数据广泛用于营养调查和监测、食谱编制和膳食治疗、营养干预以及国家政策制定、食品加工生产等多个领域，成为国家必不可少的科学支撑。

二、食物成分数据库研究基本原则

食物成分数据库主要包括食物、营养素和非营养素、数据以及相关信息或说明几个部分。

（一）食物确定基本原则

一般来说，一个食物成分数据库所包括的食物应该是越多越好，但由于财力、人力和资源发展等限制，任何国家都不可能分析所有食物，也没有一个国家的食物成分数据库能够覆盖其可能获得的所有食物。因此要使食物成分数据库研究在效益和经济中得到最大平衡，如何选择代表性食物是关键。

国家食物数据库中食物选择主要考虑几个方面。

1. 食物消费量

通过食物摄入量调查，能够明确识别和消费量多的食物。一般来说，一个国家食物消费种类超过一万种，但其中200～300种食物就达到覆盖人类能量总消费量的90%。这些食物通常为最基本的食物如谷类、蔬菜、肉类、油等，是数据库中必须包括的内容。

2. 特有食物资源

特殊资源是指某地区特有食物，或者虽然消费不多但是有特殊营养价值的食物。如青稞是西藏特有的食物，亚麻籽富含$n-3$系列脂肪酸，以及新推广栽培的品种作物等。这些特有资源或者新的食物资源也是必须包括在内。

3. 代表性食物

指膳食的必须组成部分，或者代表一类加工食品的基本组成。如调味品、饮料、糖、淀粉等，盐是钠的主要来源等。

4. 重新评价的食物

指非新品种或者随农业科技发展、加工技术的进步不断变化的食物。各种肥料、农药等的普遍作用，使得某些食物在生长、收获、加工处理等过程中，营养成分含量发生了显著的变化；同样，由于饲料、各种添加剂的大量应用，动物性食物也需要重新进行评价。

5. 其他特殊考虑

如贸易往来、科学研究、食品加工等需要。

（二）食物成分确定基本原则

食物成分是数据库的精华。尽管使用者希望国家或地区的食物成分数据库应有尽有，但这在许多国家都是难以做到的。食物成分数据库的发展，除受科技发展的制约（营养成分认识、分析方法的可行性），资源（资金、人力、实验设备等）匮乏也使其受到限制。因此，国家数据库必须对食物成分有所选择并进行优先性排序。几点基本原则如下。

1. 食物基本营养组成

在决定了食物的基础上，首先是要选择的营养素应表现该食物的基本组成和主要营养特点。如谷薯类中的碳水化合物、深色蔬菜中的胡萝卜素、肉类中的蛋白质等都是必须要完成的项目。这些分析有利于人类对其的认识和比较。

2. 公共营养状况

以国家、地区的公共营养状况为重要支撑点，考虑营养缺乏病、慢性病预防需要进行选择。如贫血、维生素A、叶酸缺乏等是我国农村地区迫切需要解决的问题。因此食物中有关蛋白质、铁、维生素A和β-胡萝卜素、叶酸的数据就是必需的。在城市人口中心血管病、糖尿病、高血压等是最突出的问题，所以食物中能量、碳水化合物、钠、胆固醇等食物成分的数据也是必需的。另外，基于开展公共政策和指南的研究制定的需要，如全国营养调查、国家膳食指南、营养素参考摄入量制定等，国家层面的数据库尚需要考虑这些基本需要。

3. 营养学发展的新认识

数据库中的食物成分应能反映营养学研究的总体状况。一个综合性数据库除了应包括已制定了国家推荐摄入量的所有营养成分外，还应及时对"新"的或"重新发现"的食物成分进行了解以及研究，特别是根据流行病学和临床营养学的需求，以便有针对性地增加和确定食物营养成分。

4. 分析方法的可行性

数据库需要建立在可靠的分析方法基础上，如国家标准、国际组织标准方法等。是否有可靠的分析方法，是能否将一种食物成分纳入数据库的一个决定因素。方法未经验证，或得出的数值相互矛盾，都不可以纳入数据库。因此食物分析方法学研究常作为数据库研究的重要组成部分。

5. 条件支撑能力

食物分析测定，需要投入资金、人力、仪器、试剂、标准等众多方面的支撑，每种营养素进行检验分析都受到上述实际情况的限制。因此需要有所选择。

（三）数据质量的关键控制点

食物成分数据准确性涉及多个方面，最根本的关键点包括精心设计抽样方案和采集样品、实验室分析方法和良好的实验室操作规范、数据表达的科学性和一致性等。

第二节　中国食物成分表

一、食物成分表的出版和编辑

食物成分表的编辑出版是食物成分数据应用的重要内容。一个国家或地区的食物成分表包括了当地常用食物和有健康意义的数据。根据FAO/INFOODS的指导建议，一部国家食物成分表应该至少包括使用说明、一般营养成分表、其他成分表和附录等几个部分。目前随着计算机领域的发展和普及，赋予数据库更多新的形式。以下仅以《中国食物成分表2009》为例，说明食物成分数据库纸质版出版的几个重点。

（一）使用说明

食物成分表使用说明是对全书数据的解释，一般应详述数据来源、结构、食物分类、名称、编码、营养素定义、计算因子、表达单位、成分标识、符号和缩写等，尤其是描述了能量、蛋白质、脂肪的计算因子，叶酸当量的计算等。

（二）食物成分表基本结构

食物成分表一般分为一般营养成分表，如《中国食物成分表2009》包括21类1506个食物的31个营养素数据。此外还有其他成分表如氨基酸数据表、脂肪酸数据表、食物血糖生成指数数据表等。附录包括食物图片、中英文对照表等。

表 14-1　我国食物分类一览表

食物类编码	食物类名称	亚类编码	亚类名称	食物类编码	食物类名称	亚类编码	亚类名称
01	谷类及制品	1	小麦	05	菌藻类	1	菌类
		2	稻米			2	藻类
		3	玉米	06	水果类及制品	1	仁果类
		4	大麦			2	核果类
		5	小米，黄米			3	浆果类
		9	其他			4	柑橘类
02	薯类、淀粉及制品	1	薯类			5	热带、亚热带水果
		2	淀粉类			6	瓜果类
03	干豆类及制品	1	大豆	07	坚果、种子类	1	树坚果
		2	绿豆			2	种子
		3	赤豆	08	畜肉类及制品	1	猪
		4	芸豆			2	牛
		5	蚕豆			3	羊
		9	其他			4	驴
04	蔬菜类及制品	1	根菜类			5	马
		2	鲜豆类			9	其他
		3	茄果、瓜果类	09	禽肉类及制品	1	鸡
		4	葱蒜类			2	鸭
		5	嫩茎、叶、花菜类			3	鹅
		6	水生蔬菜类			4	火鸡
		7	薯芋类			9	其他
		8	野生蔬菜类	10	乳类及制品	1	液态乳

续表

食物类编码	食物类名称	亚类编码	亚类名称	食物类编码	食物类名称	亚类编码	亚类名称
10	乳类及制品	2	奶粉	16	饮料类	3	蔬菜汁饮料
		3	酸奶			4	含乳饮料
		4	奶酪			5	植物蛋白饮料
		5	奶油			6	茶叶及茶饮料
		9	其他			7	固体饮料
11	蛋类及制品	1	鸡蛋			8	棒冰、冰淇淋类
		2	鸭蛋			9	其他
		3	鹅蛋	17	含酒精饮料	1	发酵酒
		4	鹌鹑蛋			2	蒸馏酒
12	鱼虾蟹贝类	1	鱼			3	露酒（配制酒）
		2	虾	18	糖、蜜饯类	1	糖
		3	蟹			2	糖果
		4	贝			3	蜜饯
		9	其他	19	油脂类	1	动物油脂
13	婴幼儿食品	1	婴幼儿配方奶粉			2	植物油
		2	婴幼儿断奶期辅助食品	20	调味品类	1	酱油
		3	婴幼儿补充食品			2	醋
14	小吃、甜饼	1	小吃			3	酱
		2	蛋糕、甜点			4	腐乳
15	速食食品	1	快餐食品			5	咸菜类
		2	方便食品			6	香辛料
		3	休闲食品			7	盐、味精及其他
16	饮料类	1	碳酸饮料	21	其他		
		2	果汁及果汁饮料				

（三）食物名称、分类和编码

1. 食物名称

食物名称由中文名和别名组成，为便于识别和区分，对一些食物的颜色、形状、质地、部位、加工方法、地区来源等也进行了描述。

2. 食物分类

采用"食物类和亚类"的双级分类方法。参照国际食品数据系统网络（INFOODS）的分类原则，结合我国营养学界以往的食物分类方法和食品行业相关的分类标准，将所有食物分为21个食物类；对于一个食物类中的食物，根据其某一属性的不同，又分成不同的亚类，并将那些难以分配到某一具体亚类的食物，一律归入到相应食物类中的名为"其他"的亚类中。食物分类见表14-1。

3. 食物编码

为适应计算机处理字符的方式，加快处理速度，并且把食物种类化繁为简，便于管理，所以对食物进行编码，使每个食物对应唯一编码，即在食物一般营养成分表、其他成分表中相同的食物，为相同的编码。采取6位数字编码方法，前2位数字是食物的类别编码，第3位数字是食物的亚类编码，最后3位数字是食物在亚类中的排列序号。若一类食物中不设定任何亚类，其食物的亚类编码为"0"。具体食物类别编码可见食物成分表。

例：编码为"065018"的食物（枇杷），即

$$\underline{06} \qquad \underline{5} \qquad \underline{018}$$

$$\swarrow \qquad \downarrow \qquad \searrow$$

第06类食物　第5亚类　第018条食物

一条食物成分数据的编码在食物成分表中具有唯一性。在食物一般成分表、氨基酸含量表和脂肪酸含量表中相同的食物采用同一编码。这样不仅增加了前后食物成分表的关联性，也便于对数据的查找和比较。

（四）数值表达

食物分析数据一般为几个样品数据的均值。但数据来源不同，所以食物成分表中的数据需要按照一定的规则或根据营养学、分析化学的知识进行标准化后才能应用。我国的食物成分表中的数据是遵循国际上的有关准则统一表达的（表14-2），并对数据来源以下列方式表达。

1. 分析数值

这些数值是实验室直接测定的数据，可以追踪到数据的原始资料，可得知分析方法。在成分表中占据90%以上，因此无特殊标示。

2. 计算值

碳水化合物、能量、蛋白质、甚至由胡萝卜素转化为维生素A、维生素E转化为α-维生素E当量等都是计算数值。这些数值计算方法为世界通用并已经在使用说明中描述，所以也无标记。

3. 估计值

在某些情况下，用相似食物替代缺失的分析值称为估计值。这些数值需要有标记。

4. 借用值

从其他国家食物成分数据库（FCD）或文献资料中借用而来。有标示。

5. 缺失值

对所有营养素进行分析是不可能，若以上估计、借用都不可能实现，数值缺失时候标示为"—"。一般缺失值绝不能认为是零值。

6. 零

当低于测量方法的检测线时，表明未检出，或者食物中并不含有某种物质时，用"…"表示。严格来说，尽管零值可以指低于营养上显著水平的含量，但在这种情况下更适合用痕量，痕量表示目前水平不能充分测量或营养学上判断不显著的含量数值。

表 14-2　《中国食物成分表》数据表达的部分符号

符号	意义
—	未测定，理论上该食物应该含有一定量该种成分
…或Tr	未检出，或低于方法检出限，含量极微
$\overline{M}$	该条数据为几种相同食物数据的均值
*	估计值或计算数值，参考相似食物或原料数据而得
（0）	估计零值，理论上为零值或不存在

（五）食物的可食部

一般来讲，很多食物都有可食用部分（EP）和不可食用部分，如香蕉、核桃要去皮，鱼要去掉刺，鸡蛋要去壳等。很多食物具有不可食部分，分析工作者对于从市场上采集来的样品（称为"市品"），按照居民通常的加工、烹调方法和饮食习惯，去掉其中不可食用的部分后，剩余的即为食物的可食部分。"食部"栏中的系数表示某一食物中可食用部分占市品的百分比，用于计算食物可食部分的重量。食物的废弃率和可食部比例不是固定不变的，它会因品种、运输、贮藏、加工处理方法等方面的不同而不同。食物成分表里的食部数据也是一个平均值。

对于水果、蔬菜、鱼虾类、贝类、带骨带皮的肉类等天然食品来说，计算营养素含量的时候要考虑可食部比例。

食部：可以直接摄入的食物部分，去除了不可食部分

市品：市场上买来的食物

$$废弃率=（皮、核、骨等不可食部分的重量）/市品重量$$

$$可食部比例= \frac{食部重量－皮、核、骨等不可食部分重量}{市品重量} \times 100\%$$

$$实际摄入数量=市品重量 \times 可食部比例\%$$

所有食物成分表上的数字均为换算成可食部后的营养素含量。可食部也简称为食部。

【例14-1】制作蛋糕需鸡蛋500克，其食部重量是多少？

查表鸡蛋编码为11-1-101，食部为88%，则食部重量=500克×88%=440克

【例14-2】自助餐中削好的菠萝称重3350克，估算需购买菠萝多少？

查表菠萝编码为06-5-001，食部为68%，则市品重量=3350克÷68%=4926克≈5000克

（六）食物成分的表述

食物成分采用中文名称、英文名称或缩写两种方式来表示，各种食物成分数据均为每100克可食部食物中的成分含量（表14-3）。但是食物脂肪酸含量中各种单体脂肪酸数据采用占总脂肪酸的百分比表示。

表 14-3　食物一般成分表示方法

编码 Code	食物名称 Food name	食部 Edible %	水分 Water g	能量 Energy		蛋白质 Protein g	脂肪 Fat g
				kcal	kJ		

碳水化合物 CHO g	不溶性纤维 Dietary fiber g	胆固醇 Cholesterol mg	灰分 Ash g	总维生素A Vitamin A μgRE	胡萝卜素 Carotene μg	视黄醇 Retinol μg	硫胺素 Thiamin mg	核黄素 Riboflavin mg

编码 Code	食物名称 Food name	尼克酸 Niacin mg	维生素C Vitamin mg	维生素E（Vitamin E）			
				Total mg	α-E mg	（β+γ）-E mg	δ-E mg

钙 Ca mg	磷 P mg	钾 K mg	钠 Na mg	镁 Mg mg	铁 Fe mg	锌 Zn mg	硒 Se μg	铜 Cu mg	锰 Mn mg	备注 Remark

二、食物成分数据应用

食物成分数据是一个国家了解人群营养状况、评价膳食营养质量、设计和实施营养改善计划必需的基础资料，也是农业、食品工业、商业等部门发展食物生产及加工、优化和改进国民食物结构的重要依据。对膳食调查、数据分析、营养改善等工作都不可少。

（一）常用领域

1. 食谱设计

食物成分数据库是设计食谱、调整膳食、食物交换中都必不可少的工具。尤其是在临床营养、幼儿园、个体健康管理方面。

2. 膳食调查

膳食营养素摄入量计算是食物成分数据应用的延伸和扩展，它集食物成分数据和营养计算、评价于一体。如全国居民营养状况调查中膳食摄入量评价分析都依靠数据库完成。

3. 科学研究和教学

在膳食和疾病关系研究、营养干预、流行病学调查等方面，食物成分数据库都是重要的技术支撑，也是大专院校教学中认识食物的工具书。

4. 公共政策促进

在国家食物营养规划、西部营养改善计划、膳食指南制定、营养素参考摄入量研究制定中，食物数据库是不可缺少的技术支撑。

5. 食品加工和营养标签

可作为食品加工配料选择的依据，也是食品营养标签执行时标准食物计算的参考。

6. 营养科普教育

食物成分数据库是科普教育的重要技术数据，被广泛应用于科普图书、讲座等。

（二）注意事项

任何数据或数据库都存在它的局限性。食物成分数据库普遍存在的局限有三点。

1. 食物作为一种天然生物材料，其成分随地区、季节等有其变异性。数据库中任何一个食物并不能准确地被认为是当地同样食物的成分水平。因此，尽管可以利用食物成分表设计膳食或食物供应，营养素含量仍然是"估计"数值。

2. 对于加工食品来说，食物成分数据的有效性也是有限的。用原料数据的加合不能准确估计和计算该加工食品的营养素水平，尤其是在食品制作过程中添加的成分。

3. 已给定食物的成分也会随着时间而改变（如生产者配方改变），使得食物成分数据库中的包装食品数值可能无效。因此在使用食物成分数据时，一定要注意该食物的描述，选取最恰当、最准确的数据进行使用和替代。

第三节　膳食营养素含量的计算

利用食物成分表，可以按照食物中营养素的含量，计算出膳食中各种营养素的含量并对其进行评价。

一、有关食物能量值的计算

食物成分表上标注的能量是通过计算蛋白质、脂肪、碳水化合物三大产能营养素所提供的能量，求和后得出的。我们知道食物成分蛋白质、脂肪、碳水化合物三大产能营养素的量，也可以计算出食物所提供的能量。

【例14-3】制作贵妃鸡翅需用鸡翅400克，含蛋白质、脂肪、碳水化合物各多少克？能提供多少能量？

查食物成分表，鸡翅编码为09-1-109，食物成分表中每100克鸡翅可食部含蛋白质、脂肪、碳水化合物分别为17.4克、11.8克、4.6克，食部为69%，则

蛋白质$X = A \times EP\% \times M/100 = 17.4 \times 69\% \times 400/100 = 48.024$克

脂肪$X = A \times EP\% \times M/100 = 11.8 \times 69\% \times 400/100 = 32.568$克

碳水化合物$X = A \times EP\% \times M/100 = 4.6 \times 69\% \times 400/100 = 12.696$克

提供能量$E = 48.024$克$\times 4$千卡/克$+32.568$克$\times 9$千卡/克$+12.696$克$\times 4$千卡/克$=535.992$千卡

二、能量的营养素来源分布计算

在了解食物中产能营养素的含量之后，可以计算出能量的营养素来源分布，也就是说，分别有百分之多少的能量来自碳水化合物、脂肪和蛋白质。

【例14-4】请计算某种普通全脂牛奶产品中营养素来源分布，并进行评价。该牛奶产品中没有添加任何其他成分。

查食物成分表，普通全脂牛奶产品编码10-1-101，蛋白质含量为每百克3.0克，脂肪含量为3.2克，碳水化合物含量为3.4克。

按照给定数据，首先计算出这种产品100克当中所含有的总能量为

$$3.0 \times 4 + 3.2 \times 9 + 3.4 \times 4 = 54.4 千卡$$

在这些能量当中，来自脂肪的能量为　$3.2 \times 9 = 28.8 千卡$

则来自脂肪的能量比例为　$28.8 千卡 \div 54.4 千卡 = 52.9\%$

同理，来自碳水化合物的能量为　$3.4 \times 4 = 13.6 千卡$

则来自于碳水化合物的能量比例为　$13.6 千卡 \div 54.4 千卡 = 25.0\%$

那么，来自蛋白质的能量比例，便可以用100%—碳水化合物能量比例—脂肪能量比例来推知，即

$$100\% - 52.9\% - 25.0\% = 22.1\%$$

从例题中可见，如果仅仅饮用牛奶作为唯一食物，则其中的脂肪和蛋白质能量比例均过高，碳水化合物能量比例过低。因此，与其他谷类食物共同食用时，可以改善其能量比例，使其更加符合早餐的营养需求。

【例14-5】假如配合牛奶食用一片20克的法式配餐面包，那么这份早餐的营养素能量比会有什么样的变化？

查食物成分表，法式配餐面包编码15-2-304，每百克面包中含有蛋白质10.0克，脂肪1.2克，碳水化合物58.7克。

首先计算20克面包中的营养素含量和总能量。

其中，所含有的

蛋白质数量为20/100×10.0=2.0克，相当于能量　$2.0 \times 4 = 8.0 千卡$

脂肪20/100×1.2=0.24克，相当于能量　$0.24 \times 9 = 2.16 千卡$

碳水化合物20/100×58.7=11.74克，相当于能量　$11.74 \times 4 = 46.96 千卡$

一片面包的总能量为　46.96+8.0+2.16=57.12千卡

则牛奶加上一片面包的总能量为　54.4+57.12=111.52千卡

总脂肪能量为　28.8+2.16=30.96千卡

脂肪能量比降为　$30.96 \div 111.52 = 27.76\%$

总碳水化合物能量为　13.6+46.96=60.56千卡

碳水化合物能量比升高为　$60.56 \div 111.52 = 54.30\%$

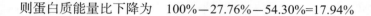

则蛋白质能量比下降为　100%—27.76%—54.30%=17.94%

三、食物营养素含量的计算

除了大量营养素之外，维生素、矿物质等营养素的含量均需要进行计算。这时只需要将各种食物的可食部重量计算出来，再将其中所有营养素的含量相加，即可得到摄入营养素的总量。

【例14-6】某居民一日当中摄入了5种水果和蔬菜，包括小白菜230克，冬瓜210克，番茄100克，橙子150克，香蕉150克，请计算这一天当中获得的维生素C总量。

查《中国食物成分表》，将5种果蔬的编码、维生素C含量、可食部列成表14-4。

表 14-4　5种水果和蔬菜的维生素C含量

果蔬名	小白菜	冬瓜	番茄	橙子	香蕉
编码	04-5-107	04-3-203	04-3-105	06-4-101	06-5-014
维生素C含量/（毫克/百克）	28	18	19	33	8
可食部/%	81	80	97	74	59

这里列出的食物均为市品重量，也就是说，买来的蔬菜水果并没有100%摄入，而是有一部分果皮菜根部分被丢弃。所以要先算可食部重量，然后算出其维生素C含量。

小白菜的维生素C含量：$230 \times 81\% \times 28/100 = 52.16$毫克

冬瓜的维生素C含量：$210 \times 80\% \times 18/100 = 30.24$毫克

番茄的维生素C含量：$100 \times 97\% \times 19/100 = 18.43$毫克

橙子的维生素C含量：$150 \times 74\% \times 33/100 = 36.63$毫克

香蕉的维生素C含量：$150 \times 59\% \times 8/100 = 7.08$毫克

将以上数据相加，一日共计提供维生素C 144.54毫克，取整数为145毫克。

在计算营养素的时候，必须要列出市品重量。要获取足够的营养素，必须让烹调者知道要买多少菜、多少果、多少鱼等，这时候的重量必然是带着皮核、带着骨刺的。如果仅仅告知可食部，就没法计划出采购重量。但做营养素计算的时候，就必须把不能入口的部分全部除去，否则计算出来的营养素摄入量就会有非常大的误差。

四、营养素供应量与营养目标的比较

获得各营养素的摄入总量之后，必须了解它们是否接近营养目标中计划的数量。通常要求在目标值90%以上，至少应达85%以上。能量供应在目标值的90%~110%

为宜。在实际操作当中，食谱使用者经常会在三餐之外吃计划外零食，或饮用含能量饮料。如果与要求不相符合，则应调整食物的品种和摄入量，直到达到理想范围之内。

【例题14-7】一名25岁的女教师，早餐摄入了5种食品，包括：强化维生素A/C牛奶250克，燕麦片50克，西式方火腿20克，红皮鸡蛋1枚62克，芦柑1个129克。请计算她的早餐总能量，能量来源比例，蛋白质来源比例，以及蛋白质、维生素A、维生素B₂、钙、脂肪摄入量。如果以《中国居民膳食营养素参考摄入量》中的参考值作为营养目标，请对该食谱的营养质量进行评价。

查《中国食物成分表》，将每百克可食部原料食品中的能量和相关营养素含量列表14-5。

表14-5 每百克可食部原料食品中的能量和相关营养素含量

	强化牛奶	红皮鸡蛋	燕麦片	方火腿	芦柑
编码	10-1-103	11-1-103		08-1-419	06-4-205
可食部/%	100	88	100	100	77
能量/千卡	51	156	367	117	44
蛋白质/克	2.7	12.8	15.0	16.2	0.6
脂肪/克	2.0	11.1	6.7	5.0	0.2
维生素A/微克	66	194	—	—	87
核黄素/毫克	0.08	0.32	0.13	0.20	0.03
钙/毫克	140	44	186	1	45

注：燕麦片查表未得，根据市售营养标签计算。

首先按照食部数据换算，计算出所有食品可食部分的重量：牛奶250克，燕鸡蛋54.6克，麦片50克，方火腿20克，芦柑99克。

按照表14-5中的数据，可计算出每一种食品的各种营养素含量，如表14-6所示。

表14-6 实际重量原料食品中的能量和相关营养素含量

	强化牛奶	红皮鸡蛋	燕麦片	方火腿	芦柑	共计
能量/千卡	128	86	184	23	44	465
蛋白质/克	6.8	7.0	7.5	3.2	0.6	25.1
脂肪/克	5.0	6.1	3.4	1.0	0.2	15.7
维生素A/微克	165	107	—	—	86	358
核黄素/毫克	0.20	0.17	0.07	0.04	0.03	0.51
钙/毫克	350	24	93	—	45	512

比较及分析见表14-7，表14-8。

表 14-7　一餐中能量和营养素供应量与参考值的比较

项目	能量／千卡	蛋白质／克	脂肪／克	维生素 A／微克	核黄素／毫克	钙／毫克
一餐总计	465	25.1	15.7	358	0.51	512
参考值	2100	65	—	700	1.2	800
占参考值比例／%	22.1	38.6	—	51.1	42.5	64.0
评价	略少	充足	—	充足	充足	充足

表 14-8　一餐中的营养素供能比和蛋白质来源分析

能量来源	能量／千卡	比例／%	评价	蛋白质来源	蛋白质／克	比例／%
一餐总计	465	100	—	蛋白质总量	25.1	100
蛋白质能量	100	21.6	偏高	动物蛋白质	17.0	67.7
脂肪能量	141	30.5	偏高	豆类蛋白质	0	0
碳水化合物能量	224	47.9	偏低	其他蛋白质	8.1	23.3

　　对一日食谱中的营养素平衡分析与例题14-7的方法完全相同，只是食品的品种有所增加。

第四节　食品营养标签

　　食品营养标签是食品标签上营养特性的说明，包括营养成分表和附加的营养信息。食品营养标签是促进规范化生产、防止伪劣食品、增加市场监督、促进食品正常贸易和公平竞争、促进产品向知性发展的有效手段。营养标签也是消费者了解食品的营养信息、获取营养知识最简单、最直接的途径。消费者通过营养标签可以了解食品的营养特性，根据自身需要选择食品，计算食用一定量食品后对一日营养素需要量的影响，从而有利于平衡膳食，实现合理营养，降低膳食相关疾病的发生危险。

　　营养成分标示是一个标准化的食品营养成分表，规定了允许在营养成分表内标示的成分、名称、术语、成分标示的顺序，以及直接以数值形式显示某一食品中所含有的营养成分含量。营养成分表的表格中可以标示的成分一般包括能量、营养素、水分和膳食纤维等，各国根据本国居民营养健康状况会提出必须标示的核心成分，以及在此基础之上还可以标示的其他成分，如饱和脂肪酸、胆固醇、糖、膳食纤维、维生素和矿物质等。

一、食品营养标签相关标准和法规

预包装食品营养标签是预包装食品标签的重要组成部分，在国际贸易中，贸易双方通过营养标签交流产品质量；在市场流通中，企业通过营养标签向社会作出质量保证，借此消费者获得知情权，监管部门发挥监督作用。随着食品安全法出台，继《国家食品安全标准预包装食品标签通则》（GB7718—2011）实施之后，2011年10月卫生部门颁布了《国家食品安全标准预包装食品营养标签通则》（GB28050—2011），在总体原则上两个标准保持一致，但就如何在食品标签上标示和宣称营养信息，GB28050第一次给予了明确规定。其他涉及营养标签的标准还有针对特殊食品的《预包装特殊膳食用食品标签通则》（GB13432—2013）、《保健（功能）食品通用标准》（GB16740—2014），目前正在进一步完善中。

二、食品营养标签的基本构成

一般来讲，食品营养标签由营养成分表、营养声称和营养素功能声称三部分组成。

（一）营养成分表

1. 概述

营养成分表是食品营养标签最基本的信息。食品营养素含量是食品企业宣称产品营养质量和营养价值的基础，通过营养成分表这个统一标准化的标示形式，食品企业应该采用规定的名称或术语、顺序、单位，直接以数值形式显示营养成分含量，以便于消费者查找和比较。考虑到我国国民当前营养状况和现有技术能力，目前规定必须标示的内容包括能量和蛋白质、脂肪、碳水化合物、钠4种核心营养素。

2. 营养成分表及其标示

营养成分表是由三列内容构成的规范性表格：第一列为采用规范术语、序列出的营养成分名称，其中能量、蛋白质、脂肪、碳水化合物和钠必须以突显格式进行标注；第二列是以绝对数值标示的单位食品（每100克、每100毫升，或每份）中营养成分含量；第三列以相对数值表示单位食品提供的营养素成分含量占每日需要的营养素参考值百分比（NRV%）。NRV%可以方便消费者进行产品横纵向对比。

（二）营养声称

营养声称和营养素功能声称是对食品营养特性的描述，以便增加消费者对食物营养价值的理解。营养声称和营养素功能声称必须建立在营养成分表基础之上，亦即某种营养成分必须在满足了"量"的要求下才可以建立与之相应的"声称"。"声称"是指以文字形式对食品的营养特性作出的描述、建议或暗示。

营养声称是指一个食物营养特性的建议、暗示或说明，用于说明食品营养成分的含量水平。具体如下。

1. 含量声称

含量声称即描述食物中能量或营养素含量水平的高低，包括"来源""含有""提供""高""富含""低""不含""无"或"零"等的声称，如高钙、低乳糖、无淀粉等。

2. 比较声称

比较声称即在两种或两种以上同类食品中对某营养和同类产品相比较的优势，包括"减少""少于""增加""加""大于"等声称。如某营养成分比公认的基准食物增加或减少。同类产品指牛奶和脱脂牛奶、面包和全麦面包等同样原料、不同形态的产品。

3. 属性声称

属性声称即对食品原料营养特性的声称，如"强化""多维""脱脂""瘦"等声称。

部分营养声称的条件见表14-9。

表 14-9　营养声称的条件

项目	声称方式	要求和条件
能量	减少能量	与同类食品相比减少25%
	低能量	≤170千焦（40千卡）/百克固体 ≤80千焦（20千卡）/百毫升液体
蛋白质	低蛋白	来自蛋白质的能量≤总能量的5%
	蛋白质来源或蛋白质含量	每百克的含量≥10%营养素参考值 每百毫升的含量≥5%营养素参考值
	高或富含蛋白质	"来源"的两倍以上
脂肪	低脂肪	≤3克/百克固体，≤1.5克/百毫升液体
	减少了脂肪	该产品中总脂肪含量较同类产品至少减少25%
	无或不含脂肪	≤0.5克/百克固体或百毫升液体
	低饱和脂肪	≤1.75克/百克固体，且提供的能量占食品总能量的10%以下 ≤0.75克/百毫升液体，且提供的能量占食品总能量的10%以下
	无或不含饱和脂肪	≤0.1克/百克固体或百毫升。液体
胆固醇	低胆固醇	≤0.02克/百克固体；≤0.01克/百毫升液体 同时要求固体食物饱和脂肪在1.5克/百克、液体食物在0.75克/百毫升，以下；且饱和脂肪的能量占总能量的比例不超过10%
	无或不含、零胆固醇	≤0.005克/百克固体或百毫升，液体 同时要求固体食物饱和脂肪在1.5克/百克、液体食物在0.75克/百毫升以下；且饱和脂肪的能量占总能量的比例不超过10%
	减少了胆固醇	该产品中胆固醇含量较同类产品至少减少25%
糖	减少糖	该产品中糖含量较同类产品至少减少25%
	低糖	≤5克/百克固体或百毫升液体
	无或不含糖	＜0.5克/百克固体或百毫升液体
钠	低钠	≤120毫克/百克或百毫升
	非常低或极低钠	≤40毫克/百克或百毫升
	无或不含钠	≤5毫克/百克或百毫升

续表

项目	声称方式	要求和条件
维生素和矿物质	××来源或含有××	每百克中≥15%营养素参考值 每百毫升中≥7.5%营养素参考值
	高或富含××	"来源"的两倍以上
	增加或减少××	该产品中一种或多种维生素较同类产品至少增加或减少25%

（三）营养素功能声称

营养素功能声称指某营养素可以维持人体正常生长、发育和生理功能作用的声称。营养素功能声称是健康声称的一种。尽管各种教科书或文献杂志都从不同角度、不同层次地说明了某某营养素与健康的关系，但是当面对民众，这些被认为的功能是否具有足够的科学证据，是否适合不同的人群，还是被大家所关注的。国际食品法典委员会（CAC）及包括我国在内的各国政府对营养素功能声称采取了谨慎的态度。我国《预包装食品营养标签通则》规定当能量或营养素含量符合相应要求之下，企业可以在规定的标准用语之中选择一条或多条营养素功能声称，这些用语不得删改和添加。能量及部分营养素功能声称标准用语见表14-10。

表 14-10 能量及部分营养素功能声称标准用语

营养素	营养素功能声称标准用语
能量	· 人体需要能量来维持生命活动 · 机体的生长发育和一切活动都需要能量 · 适当的能量可以保持良好的健康状况 · 能量摄入过高、缺少运动与超重和肥胖有关
蛋白质	· 蛋白质是人体的主要构成物质并提供多种氨基酸 · 蛋白质是人体生命活动中必需的重要物质，有助于组织的形成和生长 · 蛋白质有助于构成或修复人体组织 · 蛋白质有助于组织的形成和生长 · 蛋白质是组织形成和生长的主要营养素
脂肪	· 脂肪提供高能量 · 每日膳食中脂肪提供的能量占总能量的比例不宜超过30% · 脂肪是人体的重要组成成分 · 脂肪可辅助脂溶性维生素的吸收 · 脂肪提供人体必需脂肪酸
碳水化合物	· 碳水化合物是人类生存的基本物质和能量主要来源 · 碳水化合物是人类能量的主要来源 · 碳水化合物是血糖生成的主要来源 · 膳食中碳水化合物应占总能量的60%左右
钠	· 钠能调节机体水分，维持酸碱平衡 · 中国营养学会建议每日食盐的摄入量不要超过6g · 钠摄入过高有害健康

三、营养素参考值

为方便比较食品标签中营养成分含量的多少及指导日常膳食，常常用营养素参考值（NRV）或居民膳食参考摄入量（DRIs）作为参考。

NRV是专用于食品营养标示的营养素日需要量参考值，是在居民膳食参考摄入量（DRIs）的基础上，结合我国居民膳食消费习惯和消费量制定的一套数值。NRV大致可以满足正常成人的营养需要，但不适用于4岁以下儿童。

食品营养成分含量应以具体数值标示，各营养成分的营养素参考值见表14-11。

表 14-11　中国食品标签营养素参考值（NRV）

营养成分	NRV	营养成分	NRV
能量*	8400kJ	叶酸	400µgDFE
蛋白质	60g	泛酸	5mg
脂肪	≤60g	生物素	30µg
饱和脂肪酸	≤20g	胆碱	450mg
胆固醇	≤300mg	钙	800mg
碳水化合物	300g	磷	700mg
膳食纤维	25g	钾	2000mg
维生素A	800µgRE	钠	2000mg
维生素D	5µg	镁	300mg
维生素E	14mg α-TE	铁	15mg
维生素K	80µg	锌	15mg
维生素B$_1$	1.4mg	碘	150µg
维生素B$_2$	1.4mg	硒	50µg
维生素B$_6$	1.4mg	铜	1.5mg
维生素B$_{12}$	2.4µg	氟	1mg
维生素C	100mg	锰	3mg
烟酸	14mg		

* 能量相当于 2000 千卡；蛋白质、脂肪、碳水化合物供能分别占总能量的 13%、27% 与 60%。

四、食品营养标签的解读

（一）工作准备

（1）准备3～5套不同类型食品的营养标签，可选择谷类加工食品、配方乳粉、脱脂乳粉和进口食品营养标签等。

（2）准备一套含能量以及6个宏量营养素、14个维生素和14个矿物质的营养素参考值NRV表（表14-11）或中国居民膳食营养素参考摄入量表（DRIs）。

（3）准备《中国食物成分表》（图14-1）和计算器。

（4）准备一套记录表格，见表14-12。

表 14-12　营养标签解读记录表（样例）

1. 基本信息

食品名称: _____　净含量: _____

配　料　表: _____

2. 是否有营养成分表: 有 / 无，核心营养素是否齐全: 是 / 否

标示的营养成分: ≥4　≥6　≥8　≥10　≥19　≥24种

是否有营养声称: 如有，请记录

是否有营养素功能声称: 如有，请记录

3. 营养标签解读

食物分量: 包装重量_____克，每个包装份数_____，每份重量_____克

观察内容	每100克（或每份）含量	描述或计算结果	判断
能量和三大营养素含量		能量 脂肪提供能量_____ 碳水化合物提供能量_____ 蛋白质提供能量_____	

观察内容	每100克（或每份）含量	描述或计算结果	判断
营养成分含量		占NRV%	

4. 营养标签总评

（二）工作程序

1. 整体观察

整体观察食品标签、配料表，记录食品基本信息。观察该食品标签是否有标明，食品营养成分含量的营养成分表或相关信息；是否有说明该食品营养价值的声称（如高钙、低脂）；是否有说明营养素健康作用的文字与表述，如钙有助于骨骼发育。如果有，则结合配料表提供的信息预测该食品可能的营养价值，并将这些内容一一列于记录表中。

以某奶酪样品为例解读营养标签。

该产品在主示面注明"浓缩牛乳营养""巧克力味""更多钙质""强化维D"；结合配料表，确定主料为奶酪、奶粉、黄油等，其特征除了蛋白质、脂肪外，钙、维生素D含量应该较高。

2. 阅读食品标签含量信息

在营养标签的主示面、侧面、背面，查找食品净含量 / 规格；是否含有小包装，如有，记录小包装的份数，每个小包装的重量。除此之外，还应阅读食用方法和推荐摄入量，看是否说明每日（或每餐、每份）食用量的信息，如有，详细记录单位重量（如克/日，克/餐，克/份）。此信息可用于推算该食品营养成分对一天膳食摄入量

的贡献。

本例中奶酪样品，净含量为100克，内含6片奶酪，每片奶酪平均重量为16.7克，则分别记录：包装重量100克，份数6，每份重量16.7克。

3. 对营养成分含量及相关内容进行解读

（1）阅读营养成分含中量　首先明确营养成分表中的营养成分是以每100克或每100毫升计，还是以每份计，然后逐一阅读营养成分含量数值及表达单位（见表14–13样例）。

表 14–13　乳酪营养成分表（样例）

项目	每百克	营养素参考值（NRV/%）
能量	1250千焦	15
蛋白质	14克	23
脂肪	23克	38
碳水化合物	10克	4
维生素D	2.1微克	42
钙	500毫克	62

（2）分析能量及其来源　根据每克蛋白质、脂肪、碳水化合物能量换算系数分别为17千焦、37千焦、17千焦，计算三大产能营养素供能比，基本公式如下：

$$蛋白质供能比（\%）= \frac{蛋白质含量 \times 能量换算系数}{能量} \times 100\%$$

同理计算碳水化合物、脂肪。

本例产品蛋白质、脂肪、碳水化合物供能比分别为19%、68%、14%，脂肪供能为主。

（3）观察各营养成分含量的NRV%，筛选优势成分　NRV%表示食品提供单位数量营养成分占营养素参考值的百分比，其计算公式为：

$$NRV\% = \frac{某营养素含量}{该营养素NRV} \times 100\%$$

比较不同成分间NRV%高低变化趋势，锁定营养成分；和能量NRV%相比，分析食品提供能量及营养素的能力是否相当。

营养成分计算表样例见表14–14。本例中脂肪NRV%最高，属高脂肪食品；和能量NRV%相比，钙和维生素D的NRV%均超过能量，说明含量较为丰富。

（4）根据有关营养成分的声称条件，判断产品声称用语是否真实并符合相关规定根据GB 28050—2011要求，每百克食品中，若蛋白质含量≥20% NRV，可以声称高蛋白；若矿物质≥30%，可以声称"富含"矿物质；若维生素D≥30%，可以声称"富含"维生素D。本例中，钙和维生素D含量符合上述条件，可以认定产品真实性，但声称用语应该参照标准执行。参见表14-9。

表 14-14 营养成分计算表（样例）

食品名称：某奶酪

观察指标	信息	基本判断
能量及供能比	蛋白质、脂肪、碳水化合物供能比分别为＞100%	脂肪是主要能量来源
占NRV%	钙和维生素D占NRV%较高，和能量NRV%相比，除碳水化合物外，其他营养成分NRV%均较高	能够提供丰富的钙和维生素，和能量相比，脂肪供应较高

（5）结合净含量／规格／食用方法推算摄入量　可以根据公式（食品营养成分含量×摄入量/100）计算由此产品摄入的营养成分总量。

假设本例每天食2片，共33.4克，由此摄入的蛋白质数量为

$$14克 \times 33.4/100 = 4.7克。$$

4. 营养标签评价

以表14-15所列内容为根据，将以上程序获得的结果进行总结，以便理解食品营养标签。

表 14-15 食品营养标签解读总结表

观察项目	了解重点	判断根据
标示项目	核心营养素是否齐全	GB 28050—2011
能量供给	三大营养素供能比是否合理	NRVs或DRI
脂肪	脂肪含量、供能比和胆固醇含量是否过高	NRVs或DRI
微量营养素	铁、维生素A、碘、钙、锌等营养素占日需要量百分比	NRVs或DRI
钠	钠含量是否过高	NRVs或DRI
格式	是否规范	GB 28050—2011、GB 7718—2011或其他标准条款
其他	声称含"丰富蛋白质和钙"，后文将学习核查判断	

同步练习

一、判断题

1. 一个食物成分数据库所包括的食物越多越好。（　　）
2. 《中国食物成分表（2015）》食物名称由中文名和别名组成，食物的拉丁文学名见食物成分表后的附录3。（　　）
3. 《中国食物成分表（2015）》中一条食物成分数据的编码在食物成分表中具有唯一性。（　　）
4. 我国的食物成分表中的数据全部是实验室直接测定的数据。（　　）
5. 食物成分数据库中任何一个食物都能准确地被认为是当地同样食物的成分水平。（　　）
6. 对于加工食品来说，用食物成分数据的加合能准确估计和计算该加工食品的营养素水平。（　　）
7. 食物成分数据库中已给定食物的成分不会随着时间而改变。（　　）
8. 营养声称是指一个食物营养特性的建议、暗示或说明，用于说明食品营养成分的含量水平。（　　）
9. 如果声称一种食品"无或不含脂肪"，是指这种食品中绝对不含脂肪。（　　）
10. 如果声称一种食品"无或不含糖"，是指这种食品中绝对不含糖。（　　）

二、填空题

1. 食物成分表是描述食物成分及其_____数据的表格。
2. 《中国食物成分表（第2版）》将所有食物分为_____个食物类。
3. 制作蛋糕需鸡蛋500克，食部为88%，其食部重量是_____克。
4. 《中国食物成分表（第2版）》各种食物成分数据均为每_____克可食部食物中的成分含量。
5. NRV%是指以相对数值表示单位食品提供的营养素成分含量占每_____需要的营养素参考值百分比。
6. 食品营养标签由营养成分表、_____声称和营养素功能声称三部分组成。
7. 如果声称一种食品"高或富含蛋白质"，要求是"来源"的_____倍以上。
8. 我国规定当能量或营养素含量符合相应要求之下，企业可以在规定的标准用语之中选择一条或多条营养素功能声称，这些用语不得_____和添加。
9. 营养素参考值（NRV）大致可以满足正常成人的营养需要，但不适用于_____岁以下儿童。

10. 食品营养标签中的营养成分表是以绝对数值标示的单位食品（每100克、每100毫升，或每_____）中营养成分含量。

三、单项选择题

1. 目前，《（　　）食物成分表》包括近3000条食物的90余项营养成分数据以及部分植物化学物的数据，是世界上原数据最多的国家。

    A. 中国　　　　　　　B. 日本　　　　　　　C. 欧盟　　　　　　　D. 美国

2. 在食物成分表2009中，数值缺失时候标示为"—"，表示（　　）。

    A. 未测定，理论上该食物应该含有一定量该种成分

    B. 未检出，或低于方法检出限，含量极微

    C. 计值或计算数值，参考相似食物或原料数据而得

    D. 估计零值，理论上为零值或不存在

3. 食部是指（　　）。

    A. 市品去掉部分不可食部分后，所剩余的可食部分所占的比例

    B. 市品去掉部分食部后，所剩余的可食部分所占的比例

    C. 市品去掉部分可食部分后，所剩余的可食部分所占的比例

    D. 市品去掉不可食部分后，所剩余的可食部分所占的比例

4. 《中国食物成分表（第2版）》各种食物成分数据均为每百克（　　）食物中的成分含量。

    A. 净重　　　　　　　B. 毛重　　　　　　　C. 可食部　　　　　　D. 不可食部

5. 《中国食物成分表（第2版）》中元素铁和硒的单位分别是（　　）。

    A. mg，mg　　　　　B. mg，μg　　　　　C. μg，mg　　　　　D. μg，μg.

6. 下列声称中不是含量声称的是（　　）。

    A. 高钙　　　　　　　B. 低乳糖　　　　　　C. 无淀粉　　　　　　D. 减少

7. 如果某种食物声称增加了维生素C，该产品中维生素C较同类产品至少增加（　　）。

    A. 20%　　　　　　　B. 25%　　　　　　　C. 30%　　　　　　　D. 50%

8. 如果某种食物声称"无或不含钠"，该食品中钠含量为（　　）。

    A. 0毫克/百克或百毫升　　　　　　　　B. ≤2毫克/百克或百毫升

    C. ≤5毫克/百克或百毫升　　　　　　　　D. ≤10毫克/百克或百毫升

9. 矿物质钠的功能声称标准用语中不包括（　　）。

    A. 钠能调节机体水分，维持酸碱平衡

    B. 中国营养学会建议每日食盐的摄入量不要超过6克

    C. 钠摄入过高会导致高血压

    D. 钠摄入过高有害健康

10. 营养声称是指一个食物营养特性的建议、暗示或说明，用于说明食品营养成分的含量水平。不包括（　　）。

    A. 含量声称　　　　　　B. 比较声称

    C. 属性声称　　　　　　D. 减少疾病危险的声称

四、多项选择题

1. 食物成分数据库研究在效益和经济中得到最大平衡，选择代表性食物是关键，主要考虑（　　）。

    A. 食物消费量　　　B. 特有食物资源　　　C. 代表性食物　　　D. 重新评价的食物

    E. 贸易往来、科学研究、食品加工等需要

2. 食物成分数据库中食物成分确定基本原则有（　　）。

    A. 食物基本营养组成　　　　　　　　B. 与公共健康问题有关

    C. 营养学发展的新认识　　　　　　　D. 分析方法的可行性　　E. 条件支撑能力

3. 一部国家食物成分表应该至少包括（　　）等几个部分。

    A. 使用说明　　　　B. 一般营养成分表　　C. 其他成分表

    D. 价格　　　　　　E. 附录

4. 在食物成分表中，以下符号（　　）表示食物数据微量或估计数值。

    A. Tr　　　　　　　B. …　　　　　　　C. ×

    D. *　　　　　　　E（0）

5. 下列哪些成分间存在数值相关关系（　　）。

    A. 蛋白质、脂肪和能量　　　　　　　B. 胆固醇和脂肪

    C. 胡萝卜素和维生素A　　　　　　　D. 维生素E和α-维生素E

    E. 灰分和可食部

6. 关于我国食物成分表的描述，正确的是（　　）。

    A. 食物营养数据包括维生素D.　　　　B. 采用6位数字编码

    C. Tr指微量　　　　　　　　　　　　D. 碳水化合物数据包括膳食纤维

    E. 数据栏标有"—"表示未测定

7. 食物成分数据库常用领域有（　　）。

    A. 食谱设计和膳食调查　　　　　　　B. 科学研究和教学

    C. 营养科普教育　　　　　　　　　　D. 公共政策促进

    E. 食品加工和营养标签

8. 我国食品营养标签中的营养成分表目前规定必须标示的内容包括能量和（　　）4种核心营养素。

    A. 蛋白质　　　　　B. 脂肪　　　　　　C. 碳水化合物

    D. 钙　　　　　　　E. 钠

9. 属性声称即对食品原料营养特性的声称，如（　　）等声称。

    A. 强化　　　　　　B. 多维　　　　　　C. 脱脂

    D. 瘦　　　　　　　E. 富含

10. 低能量食品是指（　　）。

    A. ≤20千卡/百克固体　　　　　　B. ≤40千卡/百克固体

    C. ≤60千卡/百克固体　　　　　　D. ≤20千卡/百毫升液体

    E. ≤40千卡/百毫升液体

五、简答题

1. 枇杷在《中国食物成分表（第2版）》中的食物编码为"065018"，代表什么意思？

2. 任何数据或数据库都存在它的局限性。食物成分数据库普遍存在的局限有哪些？

3. 能量的功能声称标准用语有哪几条？

六、计算题

1. 如果吃了1个280克重的某品种苹果，食部比例为75%，那么这个苹果共能提供多少能量？蛋白质、脂肪、碳水化合物各多少？（100克该苹果含蛋白质0.8克，脂肪0.3克，碳水化合物8.5克）

2. 每百克炒板栗的蛋白质含量为4.8克，脂肪1.5克，碳水化合物为46.0克，请计算这种食品的营养素来源分配。

3. 某人一日当中喝了300克牛奶，250克豆浆，吃了100克豆腐，50克海带，牛奶、豆浆、豆腐、海带的可食部均为100%，每百克分别含钙104、10、116、241毫克，请计算一天当中从这些食物中获得的钙总量。

4. 某女性居民（未怀孕、哺乳，年龄为40岁，职业为办公室文员）一日食谱当中能量和营养素供应量如下：能量1890千卡，蛋白质66克，脂肪72克；维生素C155毫克，维生素B$_1$1.02毫克，维生素B$_2$ 0.87毫克，维生素A420微克当量，钙390毫克，铁23.6毫克。如果该居民的膳食能量和各营养素供应用DRIs中相应参考量作为目标，请评价营养素摄入量是否需要调整，该居民的营养素能量来源比是否处于理想范围当中。

轻体力活动成年女性膳食营养素需要量

营养素	能量	蛋白质	维生素C	维生素B$_1$	维生素B$_2$	维生素A	钙	铁
目标值	1800千卡	55克	100毫克	1.2毫克	1.2毫克	700	800毫克	20毫克

5．杭州菜四样荤素原料及营养成分如下：

食物名称	重量（g）	食部（%）	蛋白质（g）	脂肪（g）	糖类（g）	硫胺素（mg）	核黄素（mg）	钙（mg）	铁（mg）
瘦猪肉片	75	100	20.3	6.2	1.5	0.54	0.1	6	25
笋	100	64	26	4	57.1	0.08	0.08	9	0.5
豆腐皮	100	100	44.6	17.4	18.8	0.31	0.11	116	13.9
青菜	200	96	1.8	0.2	2.9	0.01	0.1	108	1.2
调和油	25	100	0	100	0	0	0	0	0

（1）该菜中所含蛋白质、脂肪、糖类、维生素B$_1$、维生素B$_2$、钙和铁各多少？

（2）该菜可提供的能量有多少？

七、实操题

在超市里购买一袋食品，观察食品营养标签，并进行解读。

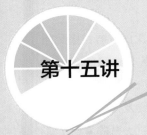

第十五讲　食谱设计的原则和方法

营养配餐就是按照用餐者的生理特点和营养需求特点，根据食物中各种营养成分的含量，设计成可操作的食谱，保证一日乃至一段时期内提供的营养素数量和比例基本合理，使用餐者达到平衡膳食的基本要求。因此，营养配餐是餐饮提供者保证用餐者实现平衡膳食的重要措施。其主要实施方式是为特定的就餐群体设计营养平衡的一日或多日食谱。

营养配餐不仅需要考虑到食物中营养素的种类和数量合理，而且还要保证食物得到合理的加工烹调处理，使食物有合理的消化吸收率，尽量减少营养素的损失，同时能保证食物的可接受性和安全卫生，使用餐者乐于接受。设计营养配餐，是每一个食品与营养工作者必须掌握的基本技能。

集体配餐单位的营养餐不仅能够给用餐者提供营养质量较高的膳食，而且是营养教育的一部分。学生从小接受学校提供的营养午餐，可以帮助他们克服偏食挑食问题，接受正确的膳食模式和膳食理念，有利于在一生中养成良好的膳食习惯。

第一节　食谱设计的原则

膳食调配是实现合理营养的主要保证。一般健康的成人在饮食上不需特殊的照顾，只要合理地调配膳食便可以维持健康。这种合理的膳食传统上称为平衡膳食或营养适宜膳食。

营养适宜膳食包括以下几个方面的含义：食物中的营养素齐全，数量合适（能满足需要但又不过量），比例合理（没有哪一种营养素过多或过少影响其他营养素的吸收和利用），满足用餐者的营养素供应目标；食物原料的品种多样，而且分别来自不同的食物类别，满足多样化的需求；食物具有良好的可接受性，能引起食欲，促进消化；定时定量进餐，三餐营养分配合适，不过饥过饱；烹调合理，营养损失少，保证安全和卫生。

在以上原则的基础上，营养适宜的膳食安排还必须考虑个人的饮食习惯和接受能力。品种丰富，味道适口，成本能够接受。这就需要配餐者掌握各类食品的营养特点，按每个人的需要调换食物的品种，而同时保持充分的营养素供应。

营养适宜的膳食要体现多方面的平衡。食物能量与人体生理需要及体力活动量相平衡，不能过多或过少；各种营养素的供应和人体的需要相平衡；三大营养素供应能量比例之间要达到合理的平衡；在脂肪酸当中，饱和脂肪酸、单不饱和脂肪酸和多不饱和脂肪酸的比例，以及n–3和n–6脂肪酸的比例也应合理；植物性蛋白质和动物性蛋白质比例合理；粗杂粮和精米白面之间比例合理，等等。

要达到如此复杂的目标，制作食谱时需要按照多个步骤来实现。先确定用餐者的营养素供应目标，然后确定各大类食物的量，用食物来达到具体营养目标；最后再对各种食物构成的食谱进行评价和调整，直至达到可接受的状态。

一、确定用餐者的营养供应目标

食谱设计的目标人群可能是群体，也可能是个体。群体和个体的营养素目标确定方法有所不同。

（一）个体营养供应目标的确定

对于个体来说，首先要了解该个体的健康状况、基本营养状况和生活状态。如果没有特殊疾病，也无需控制体重，没有特殊饮食需求，属于健康个体，还需要了解其体重状况，是否与标准人一致。这是因为《膳食营养素参考摄入量DRIs》是按照标准人（女50千克，男60千克）来制定的。如果基本一致，则可以直接用《膳食营养素参考摄入量》的相应数值来作为营养素供应目标；如果体重偏离较大，则能量、蛋白质的摄入量需要进行适当调整，而其他微量营养素摄入量无需调整。

体力活动的分级对于确定营养目标十分重要（参见表4–6）。一般办公室工作、研究人员（室内工作）、教师、实验员、管理人员、出租车司机等，均按照轻体力活动人群划分；售货员、服务员和一般工厂工作人员，按照中等体力活动人员设定营养标准；种植期的农业劳动者、搬运工人、训练期的军人、训练期运动员、芭蕾舞演员等，按照重体力活动设定营养标准。业余时间经常参加长跑、健美、登山等强体力运动者，可适当提高能量目标值；如果有控制体重的需求，或年龄超过40岁而超重，则应在同等标准下适当降低能量供应目标值。

刘女士30岁，身高1.60米，体重54千克，健康无疾病，不抽烟也不饮酒，职业为公务员。她的丈夫张先生35岁，也是公务员，身高1.75米，体重88千克，大量抽烟，患有高脂血症。请确定刘女士夫妇的营养素摄入目标。

为他们做食谱时，确定刘女士为轻体力活动18～49岁未孕女性，属于健康个体，体重与标准人相近，其营养素供应目标可以按照DRIs中的相应数据确定。

张先生则不同，他的体重大大超出了60千克的男性标准人。如果他属于健康人，则在体重超过标准人47%的情况下，其每日能量摄入应比DRIs标准中的数值相应增加。

但实际上，张先生的BMI高达28.7，已经达到肥胖标准，需要减肥，他还有高脂血症。因此，他不属于健康个体。同时，抽烟者需要增加维生素C的供应。故而，张先生食谱的营养素目标，不能按照轻体力活动18～49岁男性的DRIs来制定。应当考虑到减肥需求，以及控制高血脂的需求，制定个性化的营养素供应标准。这个标准的确定，需要对张先生的生活状况进行深入了解，甚至可能需要与医生联系，取得其全套体检数据。

食谱中的能量供应量应达到营养目标的90%～110%，并可按照具体情况进行适当调整。由于人和人的遗传因素不同，生活状态也不同，能量供应目标应个性化。一般来说，对于健康人，只要体重一段时间内没有明显变化，这段时间的平均能量摄入数值即为该用餐者适宜的能量摄入水平。其他营养素的摄入量按照DRIs中提供的标准确定，微量营养素的供应数量不能超过最高可耐受摄入量（UL）。

对于一些营养需求较为旺盛的人群，如孕妇、乳母、儿童、青少年等，要特别注意保证一些关键营养素的供应，特别是一些平日难以供应充分的营养素，如钙、铁、锌等，并提示用餐者自己注意用餐外食物来补充。

（二）群体营养目标的确定

在工作当中，营养配餐人员经常需要给一些单位、学校、幼儿园、老人之家等配餐。这时候同时有多人在食堂一起就餐，或食用同样配合的套餐。由于就餐人员的差异情况不同，配餐营养目标的确定也比较复杂。

此时，首先要评价群体的均匀程度。也就是说，从年龄分布、性别分布、体力活动强度、身体健康状况等方面，看看这个群体当中的人是否基本一致。如果是这样，就属于均匀性群体。比如说，一个连队食堂的全部就餐人员，或者一个矿工食堂的全部就餐人员，其中所有的人都属于健康成年男性，体力活动都在一个水平上。

即便是均匀性群体，也有个体差异的问题。从理论上来说，需要先了解这个群体的平均营养素需求和营养素需求分布范围，然后按照能够满足97%以上人营养需要的要求来确定营养目标。但是，在现实操作中，往往不可能对群体先做详尽的营养需要调查，也很难得到当地营养调查的详细数据，了解当地居民各营养素的平均摄入量（EAR）和分布范围。此时，可以先按照DRIs中建议的数值作为营养目标，而后再在了解实际情况之后继续进行调整。

非均匀性群体的营养目标确定较为复杂，但这是普遍情况。例如，在一个单位食堂当中，既有男性，也有女性；各年龄阶层、不同工种、不同健康状况的人，营养素需求也有不同。又如，在一个幼儿园当中，既有3岁的幼儿，也有6岁的学龄前儿童。

此时最好能够对人群进行细分，划分为不同的亚群，分别确定其营养目标，特别是能量和蛋白质目标。其他微量营养素目标，采用"就高不就低"的策略，只要在可耐受最高摄入量（UL）水平以下，按照需求量最高的亚群来设计，即可避免营养素供应不足的危险。

某IT企业由23～40岁的男女员工构成，由于工作特点，均为轻体力活动成年人，大部分人无疾病。请制定某IT企业的工作午餐营养目标。

为他们准备工作午餐时，首先按照性别划分为两个亚群，取不同的能量目标。调查发现，员工中体脂肪过高、体力活动不足的情况普遍存在。为避免肥胖，能量目标值宜下移。男性的一日能量目标定为2100千卡，而女性定为1700千卡。按照午餐能量占一日40%的要求来设计午餐。其他营养素供应目标基本按照轻体力活动男性DRIs值来确定。考虑到女性对铁的需求高于男性，只有铁的供应目标按照轻体力活动未孕女性来确定。

另一个可行的方法，就是控制食物当中的营养素密度。虽然各亚群的人能量需要量差异比较大，但营养素密度是按照单位能量（通常是1000千卡）来计算的，因此只要确定营养素密度，就能够消除不同能量摄入量的差异。一般建议按照营养素密度需求最高的群体来确定。这样可以保证即便是食物摄入量较小的群体也不会发生营养素供应不足的问题。由于膳食中有多种营养素，每个营养素的目标值都要按照这个方法来确定。

但是，考虑到现实情况中，食物摄入量较大的群体可能存在营养素摄入过量的危险，或者由于种种原因，食物营养素密度不可能按食量均匀化，那么可以采用一些变通的方法来解决。例如，给需要量高的亚群专门准备一种食物，或让他们食用营养素强化食品、服用营养素补充剂等，而把营养素密度供应目标降低到稍低水平上。

某纺织厂90%以上为女工，其中还有部分怀孕、哺乳女工，她们的营养素需求数量较大。请考虑按照营养素密度法来确定营养供应目标。

按照DRIs的数值，中体力劳动哺乳女性的钙营养素密度目标值为

1000毫克/2600千卡→384.6毫克/1000千卡；

中体力劳动孕妇为

1000毫克/2550千卡→392.2毫克/1000千卡；

未孕未哺乳女职工为

800毫克/2100千卡→381.0毫克/1000千卡。

显然，孕妇的钙营养素密度值最高，因此应当按照这个亚群来确定营养素密度目标值。此时，普通女职工的钙摄入量目标值为

2100千卡×392.2/1000=823.6毫克，并未超过UL的数值。

但是，考虑到工厂食堂很难均匀地按照钙营养素密度来提供食物，最后的方案是给所有哺乳和怀孕女工提供一份酸奶来达到钙的需求，而不是每个人都进食钙营养素

密度都达到最高标准的饭菜。

总结以上内容，在没有获得人群详细营养素摄入资料和需求数据的情况下，群体膳食的营养素供应目标的设定参见表15-1。

表 15-1 群体膳食营养素供应目标的确定途径

问题	操作
这个群体是均匀群体吗	了解该群体的基本营养状况和组成特点
是均匀群体	是否存在营养素的缺乏问题？是否存在疾病问题
是健康群体	平均体重是否符合标准人的状态
接近标准人	按照DRIs中相应人群的标准作为营养素供给目标
体格与标准人差异大	按照体重状况调整能量和蛋白质供应目标
不是健康群体	如有疾病，则按照相应疾病的原则来制定营养目标；如有营养素缺乏，则通过确定群体的营养素缺乏发生率，相应提高营养素供应目标
不是均匀群体	把群体分成若干营养素需求不同的亚群
按亚群确定	能量和蛋白质按亚群的实际需求来确定，其他微量营养素目标按照需求量较高的群体来确定
按营养素密度法确定	先确定各亚群的能量需要，其他微量营养素目标按照需求营养素密度最高的亚群，一一计算确定

二、确定各餐中的食物分配

我国人民习惯一日三餐，间隔4～6小时，这是比较合理的。具体三餐的分配应按生活实际情况确定，大部分正常作息者可考虑早餐能量占25%～30%，午餐占35%～40%，晚餐占30%～35%的比例。

在三餐中，特别应该注意早餐的质量。不认真吃早餐使上午精力不足，工作效率降低，长此以往易造成消化系统疾病。晚餐则宜清淡一些，降低能量密度和脂肪含量。这就是所谓的"早吃好、午吃饱、晚吃少"。如果晚间没有体力活动，过多的晚餐会影响睡眠质量，并增大肥胖的危险。

不过，这个比例并不是一成不变的。例如，有些人习惯于晚间工作到很晚，如媒体人员、中班或夜班工作人员，以及备考的学生等。这些人可以适当补充易消化的夜宵。

一些特殊人群不能限于三餐，而需要额外加餐，如孕妇、乳母、幼儿、糖尿病人、胃肠疾病患者等，可以考虑在上午10点、下午4点、晚上9点左右加餐。但一定要注意，一日总能量不能改变，只是把三餐的能量转移一部分到加餐当中。加餐的能量可以考虑为正餐的1/3左右。

此外，如果食谱使用者有喝饮料、吃零食的习惯，可以确定一个三餐外其他食物的能量比例，然后在做三餐分配的时候，扣减去这部分能量。

陈同学，女，年龄20岁，正在复习功课，准备升本。白天去图书馆学习，晚上还要继续读书，每天都要到夜里将近12点才休息。学校5点半吃晚饭，她到了10点就觉得饿，但是担心长胖，不敢吃东西。但是不吃东西的话，学习效率会降低，还饿得睡不好觉。

营养师了解了她的实际情况之后，建议她晚餐扣减1/3，相应的能量用来在晚上9点加一餐夜宵。晚餐食量过大时，反而会影响晚餐后的工作效率。同时，考虑到她白天有吃零食的习惯，三餐之外还要吃水果，于是将7%的一日总能量作为零食和水果的能量，余下93%的能量，分配比例是早餐30%，午餐30%，晚餐25%，夜宵8%。

对于一些习惯于晚间工作的职业人士来说，也可以考虑这种一日能量分配比例。

三、确定营养素之间的比例关系

营养素供能比例是一个关系到膳食结构的重要指标。在很多情况下，虽然食谱的各营养素需求都得到了满足，但是营养素的供能比例却与理想状态差异很大。其中最常见的问题就是脂肪能量比往往过高，碳水化合物能量比往往过低。在运动不足的状态下，长期食用这样的膳食容易造成慢性疾病风险增加。

在理想状况下，成年人营养配餐食谱当中，碳水化合物应占能量供应的55%～65%，脂肪占20%～30%，蛋白质占10%～15%。对于某些特殊人群，这个比例可能有所差异。如对于幼儿来说，脂肪所占能量来源比例应提高，而对于健美运动员和减肥者，蛋白质的供能比例应适当调高。确定比例之后，换算成具体食物类别。

同时，为了保证必需氨基酸比例合理，来自动物性食品或豆类食品的优质蛋白质应占总蛋白质供应的30%～50%。在碳水化合物来源当中，应考虑到限制简单碳水化合物（如白糖等）的比例在10%以下，而增加抗性淀粉和膳食纤维的数量。

最后还应考虑，能量需求增加时，B族维生素的供应量应随之上升；不饱和脂肪酸和维生素E等抗氧化维生素之间也应平衡。

四、确定各类食物的比例和数量

有了营养目标和能量营养素来源比例之后，就要把它转变成各大类具体的食物。在确定最终食物种类之前，首先要确定各类食物的比例，它关系到膳食结构的关键问题。在确定各大类食物比例的时候，可以参考中国居民膳食宝塔，以它作为框架。

在膳食指南的建议基础上，为了数量化地指导居民的食物安排，便于居民在日常生活中实行，中国营养学会推出了中国居民膳食宝塔。它是膳食指南的量化和形象化的表达。它提供了成年人各类食物的基本比例，为健康食谱的制作提供了一个大的框架。

膳食指南的框架在使用中应注意按实际情况进行调整。也可以按照三大营养素供能比例和使用者的具体情况，直接通过计算方法确定各大类食物的比例。

在确定各类食物比例之后，再将其细化为具体的食物品种。按照食物多样的原则，平均每天摄入12种以上食物，每周25种以上食物。这里所说的食物种类不包括使用量很小的各种香辛料和油盐酱醋，也不包括糖、淀粉和水。主食不能只有精白米和精白面粉，应含有粗粮、薯类或淀粉豆类；蔬菜中应含有不同颜色的蔬菜，特别是深绿色的叶菜，种类在5种以上为好；水果品种按季节应尽量丰富，各种动物性食品品种也应经常调换，而不应只有一种肉类；最好能用豆制品来替代一部分动物性食品。

在计算食谱的时候，所选取的营养素指标只有几种到十几种，而人体所需的营养成分多达将近50种，而且各种保健成分都没有加入指标之中。如果只依靠少数几种食物，很难保证营养成分和保健成分的全面平衡。如果多样化的要求能够达到，那么不仅营养平衡容易实现，还会得到食物中广泛的保健物质，如植物化学物质。

五、选择合理的烹调方式

对食物进行的任何处理都会影响其营养成分和保健效果。在烹调时，要注意采取适当的方式，尽量避免过多破坏食物中的营养成分，还要注意尽量达到少油少盐的目标。

（一）主食的健康烹调原则

1．尽量不选择煎炸方法

深度煎炸会大幅度提高食物的能量密度，提高脂肪供能比例，破坏必需脂肪酸和维生素E，并破坏B族维生素。煎炸高温中会产生反式脂肪酸，还会产生丙烯酰胺、苯并芘等有毒物质，不利于食品安全性。用少量油，在小火条件下烤或煎是可以接受的。

2．避免在主食烹调中加碱

因为碱会破坏绝大部分维生素B_1和大部分维生素B_2。

3．多采用薯类、杂豆类等杂粮

制作原料多样化的主食，经常向精白米、精白面粉中添加各种粗粮、豆类、薯类等淀粉食材，改善主食的营养平衡和保健价值。

4．选择血糖生成指数低的主食

适量选择高纤维、慢消化的主食，如粗粮、全麦、豆类等，有利于提高饱腹感，控制餐后血糖上升的速度，并帮助控制食量。

5．少加油和盐

主食烹调尽量少加油和盐，保持清淡特色，避免一日中的脂肪和盐摄入过多。

6．选择营养价值高的食材

在同样的烹调方法时，尽可能使用营养素含量高的原料或营养强化原料，提高主食的营养素密度。

（二）菜肴的健康烹调原则

1．选择清淡的烹调方法

烹调时减少油脂，动物性食品多选择清蒸、清炖、煮、不加油的烤制等烹调方法，植物性食品多选择凉拌、白灼、清炒、蒸等方法。

2．控制加热温度

加热温度最好不超过120℃，菜肴不"过火"（炒菜锅中腾起火焰），避免营养素和保健成分过度损失，以及致癌物形成。

3．动物性食品杀菌要充分

动物性食品的加热时间和温度应充足，以便杀死寄生虫和致病菌。

4．鱼类、水产要少油

鱼类、水产避免用过多的油脂，避免$n-3$脂肪酸受热破坏，也避免$n-3$和$n-6$脂肪酸的比例下降。

5．尽量少油少盐

烹调中尽量少放盐，特别是汤应清淡些，尽量少油少盐。

6．不用食品添加剂

尽量不用食品添加剂，如亚硝酸盐、小苏打、色素、香精等，味精和鸡精应少用。

7．食用油不要重复利用

不用反复加热后的炒菜油，尽量少用过油工艺。

六、考虑食物的可获得性和烹调的方便性

在制作食谱时，要考虑到食物是否具有可获得性。所谓可获得性，一方面是指食物是否能在市场上方便地买到；另一方面是指其价格是否能为食谱使用者所接受。

很多食物受到季节、地域的限制而无法方便获得。比如说，秋天很难买到草莓，冬天很难买到桃子；在中国很难买到葡萄柚，而在美国很难买到荔枝。还有一些食物成本较高，如同是海鱼，金枪鱼价格高昂，带鱼则价格低廉；同是猕猴桃，进口产品的价格是国产产品的6倍以上。实际上，它们的营养价值并没有那么大的差异。

在制作食谱时，一方面可以通过食物品种的选择，来突出食谱的应用范围。例如，给高收入家庭或高级宾馆制作的营养食谱，应适当选用高价格原材料，更多地体现美食感和高档感；而给单位、学校、普通家庭制作的营养食谱，就应当按照用户的要求严格控制成本，选用价格较低的原料来达到营养标准。

另一方面，制作食谱时还要考虑烹调的方便性。特别是在家庭当中，不是由专业人员来做菜，一些家庭缺乏技能和精力，或者没有足够的烹调设施，或者因残疾等因

素，无法制作复杂的菜式和花色主食。此时应当考虑用最简单的烹调方法来满足营养需求。

七、考虑用餐者的个性化需求

在理想情况下，膳食应按照个体的不同状态和不同营养需要特点进行调整。特别要注意的是，某些个体可能对某些食物存在过敏、不耐受等情况，或对某些食物消化不良、心理反感，或因服用药物、治疗疾病而不宜食用某些食物。在设计个体食谱时，需要认真加以考虑。

第二节 营养素的计算方法

食谱设计的方法分为两类，一类是计算法，按照食物中的营养素含量，计算出食谱中各种营养素的含量并对其进行评价；另一类是利用膳食指南和食物交换表，对各类食物进行组合和替换的方法，无需进行详细计算。作为专业人员，必须了解计算法的基本操作。即便有营养配餐软件的帮助，也需要了解计算的细节，才能充分理解配餐的意义。第十四讲第三节和这一部分对涉及配餐的各种营养素计算进行详细的说明。

一、有关三餐能量分布的计算

按照平衡膳食宝塔的要求，一日当中，早、中、晚餐的能量理想比例为$30 : 40 : 30$。可以根据这个比例来推算出每一餐的理想能量摄入数值。如果该食谱使用者平时有吃零食、喝饮料等习惯，则正餐的能量摄入量应当按90%来计算，留出5%～10%的能量作为零食、饮料和水果的空间。这时候，一日三餐的能量分配可以是25%、35%和30%，加上10%的餐间食物。如果有加餐，则还要从正餐当中扣除一定的能量份额。

【例15-1】如果一位轻体力活动成年男子的一日能量推荐数值为2250千卡，那么他的早、中、晚餐能量各是多少千卡？假设该男子餐间不吃任何食物，也不喝含能量饮料。

按照理想能量比例分配，早、中、晚餐各占30%、40%、30%，则其三餐的能量分配数值为

早餐和晚餐　2250×30%=675千卡

午餐　2250×40%=900千卡

可见，知道一日总能量之后，就可以计划出各餐的能量。同样，如果知道了各餐当中的能量，也就能知道一日总能量和各餐之间的比例。

【例15-2】如果一位居民早餐摄入能量530千卡，午餐摄入760千卡，晚餐摄入810千卡，其他零食、饮料100千卡，那么他一日当中的各餐能量比例是多少？

他的一日总能量为

$$530+760+810+100=2200千卡$$

早餐能量比例为530÷2200=24.09%；

午餐能量比例为760÷2200=34.55%；

晚餐能量比例为810÷2200=36.82%；

零食能量比例为100÷2200=4.55%。

在营养餐设计中，经常要先确定各营养素的供能比例和一日总能量。此时按照这两个数据也可以计算出各餐的能量数值和产能营养素的数值。

【例15-3】按照营养师的设计，在每天的膳食能量中，希望脂肪占28%，蛋白质14%，碳水化合物58%。那么，如果一个成年男子一日能量推荐量为2400千卡，他的晚餐当中，蛋白质、脂肪、碳水化合物各需要多少？

既然他的一日总能量为2400千卡，蛋白质能量比为14%，则可以算出其一日蛋白质供应的能量为　2400×14%=336千卡

由于每克蛋白质可供应4千卡能量，则一日应供应的蛋白质为

$$336 千卡 ÷ 4千卡/克=84.0克$$

同理可以算出，一日供应的脂肪为

$$2400千卡 × 28% ÷ 9千卡/克= 672千卡 ÷ 9千卡/克=74.7克$$

一日供应的碳水化合物为

$$2400千卡 × 58% ÷ 4千卡/g=1392 千卡 ÷ 4千卡/克=348.0克$$

按照晚餐占一日能量30%来计算，则晚餐供应的蛋白质、脂肪和碳水化合物分别为

蛋白质：84.0×30%=25.2克；

脂肪：74.7×30%=22.4克；

碳水化合物：348.0×30% =104.4克。

二、蛋白质来源比例的计算

按照膳食宝塔的要求，膳食中的优质蛋白质应占总蛋白质供应量的1/3以上，同时还要保证以植物性食物为主。这就意味着，食物蛋白质当中，必须有1/3以上来自豆类或动物性食品，包括各种豆子、豆制品、鱼类、肉类、乳类、蛋类等。

豆类食物的氨基酸平衡并不符合人体需要，但它与谷类发生营养互补之后，混合食物的氨基酸组成得以改善，可以替代膳食中的动物性食品。但应注意，肉皮、蹄筋等虽然属于动物性蛋白质，但蛋白质质量较差，不能归类于优质蛋白质。

计算蛋白质的食物来源比例，主要是了解总蛋白质供应当中来自豆类和动物性食品的比例。首先选出动物性蛋白质来源食品，再选出豆类食品，将它们的蛋白质含量相加，即可得到优质蛋白质的总量。

【例15-4】某居民的一日膳食当中，共摄入来自谷类的蛋白质28克，来自红豆的蛋白质5克，来自水豆腐的蛋白质4克，来自肉类的蛋白质12克，来自乳类的蛋白质7克，来自蛋类的蛋白质6克，来自其他零食饮料等的蛋白质3克。请计算他一日膳食当中来自豆类的蛋白质比例、来自动物食品的蛋白质比例，以及膳食中的优质蛋白质比例。

首先计算蛋白质的总量为　28+5+4+12+7+6+3=65克

其中豆类蛋白质为　4克（注意：红豆蛋白质一般算做粮食蛋白质）

动物性蛋白质为　12+7+6=25克

优质蛋白质为　4+25=29克

则豆类蛋白质比例为　4÷65=6.15%

动物性蛋白质比例为　25÷65=38.46%

优质蛋白质比例为　29÷65=44.62%

三、食物分量的计算

计算了食物中的能量和产能营养素含量之后，便可以从能量和蛋白质的供应要求来推知食物的分量。这是食谱设计中的关键一步，因此务必能够理解和掌握。要计算食物分量时，一本食物成分表是必备的。

【例15-5】某中等体力活动女性居民的一日蛋白质供应量为65克。按照优质蛋白质比例为40%的比例，她应当怎样调配包括谷类、豆类、肉类、蔬菜、坚果在内的各大类食品呢？

首先要计算出非优质蛋白质的数量，它们来自谷类、蔬菜、水果和其他零食等，其中又以谷类为主。

$$65×（100%-40%）=39克$$

按照其他食物约占其中20%的比例计算，来自谷物的蛋白质占非优质蛋白质的80%，约32克。

谷类食物的平均蛋白质含量按照8%计算（大米7%，小麦10%，玉米8%），则32÷8/100= 400克

即每日应供应约400克主食。

其余蛋白质总量约为39-32=7克，其中4克来自蔬菜，3克来自坚果和油籽。

按照蔬菜的蛋白质含量为0.8%，坚果的蛋白质含量为15%计算，则

$$4 \div 0.8/100 = 500 克$$

$$3 \div 15/100 = 20 克$$

优质蛋白质的摄入量为　$65 \times 40\% = 26 克$

在优质蛋白质当中，按豆类蛋白质占20%计算，则　$26 \times 20\% = 5.2 克$

假设该女性喜欢饮豆浆，而浓豆浆的蛋白质含量为2.0/100，则她每日可饮用浓豆浆　$5.2 \div 2/100 = 260 克$

其余优质蛋白质来源于动物性蛋白质，共计$26 - 5.2 = 20.8 克$

按照鸡肉蛋白质含量20%计算，则相当于　$20.8 \div 20/100 = 104 克$

故而，该居民一日当中摄入的主要食物类别分量是：

谷类主食400克，豆浆260克，鸡肉104克，蔬菜500克，坚果20克。

四、营养素供应量与营养目标的比较

获得各营养素的摄入总量之后，必须了解它们是否接近营养目标中计划的数量。通常要求在目标值90%以上，至少应达85%以上。能量供应在目标值的90%～100%为宜。在实际操作当中，食谱使用者经常会在三餐之外吃计划外零食，或饮用含能量饮料。由于我国目前超重和肥胖问题日益严重，能量不宜超过目标值。如果与要求不相符合，则应调整食物的品种和摄入量，直至达到理想范围之内。

【例15-6】某女性居民（未怀孕、哺乳，年龄为40岁，职业为餐厅服务员）一日食谱当中能量和营养素供应量如下：能量1890千卡，蛋白质66克，脂肪72克；维生素C155毫克，维生素$B_1$1.02毫克，维生素$B_2$0.87毫克，维生素A420微克当量，钙390毫克，铁23.6毫克。

如果该居民的膳食能量和各营养素供应用《中国居民膳食营养素参考摄入量》中相应参考量作为目标，请评价营养素摄入量是否需要调整，该居民的营养素能量来源比是否处于理想范围当中。

首先查询DRIs，找到该人群的营养素摄入参考数值。

该人群为中等体力活动成年女性，其相应营养素的推荐摄入量或适宜摄入量分别是：能量2100千卡，蛋白质65克，维生素C100毫克，维生素$B_1$1.2毫克，维生素$B_2$1.2毫克，维生素A700微克当量，钙800毫克，铁20毫克。

用实际摄入量与目标相比，可计算出以下数据：

能量相当于目标值的比例为$1890 \div 2100 = 90.0\%$，符合要求；

蛋白质相当于目标值的比例为$66 \div 65 = 101.5\%$，符合要求；

维生素B_1相当于目标值的比例为$1.02 \div 1.2 = 85\%$，偏低，需要增加供应；

维生素B_2相当于目标值的比例为$0.87 \div 1.2 = 72.50\%$，偏低，需要增加供应；

维生素A相当于目标值的比例为420÷700=60.00%，明显过低，需要增加供应；

钙相当于目标值的比例为390÷800=48.75%，明显过低，需要增加供应；

铁相当于目标值的比例为23.6÷20=118%，超出推荐量，但并未高于UL，因此符合要求。

从蛋白质66克，脂肪72克两个数据和1890千卡的总能量，可以计算出其三大营养素能量比例如下：

蛋白质能量比为66×4÷1890=13.97%；

脂肪能量比为72×9÷1890=34.28%；

则碳水化合物能量比为100%—13.97%—34.28%=48.26%。

3个营养素供能比例的数值当中，只有蛋白质能量比符合10%~15%的要求，脂肪能量比超出了20%~30%的可接受范围，碳水化合物能量比低于55%~65%的可接受范围。这说明，该食谱的膳食结构不合理，应当进行较大调整。

掌握了膳食原则和营养素的计算方法，就可以开始进行营养食谱的设计了。

第三节　食谱的设计方法

营养食谱的设计的方法有计算法和食物交换份法等方法。

一、计算法设计食谱

掌握了食谱设计的原则和营养素的计算方法，就可以进行营养食谱的设计了。下面用案例来讲解如何计算出某高中学生的一日食谱。

（一）了解食谱使用者的基本情况

设计食谱从了解食谱的使用对象开始。需要了解的情况包括年龄、性别、生理状况、体力活动、身体健康状况、职业特点、经济收入、生活起居习惯、民族传统和宗教习俗、饮食习惯、烹调能力和设施、服用药物状况、食物过敏史等。从这些信息入手，确定食谱的各个参数和配餐策略。

1. 设定营养素供应目标

该生年龄为19岁，男性，处于青春发育期。身高175厘米，体重68千克，处于正常范围。正常学习生活，无特殊锻炼，不做家务。身体健康无疾病，每天适当运动。营养目标可以按照14~17岁青少年的DRIs来确定。

2. 设定膳食制度和供餐时间

该生在高中就读，过有规律的学习生活，每日早6:30起，晚10:50休息。按其生

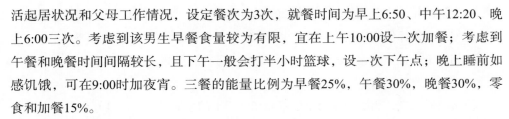

活起居状况和父母工作情况，设定餐次为3次，就餐时间为早上6:50、中午12:20、晚上6:00三次。考虑到该男生早餐食量较为有限，宜在上午10:00设一次加餐；考虑到午餐和晚餐时间间隔较长，且下午一般会打半小时篮球，设一次下午点；晚上睡前如感饥饿，可在9:00时加夜宵。三餐的能量比例为早餐25%，午餐30%，晚餐30%，零食和加餐15%。

3. 设定膳食成本

该男生的家庭经济收入不高，可采用普通烹调原料，限定食谱的整体成本为每日30元以内。

4. 设定营养素供能比例

按照健康状况和生理状态的要求，确定能量的来源比例。符合碳水化合物55% ~ 65%，脂肪20% ~ 30%，蛋白质10% ~ 15%的比例。因为青少年生长发育旺盛，对脂肪和碳水化合物的代谢能力较强，可以设计为碳水化合物57%，脂肪28%，蛋白质15%的比例。

5. 设定膳食口味

该男生家庭口味较为清淡，不用麻辣浓味调味品。按照其饮食习惯，确定该食谱为清淡鲜美口味。

6. 设定烹调方法

其家庭具有烹调能力，可以制作简单、家常的三餐。但在学校加餐时只能采用容易入口的食材。

7. 确认避免某些不利健康或不可接受的食物

该生未服用药物，但对虾蟹贝类等曾有过敏。本人不吃动物内脏和猪肉，一般淡水鱼类、肉类、蛋类和豆制品可接受。无乳糖不耐现象。故而，食材中应避免使用本人忌讳或可能引起过敏的食材。

（二）计算三大产能营养素各自提供的能量

确定了营养目标之后，按照已经决定的三大产能营养素分别占总能量的比例，即碳水化合物57%，脂肪28%，蛋白质15%，来确定一日中的产能营养素供应量。按DRIs中14 ~ 17岁身体活动水平中等男青少年总能量目标（表4-7）为每日2850千卡，则：

一日蛋白质供应的能量为2850 × 15%=427.5千卡；

一日脂肪供应的能量为2850 × 28%=798千卡；

一日碳水化合物供应的能量为2850 × 57%=1624.5千卡。

（三）计算产能营养素的每日需要量

如此可以折算三种营养素的实际需要量为：

一日的蛋白质供应量为427.5 ÷ 4=106.9克；

一日的脂肪供应量为798 ÷ 9=88.7克；

一日的碳水化合物供应量为1624.5÷4≈406.1克。

（四）计算三种产能营养素的每餐需要量

按照早、午、晚餐、加餐比例为25：30：30：15的比例来计算，则午餐和晚餐的三大营养素供应量应当是：

蛋白质供应量为106.9×30%=32.1克；

脂肪供应量为88.7×30%=26.6克；

碳水化合物供应量为406.1×30%=121.8克。

（五）确定主副食品的种类和数量

首先应当按照膳食宝塔的食物类别，确定大致的食物品种选择。

1．主食选择

该男生家庭习惯于以精白米和精白面粉为主食。但考虑到主食必须多样化，一日中不仅是精白米和白面粉制品，还要考虑到粗粮、薯类、豆类的配合。例如面食品中可以采用粗粮原料来进行配合，还可以采用粗粮粥、杂粮粥和馒头、饼等食品搭配的方案。计算得知午餐碳水化合物的供应量为121.8，设其中80%为米饭提供，其余为玉米粥提供。

查食物成分表可知，每100克蒸米饭中含碳水化合物25.9克，蛋白质2.6克；每100克玉米糁含碳水化合物75.6克，蛋白质7.9克。

则所需米饭的重量为

$$121.8×80%÷25.9／100=376.2克$$

按每碗250克净重米饭算，约相当于1碗半米饭。

所需玉米的重量为

$$121.8×20%÷75.6／100=32.2克$$

约相当于2碗玉米粥。

确定主食之后，可以计算出两种主食中共含有蛋白质

$$376.2×2.6%+32.2×7.9%=9.8+2.5=12.3克$$

按照同样方法，可以算出三餐当中从主食获得的蛋白质数量，并得到一日总量。

2．副食的选择

按照青少年的生长需要，每日供应蔬菜500克，品种为4~6种，其中一半来自深绿色叶菜，一半来自其他蔬菜。由于早餐、加餐时不太容易吃到蔬菜，午餐要供应一日蔬菜数量的40%以上，即至少200克蔬菜。品种可以根据不同季节和地区的市场实际情况，用餐者的口味爱好，以及与动物性食品的配菜需要来选择，以新鲜应季为好。

绿叶蔬菜中的蛋白质含量通常为0.5%~3%，瓜类蔬菜较低。非瓜类蔬菜可按照平均值1.2%来计算。

200克蔬菜可供应蛋白质为200×1.2%=2.4克。

午餐蛋白质供应目标为32.1克，在选择蔬菜和主食之后，还需要从其他蛋白质食

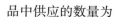

品中供应的数量为

$$32.1-12.3-2.4=17.4克$$

选择鸡蛋作为午餐提供优质蛋白的食材之一。蛋白质含量为12.8%，则1枚60克重量的带壳鸡蛋（食部比例88%）所含的蛋白质为

$$60×88\%×12.8\%=6.8克。$$

则蛋白质供应还有不足之数为17.4-6.8=10.6克。

考虑用豆制品来提供余下的蛋白质。烤麸中蛋白质含量为20.4%，则

10.6克蛋白质相当于10.6÷20.4%=52.0克烤麸。

故午餐副食可以设计为：番茄炒蛋（番茄100克．鸡蛋1枚，葱花10克），焯拌木耳油麦菜（油麦菜100克，干木耳2克），烤麸约50克，共3份菜肴。

（六）确定油脂和含精制糖食品的数量

绝大部分菜肴需要加油脂烹调，而烹调油脂的加入量差异甚大。按照膳食宝塔的要求，每日烹调油为25～30克，这意味着不能每个菜都制成炒菜，更不能油腻。但30克的限量并不是绝对的。在按照供能比例确定一日脂肪总量之后，烹调油的数量应当与食物中的脂肪含量相平衡，如果食物原料中脂肪含量较高，则应调低烹调油的数量；反之，则可以增加烹调油的供应。

该男生处在青春期，无疾病，因此无需在限量之内再限制油脂和胆固醇的量。

如果是患有高血脂、糖尿病中老年人，则还需要考虑烹调油中脂肪酸的构成有利于控制血脂，并尽量降低油脂的量和一日中胆固醇的摄入量。

由于早餐往往不用烹调油，午餐和晚餐可各用10～15克油脂。番茄炒蛋用10克花生油，焯拌木耳油麦菜用3克香油。

烹调油应当以植物性油脂为主，并避免过高烹调温度。在高中男生的午餐烹调中，鸡蛋的烹调温度不过高，可以用大豆油、花生油、玉米油、葵花子油等各种植物油来烹调。

含大量精制糖的食物应当严格控制，包括甜饮料、糖果、果脯、果酱等。其他食物应尽量选择不加糖或少加糖的品种。该午餐未供应甜食和甜饮料。

二、食物交换份

在设计食谱时，每次都进行营养素的详细计算，工作量较大，非专业人员难以掌握。为了方便食谱制作，可以将常用的各类食物按照其主要营养素的数量分成份，计算出每一份食物所含的食物的质量或体积，以便替换使用。例如，主食品通常按照碳水化合物的数量来计算，表15-2中列出了相当于50克生面粉和生大米的食物重量；动物性食品通常按照蛋白质的数量来计算，表15-3中列出了相当于50克瘦牛肉的食物重量。这样，人们就可以自由地选择多种食物进行替换，而不会影响到营养平衡。

表15-4为豆类食品的等蛋白质含量交换表。

表 15-2　谷类和薯类食物的等量碳水化合物交换表（单位：克）

食物（食部）	重量	食物（食部）	重量
面粉（生）	50	挂面	50
大米（生）	50	面包	75
玉米（干）	50	干粉丝	40
小米（生）	50	马铃薯	230
荞麦（生）	50	甘薯	150

注：每一份相当于碳水化合物约40克。

表 15-3　动物性食品的等量蛋白质交换表

食物（食部）	重量	食物（食部）	重量
去皮鸡肉	50	鱼	60
瘦牛肉	50	虾	60
瘦羊肉	50	牛奶	330
瘦猪肉	60	酸奶	400
去壳鸡蛋	75	奶粉	40

注：每一份相当于蛋白质约10克。

表 15-4　豆类食品的等量蛋白质交换表

食物	蛋白质 /%	交换重量 / 克	食物	蛋白质 /%	交换重量 / 克
干黄豆	35	15	各种豆腐干[1]	15	35
豆浆	1.8	300	豆腐丝	20	25
豆腐脑	2	260	仿肉豆制品[2]	18	30
南豆腐	6	85	干豆腐皮	45	12
北豆腐	12	45	干腐竹	45	12

注：1. 各种豆腐干包括白豆腐干、酱油干、菜干、香干、熏干、卤干等，蛋白质含量为14% ~ 18%，平均按15% 计算。2. 仿肉豆制品品种繁多，如素鸡、素鱼段、素羊肉、素鱼香肉丝、素火腿等，蛋白质含量为16% ~ 20%，取平均值为18%。其蛋白质含量与肉类、鱼类相近，可等量替换。3. 每一份相当于蛋白质约5克。

蔬菜应当按照深色蔬菜和浅色蔬菜两类来替换。各种深绿色的叶菜可以等量交换，如小白菜、油菜、菠菜、茼蒿、芥蓝等。各种浅色蔬菜也可以等量交换，如冬瓜、黄瓜、西葫芦、苦瓜、萝卜、豆芽等来替换。水果也可以按照深色和浅色两类来等量替换。但是一定不能忘记，各种蔬菜和水果所含的植物化学物质可能不同，是不能用简单的方法来交换的。

水果中富含糖分，可以部分替代主食中的能量。但蔬菜中所含的能量不能简单地与谷类所含的能量相替换，因为这两类食物的营养作用差异甚大，几乎没有共同之处。

各种烹调油含油脂均在99%以上，可以等量替换。蜂蜜含水约15%，白糖则几乎不含水。故而1份蜂蜜相当于0.85份白糖。

三、用膳食宝塔和食物交换份来制作食谱

如果不是医院当中的精准食谱，普通健康人的食谱设计无需每天进行精确计算，只需要各类食物基本平衡即可。特别是对于非专业人员来说，可以利用中国居民膳食宝塔和食物交换份来简单地制作食谱，省去了大量的计算工作。

例如，上述男生的一日食物框架可以确定为：谷物500克，蔬菜500克（其中深绿叶菜200克），水果400克，肉类100克，水产类100克，蛋50克，奶300克，大豆40克，坚果25克，油脂30克。

（一）设计主食的量

早餐：富强面粉160克

午餐：大米180克（表15-2，大米和面粉为1：1替换）

晚餐：全麦面粉120克+蒸甘薯150克（按食物交换表，150克蒸甘薯相当于30克面粉），余下10克谷物的份额，由零食填补，如两片饼干共计：供应谷物500克

（二）设计蔬菜的量

午餐：深绿色蔬菜2种，共250克，其他蔬菜20克，均为食部重量，还需按可食部比例折算成市品重量，具体为青椒130克，菠菜170克，干木耳2克（水发后约20克）

晚餐：橙黄色蔬菜1种100克，浅色蔬菜2种130克，均为食部重量。折合成市品重量，具体为番茄110克，白萝卜110克，洋葱30克

共计：供应蔬菜500克（可食部）

（三）设计水果的量

上午点：蜜橘2个，可食部200克，折合市品约220克

下午点：苹果1个，可食部200克，折合市品约240克

共计：供应水果400克（可食部）

（四）设计动物性食品的量

早餐：鸡蛋1枚，可食部50克，折合带壳蛋63克，酸奶100克

午餐：精瘦牛肉100克

晚餐：草鱼头可食部100克，折合带骨刺鱼头约200克

夜宵：牛奶200克

共计：供应肉类100克，水产品100克，蛋50克，奶300克

（五）设计豆制品的量

早餐：大豆15克制成的豆浆，约300毫升，1碗

午餐：豆腐丝（10克大豆替换为软豆腐丝16克）

晚餐：南豆腐（15克大豆替换为南豆腐约90克）

共计：供应豆制品折合大豆40克

（六）设计零食的量

山核桃仁1把约25克（可换用其他坚果，重量可1∶1替换）

蔬菜饼干2片约20克（可换用其他零食，但不要用油炸品和酥脆品）

（七）设计烹调油的量

午餐：两份菜，一份炒菜和一份拌菜，共13克

晚餐：两份菜，一份炒菜和一份炖煮菜，共17克

共计：供应烹调油30克

按照以上设计方法，可得到如表15-5所示的一份全日食谱。其中各种食物的用量、比例均符合膳食指南的要求，预计各营养素摄入较为均衡。

表 15-5　高中男生的一日营养食谱设计（膳食宝塔法）

餐次	食品名称	食材	用量（克）	备注
早餐	咸芝麻烧饼	面粉	160	富强粉
		芝麻酱	10	
	嫩煮鸡蛋	鸡蛋带壳	63	
	豆浆	黄豆	20	不加糖
上午点	蜜橘2个	蜜橘连皮核	240	
	酸奶	酸奶	100	全脂原味
午餐	青椒木耳炒牛肉	青椒带蒂	130	
		干木耳	2	
		瘦牛肉	100	
		花生油	10	
	焯拌菠菜豆腐丝	菠菜带根	170	
		豆腐丝	16	
		香油	3	
	米饭	大米生米	180	特级粳米
下午点	苹果	苹果带皮核	240	
	饼干	饼干	20	
晚餐	洋葱番茄炒豆腐	紫洋葱	30	
		番茄	110	
		南豆腐	90	
		花生油	10	
	萝卜丝炖鱼头	白萝卜	110	
		草鱼头带骨	200	可食部50%
		花生油	7	
	蒸甘薯	红心甘薯	180	
	全麦馒头	全麦粉	140	
夜宵	牛奶	牛奶	200	全脂巴氏奶
其他零食	山核桃仁	山核桃仁	25	

第四节　食谱的评价与调整

食谱初步完成之后，应当对其营养平衡状况进行评价，如有不妥之处，应调整食物的种类和数量，直至达到要求。以表15-5中所示食谱为例进行评价。

一、定性考察要点

（一）食谱中所含的食物类别是否齐全？食物的种类是否多样化？

该食谱中纳入了共18种不同的食物原料（牛奶与酸奶、馒头与烧饼等按一种原料计算），包括了谷类、豆类、薯类、乳类、肉类、水产、蔬菜、水果、坚果等多个类别，符合食物多样化要求。

（二）主食中是否纳入了粗粮、薯类或淀粉豆类？

是的。含有一种粗粮（全麦馒头）和一种薯类（甘薯）。

（三）是否用豆制品、水产品替代一部分肉类？

是的。食谱中晚餐不含有肉类，用豆制品和水产品替代。

（四）是否有乳制品？如果没有乳制品，是否有足够的豆制品和绿叶蔬菜来供应钙？

食谱中有乳制品，也有豆制品和绿叶蔬菜，钙的供应十分充足。

（五）蔬菜中是否有200克以上深色蔬菜，颜色是否多样？

是的。食谱中有菠菜和青椒，还有番茄，均属于深色蔬菜。颜色有深绿、橙红、白色、紫红等，可提供不同类型的抗氧化物质。

（六）动物性食品是否考虑到了选择低脂肪食材？

是的。瘦牛肉、鱼、煮蛋等均为低脂食材。

（七）烹调方法是否合理？油脂是否过多？

烹调方法无油炸、过火、过油等处理，家常制作简便易行。每餐都有凉拌菜或炖煮菜，烹调油用量在限量之内。

（八）是否摄入了过多甜食和甜饮料？

食谱中仅有20克饼干为甜食，数量很少。没有其他甜食和甜饮料。

（九）食物的成本和可接受性是否符合要求？

是的。食谱中所选原料价格较为低廉，适合普通家庭使用。

（十）是否考虑到了食用者的禁忌事宜和口味要求？

是的。鉴于该生不食用猪肉和内脏，且对虾蟹海鲜过敏，未选用以上食材。调味方法本人和家庭可接受。

二、定量考察指标

对于计算法制作的食谱，应进行营养平衡的定量计算。

①一日中的能量供应是否合理？

②三餐的能量摄入分配是否合理？

③三大产能营养素的供能比例是否合理？

④优质蛋白质的供应是否达到总蛋白质的1/3以上？豆类蛋白质和动物蛋白质各占多少？

⑤各种主要营养素的摄入量是否达到营养目标的90%以上？是否超过UL的数值？

设计个人营养食谱中所用的表格请参见表15-6至表15-14。

表 15-6　食谱使用者的基本情况记录

姓名		年龄		性别		职业	
身高/cm				适用何DRIs标准			
腰围/cm		臀围/cm		体质指数		腰臀比	
家庭成员人数和状况							
预计用于购买食品的费用							
烹调能力、时间和条件							
是否曾患营养缺乏症？							
目前有无疾病？有何慢性疾病史或家族史？							
生化检验指标如何？							
是否抽烟、饮酒或服药？							

表 15-7　对调查对象营养需要的分析

从年龄、性别、职业、体力活动量等分析，调查对象的营养需要特点如何？	
从体重、体质指数、腰臀比等体格指标分析，调查对象的长期营养状况如何？	
从调查对象所患疾病或生化指标状况分析，营养需要特点如何？	
从烟、酒、服药等习惯分析，需要注意哪些营养问题？	

表 15-8　食谱设计思路

每日食物成本拟定多少元？	
需要照顾到何种慢性疾病？	
个人膳食结构如何考虑？	
三餐分配的考虑是什么？	
有何特殊饮食习惯需要照顾？	
烹调方式需要注意哪些问题？	

表 15-9　日食物营养目标

能量 千卡	蛋白质 克	钙 毫克	铁 毫克	锌 毫克	维生素 A 微克	维生素 B₂ 毫克	维生素 C 毫克

表 15-10　一日食物摄入分类计划（按可食部净摄入量统计）

食物类别	谷类	薯类	豆类	坚果	蔬菜	水果	甜饮料
种类							
摄入总量/克							

食物类别	乳类	肉类	鱼类和水产类	蛋类	油脂	其他
种类						
摄入总量/克						

表 15-11　三餐食谱设计

餐次/时间	食物/菜肴	原料名称	市品重量/克	食部/%	食部重量/克	个人摄入/克

注：餐次：把同一餐摄入的食物写在一起。如为餐前或餐后摄入的零食，则应写明摄入时间。食物/菜肴：写明每一个菜肴的名称，然后在"原料名称"一栏分别写出所有的原料，包括油和糖。
食部：指食物可食重量占总重量的比例。
食部重量：为原料市品重量 × 食部％。
个人摄入：如果菜肴是和家人同吃，那么原料可以按照一盘菜来写，最后按照各人所吃的比例，折算出食谱设计对象个人实际摄入的重量。

表 15-12　食物购买成本清单

食品名称	购买重量 /克	个人食用重量 /克	单价/（元/500克） （或元/包装重量）	个人花费 /元	价格 调查地点
一日合计	元/（人·日）				

补充说明：

表 15-13　对食谱营养平衡的自我分析

食物类别多样化情况如何？是否超过一日12种原料？	
该膳食是以植物食物为主还是动物食物为主？	
食物摄入数量是否符合膳食平衡宝塔的要求？	
食物烹调是否合理？	
三餐比例如何？有无不合理之处？	
优质蛋白质是否达到总蛋白质的40%以上？是否摄入了豆类蛋白？	
能量的营养素来源是否在推荐范围之内？如不是，因为什么原因？	

表 15-14　对食谱使用者的其他建议

食谱制作人：　　　　　　　班级：　　　　　　　　　制作日期：201　年　月　日

| 同步练习 | ✎

一、判断题

1. 营养配餐主要实施方式是为特定的就餐群体设计营养平衡的一日或多日食谱。（　　）
2. 集体配餐单位的营养餐不仅能够给用餐者提供营养质量较高的膳食，而且是营养教育的一部分。（　　）
3. 营养适宜的膳食安排还必须考虑个人的饮食习惯和接受能力。品种丰富，味道适口，可以不计成本。（　　）
4. 食谱设计的目标人群只能是群体，不能是个体。（　　）
5. 制作主食时，要选择血糖生成指数低的主食。（　　）

二、填空题

1. 营养配餐是餐饮提供者保证用餐者实现_____的重要措施。
2. 一个连队食堂的全部就餐人员，其中所有的人都属于健康成年男性，体力活动都在一个水平上，属于_____性群体。
3. 为了保证必需氨基酸比例合理，来自动物性食品或豆类食品的优质蛋白质应占总蛋白质供应的30% ~ _____%。
4. 营养食谱的设计的方法有计算法和_____法等方法。
5. 食物交换份设计食谱时，蔬菜应当按照_____蔬菜和浅色蔬菜两类来替换。

三、单项选择题

1. 非均匀性群体，其他微量营养素目标，采用"（　　）"的策略。
   A. 就高不就低　　　　B. 就低不就高　　　　C. 采用中间值　　　　D. 任意值
2. 一个均匀群体是健康群体，但体格与标准人差异大，其膳食营养素供应目标的确定途径为（　　）。
   A. 按照DRIs中相应人群的标准作为营养素供给目标
   B. 按照体重状况调整能量和蛋白质供应目标
   C. 把群体分成若干营养素需求不同的亚群
   D. 能量和蛋白质按亚群的实际需求来确定
3. 不适合补充夜宵的人群是（　　）。
   A. 晚间工作的媒体人员　　　　　　　　B. 中班或夜班工作人员
   C. 备考的学生　　　　　　　　　　　　D. 睡了一觉觉得肚子饿了的人

4. 能量需求增加时，（　　）的供应量应随之上升。

  A. 维生素A   B.B族维生素   C.维生素C   D.维生素D

5. 豆类食品的食物交换份是按等（　　）进行交换。

  A. 重量   B.体积   C.钙   D.蛋白质

四、多项选择题

1. 营养配餐要求（　　）。

  A. 要考虑到食物中营养素的种类和数量合理

  B. 保证食物得到合理的加工烹调处理

  C. 食物有合理的消化吸收率

  D. 尽量减少营养素的损失

  E. 保证食物的可接受性和安全卫生，使用餐者乐于接受

2. 营养适宜膳食包括以下几个方面的含义（　　）。

  A. 食物中的营养素齐全，数量合适，比例合理，满足用餐者营养素供应目标

  B. 食物原料的品种多样，分别来自不同的食物类别，满足多样化的需求

  C. 食物具有良好的可接受性，能引起食欲，促进消化

  D. 定时定量进餐，三餐营养分配合适，不过饥过饱

  E. 烹调合理，营养损失少，保证安全和卫生

3. 按照食物多样的原则，平均每天摄入12种以上，每周25种以上食物。这里所说的食物种类不包括（　　）。

  A. 各种香辛料 B. 油盐酱醋   C. 糖

  D. 淀粉   E. 水

4. 设计食谱从了解食谱的使用对象开始。需要了解的情况包括年龄、性别、生理状况、体力活动、身体健康状况、职业特点、生活起居习惯和（　　）等。

  A. 婚姻状况   B. 经济收入   C. 民族传统和宗教习俗、饮食习惯

  D. 服用药物状况 E. 食物过敏史

5. 下列蔬菜中，属于深色蔬菜的是（　　）。

  A. 青椒   B. 番茄   C. 菠菜

  D. 胡萝卜   E. 西蓝花

五、简答题

1. 营养适宜的膳食要体现多方面的平衡，制作食谱时需要按照哪些步骤来实现？

2. 为什么每天要摄入12种以上，每周25种以上食物？

六、计算题

1. 一位建筑工人（成年男子）的一日能量推荐数值为3000千卡，那么他的早、中、晚餐能量各是多少千卡？假设该男子餐间不吃任何食物，也不喝含能量饮料。

2. 一位孕妇早餐摄入能量600千卡，午餐摄入800千卡，晚餐摄入800千卡，其他零食、饮料300千卡，那么他一日当中的各餐能量比例是多少？

3. 一个大学生一日能量推荐量为2600千卡，他的午餐当中，蛋白质、脂肪、碳水化合物各需要多少？

4. 一名导游的一日膳食当中，共摄入来自谷类的蛋白质30克，来自绿豆的蛋白质5克，来自冻豆腐的蛋白质5克，来自肉类的蛋白质15克，来自奶类的蛋白质6克，来自蛋类的蛋白质8克，来自其他零食饮料等的蛋白质2克。请计算他一日膳食当中来自豆类的蛋白质比例、来自动物食品的蛋白质比例，以及膳食中的优质蛋白质比例。

5. 某女大学生的一日蛋白质供应量为55克。假设蛋白质只来自面粉（含蛋白质10%）、牛肉（含蛋白质20%）和豆腐皮（含蛋白质40%）。如果食用牛肉100克。按照优质蛋白质比例为45%的比例，食用面粉、豆腐皮各多少克？

6. 某轻体力劳动男性居民一日食谱当中能量和营养素供应量如下：能量2300千卡，蛋白质90克，脂肪90克；维生素C 55毫克，维生素B_1 1.00毫克，维生素B_2 0.88毫克，维生素A 1000微克当量，钙400毫克，铁25毫克。请评价营养素摄入量是否需要调整，该居民的营养素能量来源比是否处于理想范围当中。

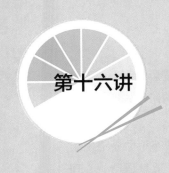

第十六讲　慢性病人群的膳食营养

人体慢性非传染性疾病如肥胖、心脑血管疾病、糖尿病、痛风、骨质疏松、癌症等已成为影响人类健康和生命的主要疾病，慢性疾病的发生、发展与膳食选择行为存在着密切的关系，与生活方式也密切相关。合理的膳食结构和生活方式对于预防疾病，乃至促进某些疾病的康复都起着不可忽略的重要作用。根据近年我国居民营养与健康的调查结果，现简要介绍肥胖、心脑血管疾病、糖尿病、骨质疏松、痛风、肿瘤等几种慢性疾病的膳食营养防治措施。

第一节　健康生活方式与肥胖病的膳食营养

一、健康生活方式

　　健康首先是身体没有疾病，但健康又不仅仅是身体没有疾病。世界卫生组织（WHO）对健康的定义是："健康乃是一种在身体上、精神上的完满状态，以及良好的适应能力，而不仅仅是没有疾病和衰弱的状态。"它包含了以生理机能为特征的身体健康，以精神情感为特征的心理健康和以社会实践为特征的行为健康。健康的全部含义是身体健康、心理健康和良好的社会适应能力。

　　1997年世界卫生组织（WHO）公布的一项研究报告表明，冠心病、脑卒中、癌症是世界各国导致死亡的最主要原因。引起这三种病的主要因素不是病毒，也不是细菌，而主要是人们不合理的生活方式。据我国有关部门统计，在引起患病死亡的主要因素中，生活方式和行为因素，在脑血管疾病中占50.3%，在心脏病中占59.0%，在恶性肿瘤中占50.4%。

　　建立健康的生活方式，可以使高血压发病率减少55%，脑卒中减少75%，糖尿病减少50%，恶性肿瘤减少1/3。健康的生活方式能使危害人体健康的慢性非传染性疾病减少一半以上。美国学者曾预测，使美国成人平均寿命增加一年需花费100亿美元，然而如果人们做到经常锻炼、不吸烟、少饮酒、合理饮食，几乎不花分文就能使平均期望寿命增加11年。可见健康与生活方式有多么密切的关系。因此，改变不良的生活方式，提倡健康的生活方式，对预防疾病、增强体质、改善每个人的健康状况、

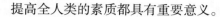

提高全人类的素质都具有重要意义。

（一）健康生活方式的概念

生活方式是指人们长期受到一定社会文化、经济、风俗、家庭影响而形成的一系列的生活习惯、生活制度和生活意识。可以将生活方式理解为不同阶层人群在其生活圈、文化圈内所表现出的行为方式。

人体的健康状态是通过健康的生活方式来形成和保持的。1996年世界卫生组织（WHO）宣布：健康的生活方式就是健康的基石，如合理膳食、适量运动、心理平衡、戒烟限酒。

1. 合理膳食

合理膳食包括平衡膳食、合理营养和良好的饮食习惯。

2. 适量运动

适量运动包括活跃的、动态的生活方式和有规律的、持之以恒的适合自己的适量体育运动。

3. 心理平衡

心理平衡是指在与他人和社会的关系上要能够正确看待自己、正确看待他人、正确看待社会，树立适当的人生追求目标，控制自己的欲望，保持愉悦的一生。

4. 戒烟限酒

戒烟限酒包括拒绝烟草，如饮酒应严格限量等。

此外，健康的生活方式还有很多内容，如生活节奏有规律，充足的睡眠，纠正不良的行为，远离毒品，讲究道德，自觉保护环境，坚持学习健康知识，随时修正生活方式等。

（二）不健康生活方式和行为

不健康生活方式种类很多，主要如下。

1. 膳食结构不合理，饮食习惯不良

这包括饮食过度，营养过剩，高脂肪、高钠盐、低膳食纤维饮食，喜食熏烤、油炸食品和甜食，暴饮暴食，不吃早餐等。营养不合理是导致亚健康，直接引起食源性营养不良性疾病和肥胖、糖尿病、高血压、高脂血症、癌症等慢性病的不可忽视的重要原因。

2. 缺乏运动或运动不足

静态生活方式是非传染性慢性病发生的危险因素，与肥胖、糖尿病、高血压、冠心病、骨质疏松等密切相关。运动是健康生活方式中不可缺少的重要组成部分。

3. 吸烟

吸烟的危害尽人皆知。吸烟是心血管疾病和肺癌的重要危险因素。吸烟对女性有特殊的危险，吸烟的妇女如果正使用口服避孕药，会增加心脏疾病发生和下肢静脉血栓形成的机会；吸烟的孕妇易发生早产和新生儿体重不足，孩子在婴幼儿期会出现免疫功能降低，容易生病；被动吸烟孕妇的婴儿致畸率明显增高。

4．过量饮酒，酗酒

长期过多饮酒，酒精（乙醇）及其代谢产物乙醛可损害心、肝细胞功能，增加肝硬化、胃癌、心肌损害和脑卒中猝死的危险性。长期大量饮酒延缓血液中脂肪的清除，可提高甘油三酯浓度，易患高脂血症。此外，酒后驾车易发生车祸。酗酒或饮酒成瘾不仅危害自己的健康，还给家庭和社会带来不幸。给人敬酒是友好的表示，但要适可而止；敬酒过分，强人所难，是不文明的表现。

5．心理失衡

心理失衡主要是极度紧张，情绪压抑。持续的心理紧张和心理冲突会造成精神疲劳，免疫功能下降，容易发生疾病。精神损伤、精神刺激常可引起人体的许多生理变化，如持续波动可使心跳显著加快，血压急剧上升，红细胞激增，血黏度增高。有的中老年人在盛怒或高度兴奋下脑血管会突然破裂而导致死亡。

6．生活无规律，睡眠不足

健康的体魄来自睡眠。睡眠不足，不但身体的消耗得不到补充，而且由于激素合成不足，会造成身体内环境失调，免疫功能下降。经常开夜车加班，或通宵达旦地打牌、看电视，对健康极为不利。

7．有病不求医，乱吃补药，滥用保健品

每个人都应为自己的健康承担主要责任，每个人都应选择"健康生活方式"。

二、肥胖病的膳食营养

肥胖病是由于长期能量摄入过多，超过机体能量消耗，体内多余量转化为脂肪，并过度积聚而引起的营养代谢失衡性疾病。肥胖病不仅是一种独立的疾病，也是高血压、心脑血管疾病、糖尿病等多种慢性疾病的重要病因。

（一）判断肥胖病的常用指标

1．体质指数（BMI）

体质指数是世界卫生组织推荐的国际统一使用的肥胖判断方法，计算公式为：

体质指数（BMI）（千克/平方米）=体重（千克）÷身高^2（平方米）

判断标准：

我国近年提出了适合中国居民的判断标准：<18.5为偏瘦，18.5~23.9为正常，≥24为超重，≥28为肥胖。

2．腰围

腰围用来测定脂肪分布异常的指标，腹部脂肪过度积聚危害性最强，称腹型肥胖或中心性肥胖。判断标准为：男性≥85厘米，女性≥80厘米。

3．腰臀比

其评价标准为：男性＞0.9，女性＞0.8，可诊断为中心性肥胖。

4．理想体重和肥胖度

（1）计算公式　理想体重（千克）＝身高（厘米）－105

$$肥胖度 = \frac{实测体重 - 理想体重}{理想体重} \times 100\%$$

（2）肥胖的判定标准　体重超过理想体重10%为超重，超过20%以上即认为是肥胖。其中超过20%～30%为轻度肥胖，超过30%～50%为中度肥胖，超过50%以上为重度肥胖，超过100%为病态肥胖。

（二）肥胖与膳食营养的关系

体重主要由能量的摄取和消耗两种因素维持，即维持着能量的摄入和消耗的动态平衡是体重稳定的基本条件。如果长期摄取的能量多于消耗的能量，就会发生肥胖。在膳食方面，肥胖与下列因素有着密切的关系。

1．食物总能量和脂肪摄入过多

摄食过多又称过食。由于摄取的食物过多，即摄入的能量过剩，在体内多余的能量则以脂肪的形式储存于脂肪组织，导致体内脂肪的增加，其中包括长期摄入高脂肪（包括烹调油）、高碳水化合物食物（如蔗糖、含糖饮料和甜点）。

2．不良的进食习惯

长期进食高能量、高脂肪食物和进食速度过快。

3．其他因素

生活安定、生活水平提高、劳动强度低、运动减少、生活工作压力大等环境因素也是发生肥胖不可忽视的因素。

（三）肥胖的宣传教育和指导要点

①广泛开展肥胖的危害和防治意义的群众性宣教工作。

②宣传肥胖防治的生物–心理–社会现代医学模式的科学性，倡导文明生活方式。

③宣传饮食营养防治的要点是控制总能量、脂肪摄入量（包括肥肉、荤油和烹调油）、甜食、甜饮料、烟酒，养成良好饮食习惯，生活规律、精神情绪稳定、加强体育锻炼等。

④社区健康管理的重点是：有肥胖家族史者、孕期体重超重者、出生体重过大或过低者、超重者、经常在外就餐者及已经确诊为糖尿病、高血压、高脂血症、冠心病者。

⑤为肥胖者制订操作性强的减肥计划，定期与减肥者沟通计划执行情况，并做好观察记录。

（四）肥胖病的饮食管理

肥胖的预防重于治疗，预防效果也大于治疗。一旦患了肥胖病应当通过饮食管理来减肥，争取早日康复。

1．控制总能量的摄入

一般来说，合适的能量摄入量，即：

每天应摄入的总能量（千卡）=理想体重（千克）×（20～25）（千卡/千克）

全天能量的分配：一日三餐，早餐30%、午餐40%、晚餐30%。开始减肥阶段，为解决饥饿问题，可在午餐或早餐中留相当于5%能量的食物，约折合主食25克，在下午加餐。

2．适当的营养素分配比例

（1）供能营养素的能量分配比例　三大供能营养素的分配原则是蛋白质占总热能的20%，脂肪占20%，碳水化合物占60%。在蛋白质的选择中，动物性蛋白质可占总蛋白质的50%左右。动物性食品以鱼、虾等水产品、禽类和瘦肉为好。要减少烹调油，一天不超过25克，适当增加粗杂粮，限制甜食、含糖饮料。

（2）保证维生素和矿物质元素的供给　注意合理的食物选择和搭配。新鲜蔬菜、水果、豆类、牛奶等是维生素和矿物质元素的主要来源。必要时，在医生的指导下，适当服用多种维生素和矿物质元素制剂。

（3）增加膳食纤维摄入量　食用富含膳食纤维的食物，最好能保证每天的膳食纤维摄入量为30克左右，相当于500～750克绿叶蔬菜和100克粗杂粮中所含的膳食纤维。

3．改变不良饮食习惯和行为

（1）暴饮暴食　平时饮食无规律，经常暴饮暴食；不按时吃饭，或者不吃早餐，而晚上大吃一顿补回来。不良的饮食习惯和生活方式，可能会引起脂肪代谢紊乱、内分泌异常。要定时定量，分配合理，做到"早餐吃好，中午吃饱，晚餐吃少"的膳食原则，养成良好的饮食和生活习惯。

（2）挑食　喜欢的就拼命多吃，不喜欢的就少吃或根本不吃。挑食是一种不良的饮食习惯。科学的膳食原则是平衡膳食，应做到荤素多样、粗细搭配、营养丰富、比例均衡的健康饮食。不能只图所好，不求营养，这样的习惯很容易造成营养过剩或营养不良，导致脂肪堆积或虚胖。

（3）吃饭速度快　吃饭速度比较快，会在不知不觉中吃下很多食物。能量摄入超多是导致肥胖的主要因素之一。进食过快，易导致能量摄入超多，造成营养过剩而导致肥胖。进食时应细嚼慢咽，控制饮食量，达七八成饱即可，这样便可减少肥胖的发生。

（4）常吃零食　对零食情有独钟是一种不良的饮食习惯，摄入过多的高糖、高脂食物，造成营养过剩而转化成脂肪进而形成肥胖。可采取少吃多餐，控制零食的摄入；或用水果、高纤维食品替代，逐渐克服喜食零食的不良饮食习惯。

（5）睡觉前吃东西　临睡前吃点心、零食，容易摄入过多的热量，超出机体的需要，多余的热量会转化为脂肪而储存于体内。因此，为了你的体态美和健康，睡前还是尽量不要再进食了。

4. 戒烟戒酒

烟酒过量与肥胖病增加有密切关系。

5. 烹调方法的选择

应选拌、炖、蒸、焖等烹调方法，忌煎、炸、烧、烤、熏等方法。

第二节　心脑血管疾病的膳食营养

与膳食营养密切相关的心脑血管疾病主要有高血压、冠心病、脑卒中。这些威胁当代人健康和生命的慢性病，大多以肥胖、高血脂为共同的病因、病理基础。所以，这些疾病可以在很大程度上可通过调整膳食营养得到预防。

一、原发性高血压

（一）高血压的诊断

1. 诊断

当收缩压大于等于140 mmHg和（或）舒张压大于等于90 mmHg，即可诊断为高血压。

2. 高血压管理

按初次血压测量为依据的随访建议，见表16-1。

表 16-1　血压测量及相应随访建议

收缩压 /mmHg	舒张压 /mmHg	随访建议
＜140	＜90	每年接受复查
140～159	90～99	1～2月内复查、接受指导
160～179	100～109	1月内多次复查、指导、治疗
≥180	≥110	立即修正治疗方案、密切观察

（二）高血压与膳食营养因素的关系

1. 钠

随着食盐摄入量的增加可引起血压升高。钠摄入量每降低100 mmol／天，高血压者的收缩压下降5.8 mmHg，舒张压下降2.5 mmHg；血压正常者，收缩压和舒张压各下降2.3 mmHg和1.4 mmHg。

50岁以上的人及家族性高血压者对盐敏感性较正常人高。过多摄入食盐还可改变血压昼高夜低的规律，是老年高血压发生脑卒中的危险因素。

2．肥胖

成年人体重增加是导致高血压的一个重要危险因素，随着体重的增加，出现高血压的趋势也增加，尤以20～40岁开始增加体重者危险性最大。

3．酒精

过量饮酒与血压升高有密切关系。

4．钾

低钾饮食是血压升高的因素之一，如同时习惯高盐饮食对血压的影响更大。

5．钙

钙摄入量低可以增强高盐膳食对血压的升高作用。

6．镁

膳食镁与血压呈负相关。素食者通常摄入的镁和膳食纤维含量高，其血压比非素食者倾向低。

7．脂类

脂肪摄入过多可引起肥胖，过多脂肪可引起血脂异常和动脉粥样硬化，相继引起高血压。

8．膳食纤维

膳食纤维能减少脂肪吸收，减轻体重，间接辅助降压。

（三）高血压的膳食营养防治

高血压的防治包括合理饮食、改善生活方式，消除不利于心理和身体健康的行为习惯，以及药物控制。

①减体重，体重减轻10%为大多数治疗方案的目标。

②纠正不良饮食习惯，吃饭要细嚼慢咽，少吃或不吃炸薯片、甜点等零食。

③减少食盐摄入量，每人每日食盐摄入量不超过6克为宜。酱油、味精、咸菜、咸鱼、咸肉、酱菜等都含有食盐。

④减少脂肪摄入量，减少食用烹调油。

⑤适量增加富含钾和钙的食物，最好每天至少食用250毫升奶。

⑥多吃蔬菜和水果，每天食用不少于500克蔬菜和200克水果。

⑦限制饮酒，过量饮酒会增加患高血压脑卒中的危险，而且饮酒可降低降压药物的疗效。

⑧增加体力活动。

二、高脂血症

（一）高脂血症的诊断

主要根据血浆（清）总胆固醇（TC）、三酰甘油（TG）水平和高密度脂蛋白胆固醇（HDL-C）浓度进行诊断，见表16-2。

表 16-2　高脂血症的诊断指标

判断	血浆总胆固醇（TC）		血浆三酰甘油（TG）	
	mmol/L	mg/L	mmol/L	mg/L
合适水平	<5.2	<2000	<1.7	<1500
临界高值	5.23~5.69	2010~2190	2.3~4.5	2000~4000
高脂血症	>5.72	>2200	>1.7	>1500
低高密度脂蛋白胆固醇血症	<0.91	<350		

（二）膳食营养因素对血脂代谢的影响

1. 膳食脂肪和脂肪酸

高脂肪膳食可升高血脂，不同脂肪酸对血脂的影响也不同。

（1）饱和脂肪酸　饱和脂肪酸可以显著升高血浆胆固醇和低密度脂蛋白胆固醇的水平。

（2）单不饱和脂肪酸　有降低血清胆固醇和低密度脂蛋白胆固醇水平的作用，同时可升高血清高密度脂蛋白胆固醇水平。

（3）多不饱和脂肪酸　多不饱和脂肪酸包括$n-6$的亚油酸和$n-3$的$\alpha-$亚麻酸以及长链的EPA和DHA。可使血浆中胆固醇和低密度脂蛋白胆固醇水平显著降低，并且不会升高三酰甘油（TG）。

（4）反式脂肪酸　如人造黄油，可使低密度脂蛋白胆固醇水平升高，高密度脂蛋白胆固醇水平降低。

2. 碳水化合物

进食大量糖类，缺乏维生素的双糖或单糖类，可使血清极低密度脂蛋白胆固醇、甘油三酯、胆固醇、低密度脂蛋白胆固醇水平升高。高碳水化合物还可使血清高密度脂蛋白胆固醇下降。

3. 膳食纤维

可降低血清胆固醇、低密度脂蛋白胆固醇水平。可溶性膳食纤维比不溶性膳食纤维的作用更强，前者主要存在于大麦、燕麦、豆类、水果中。

4. 矿物质元素

（1）镁　镁对心血管系统有保护作用，具有降低胆固醇、降低冠状动脉张力、增加冠状动脉血流量等作用。

（2）钙　缺钙可引起血胆固醇和甘油三酯升高。

（3）锌　缺锌可引起血脂代谢异常，缺锌可升高胆固醇、低密度脂蛋白胆固醇水平，补充锌后可升高高密度脂蛋白胆固醇。

（4）铬　缺铬可使血清胆固醇增高，并使高密度脂蛋白胆固醇下降。

5．维生素

（1）维生素C　维生素C可促进胆固醇降解，降低血清总胆固醇（TC）水平；增加脂蛋白脂活性，加速血清及低密度脂蛋白胆固醇、甘油三酯的降解。

（2）维生素E　维生素E缺乏可使低密度脂蛋白胆固醇水平升高。

（三）高脂血症的膳食营养预防

1．高脂血症的饮食预防方案

我国高脂血症的饮食预防方案分为一级方案和二级方案。

（1）一级控制方案　总脂肪小于总能量的30%，饱和脂肪酸占总能量的8%～10%，多不饱和脂肪酸占总能量的7%～10%，单不饱和脂肪酸占总能量的10%～15%。碳水化合物占总能量的50%～60%。蛋白质占总能量的10%～20%。控制胆固醇的摄入总量。总能量达到和保持理想体重。

（2）二级控制方案　总脂肪小于总能量的30%，饱和脂肪酸小于总能量的7%，多不饱和脂肪酸占总能量的7%～10%，单不饱和脂肪酸占总糖的10%～15%。碳水化合物占总能量的50%～60%。蛋白质占总能量10%～20%。胆固醇小于200 毫克/天。总能量达到和保持理想体重。

2．高脂血症的饮食管理

（1）预防肥胖　控制饮食和加强体育锻炼相结合，使能量摄入与能量消耗维持平衡，是最有效、最经济、最安全的肥胖预防方法。

一般健康人平均按30 千卡/（千克·天），根据劳动强度、体重以及其他因素调整能量供给标准。

（2）减少钠盐摄入量　每人每日食盐用量不超过6克，应从幼年起就养成吃少盐膳食的习惯。

（3）减少膳食脂肪摄入量　血脂正常者脂肪摄入量控制在总能量的25%，有肥胖、血脂异常及高血脂家族史者，应控制在20%。胆固醇每天摄入量应小于300毫克。其中烹调油每天不超过25克，限制食用油煎炸食物。

摄入脂肪酸的比例控制在饱和、单不饱和、多不饱和脂肪酸比例约为1：1：1。

（4）控制单双糖摄入量　碳水化合物占总能量的55%～60%，以复杂碳水化合物为主，限制甜食、糕点、含糖饮料的摄入。

（5）增加膳食纤维摄入量　全天膳食纤维摄入量不少于25 克。

（6）戒酒　戒酒对防治高脂血症有帮助。

三、冠心病

冠状动脉粥样硬化性心脏病是冠状动脉血管发生动脉粥样硬化病变而引起血管腔

狭窄或阻塞，造成心肌缺血、缺氧或坏死而导致的心脏病，常常被称为"冠心病"。

（一）冠心病的危险因素

1. 高血压

高血压对心脏结构和功能的损伤作用是持续性的，冠心病随血压的升高而加重。

2. 高脂血症

高胆固醇、高低密度脂蛋白胆固醇血症是动脉粥样硬化的强危险因素。随着血胆固醇水平的增加，冠心病的危险性也增加，死亡率升高。

3. 高密度脂蛋白胆固醇降低

高密度脂蛋白胆固醇降低会导致冠心病的危险性增加。

4. 超重和肥胖

超重和肥胖是引起冠心病的独立危险因素，肥胖不仅增加心脏负担，也是高血压、高脂血症、糖尿病、胰岛素抵抗的危险因素。

5. 糖尿病

冠心病是糖尿病的重要并发症。

（二）膳食营养因素与冠心病的关系

1. 脂肪

脂肪和心血管疾病的关系包括摄入的总脂肪量和脂肪的脂肪酸结构。膳食脂肪比例过大不仅是肥胖的原因，也与动脉粥样硬化、血栓形成、血管内皮功能以及血浆和组织中脂质过氧化有关。饱和脂肪酸、多不饱和脂肪酸及反式脂肪酸都可以影响脂肪代谢，可引起动脉粥样硬化，在血管内壁形成脂肪斑块和血栓。

摄入高胆固醇膳食是引起血清胆固醇升高的主要决定因素，并使心脑血管疾病发病的危险性增加。

2. 碳水化合物

高碳水化合物的膳食，特别是过多摄入单双糖，可引起高甘油三酯血症。

3. 膳食纤维

膳食纤维有调节血脂的作用，可降低血清胆固醇、低密度脂蛋白胆固醇水平。

4. 低聚糖

低聚糖对人体健康具有多方面的作用，包括促进益生菌生长、调节血脂和脂蛋白、促进微量元素吸收利用等。

5. 蛋白质

适量动物性和植物性蛋白质，尤其是大豆蛋白，对许多心血管疾病的危险因素有预防作用。

6. 抗氧化营养成分

维生素E、硒、维生素B_6维生素B_{12}和叶酸，有利于维护心血管的正常功能和结构。

（三）冠心病的膳食营养预防

1．冠心病预防

我国预防冠心病指南分为一级预防和二级预防。

（1）一级预防　防止动脉粥样硬化，预防冠心病，应尽量做到：合理膳食；防止超重和肥胖；控制和治疗高血压、高脂蛋白血症及糖尿病生活规律化，避免精神紧张，进行适当的体育锻炼。

（2）二级预防　确诊冠心病后，应尽量做到：保持心态平和，避免情绪激动；戒烟酒；适当的体力活动；合理饮食，防止超重和肥胖；合理用药；做好监测。

2．冠心病的膳食营养

（1）禁烟、酒　吸烟和饮酒是造成冠心病的重要危险因素。

（2）能量　能量摄入要达到并维持理想体重或适宜体重，防止超重和肥胖，

（3）脂肪　减少脂肪的摄入，脂肪占总能量的25%以下。限制饱和脂肪酸，适当增加单不饱和脂肪酸，控制每日胆固醇摄入量，少食烹调油、肥肉是减少脂肪摄入量的主要措施。

（4）碳水化合物　占总能量的50%～60%。主食除米、面外，鼓励多吃各类杂粮，限制蔗糖和果糖的摄入。

（5）蛋白质　摄入适量的蛋白质，约占总能量的15%。适当增加食用大豆及其制品的频率。

（6）蔬菜、水果　增加蔬菜、水果摄入量，供给充足的维生素和矿物质，膳食纤维每日摄入25～30克为宜。

（7）好的饮食习惯　少吃多餐，细嚼慢咽，防止加重心脏负担。

（8）防止情绪波动　情绪波动可导致心率增快，心肌耗氧增加，如有冠心病病史，则可诱发心绞痛甚至心肌梗死等可能。

3．心肌梗死的膳食营养护理

（1）急性期　应完全卧床休息，开始给予流食，少量多餐，每日摄入的总能量控制在800千卡左右，尽量避免胀气或食用刺激性食物。

（2）恢复期　病情好转后可选用半流食，仍应少量多餐，每日能量约1200千卡，注意保持大便通畅，逐渐过渡到软食。

恢复期后，应防止复发，其膳食原则同冠心病。

四、脑卒中

脑卒中又称"中风""脑血管意外"，是一种急性脑血管疾病，是由于脑部血管突然破裂或因血管阻塞导致血液不能流入大脑而引起脑组织损伤的疾病。

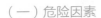

（一）危险因素

1．高血压

高血压是最主要的危险因素。无论是收缩压或舒张压的增高均可增加脑出血或脑梗死的危险性。

2．冠心病

冠心病伴有房颤患者的心脏瓣膜容易发生附壁血栓，栓子脱落后可以堵塞脑血管，也可导致缺血性脑卒中。

3．糖尿病

糖尿病是脑卒中的肯定危险因素。

4．血脂异常

特别是高胆固醇血症，低密度脂蛋白增高以及高密度脂蛋白降低都是危险因素。

5．吸烟

吸烟为重要危险因素，与持续吸烟的量和历史有关。

6．饮酒

长期过多饮酒，酒精及其代谢产物乙醛可增加中风猝死的危险性。

（二）营养预防

①大力宣传心脑血管疾病的两级预防，尤其重视一级预防。

②合理膳食，防止超重和肥胖。

③积极治疗高血压、糖尿病、冠心病和高脂血症。

④对高危人群和家庭重点宣传和指导，建立膳食营养监测档案，帮助制订饮食营养防治计划，定期随访。

第三节　糖尿病、痛风病的膳食营养

一、糖尿病的膳食营养防治

糖尿病是一种多病因的代谢疾病，特点是慢性高血糖，伴随因胰岛素分泌或作用缺陷引起的糖、脂肪和蛋白质代谢紊乱。糖尿病、糖耐量减退和空腹血糖调节受损的诊断标准见表16–3。

（一）糖尿病的病因

1．遗传因素

Ⅰ型和Ⅱ型糖尿病均有遗传性，Ⅱ型糖尿病的遗传性更强。中国人属于Ⅱ型糖尿病的易患人群。

表 16-3　糖尿病、糖耐量减退和空腹血糖调节受损的诊断标准

项目	静脉血糖	
	空腹 /（mmol/L）	（口服葡萄糖 75 克）餐后 2 小时 /（mmol/L）
正常人	<6 1	<7.8
糖尿病人	≥7.0	≥11.1（或随机血糖）
糖耐量减退（IGT）	<7.0	7.8~11.1
空腹血糖调节受损（IFG）	6.1~7.0	<7.8

2．肥胖

80%的糖尿病患者有肥胖的病史。我国调查资料显示，超重者糖尿病患病率是非肥胖者的5倍。超重和肥胖者均有高胰岛素血症和胰岛素抵抗。

3．年龄

老年人糖尿病患病率增加。

4．不合理的饮食结构

高能量、高脂肪、低膳食纤维饮食不仅是肥胖和高脂血症的饮食营养原因，这样的饮食习惯还会引起胰岛素抵抗。

5．吸烟

长期大量吸烟易发生血红蛋白糖化，同样的体重指数，吸烟者内脏脂肪量、空腹血糖和胰岛素水平均高于不吸烟者。

6．运动减少

体力活动减少是肥胖发病的原因，也是发生胰岛素抵抗和糖尿病的重要因素。

（二）糖尿病的饮食营养预防原则

1．适宜的能量摄入量，防止肥胖

全天适宜能量计算公式：

$$总能量=能量供给标准×理想体重$$

能量供给参考标准见表16-4。

表 16-4　不同劳动强度能量供给参考表

（单位：千卡 / 千克·天）

劳动强度	举例	消瘦	正常	肥胖
卧床		20~25	15~20	15
轻体力劳动	职员、教师、售货员	35	30	20~25
中体力劳动	学生、司机、外科医生、电工	40	35	30
重体力劳动	农民、搬运工、建筑工、舞蹈演员	45~50	40	35

2．膳食三大营养素比例合理

碳水化合物占总能量的55%～60%，脂肪占总能量的20%～25%，蛋白质占总能量的15%，其中优质蛋白质（包括大豆蛋白）不少于30%。经常选用血糖生成指数较低的食物。

3．膳食纤维

每天摄入量不少于25克。

4．增加维生素和钙的摄入量

增加富含维生素C、维生素E、维生素B_1、维生素A和钙的食物，必要时服用制剂。

5．进食有规律，与药物配合

进食要定时定量，要和药物相配合，预防低血糖。

6．禁烟酒，忌食含糖食物

禁烟酒，忌食含单糖、双糖的点心和饮料。

7．注意烹调方法

合理选择食物烹调方法，忌煎炸和熏烤食物。

8．坚持饮食治疗

糖尿病患者应坚持饮食治疗，树立抗病信心，要学会应用食物交换份法并熟悉常用食物血糖生成指数。

二、痛风的膳食营养

痛风是长期高尿酸血症引起的痛风性关节炎和肾脏病变。

（一）与痛风关系密切的膳食营养因素

1．痛风膳食营养因素

①肥胖。

②高脂肪膳食可减少尿酸排泄，升高血尿酸。

③高嘌呤饮食增加外源性嘌呤，升高血尿酸。

④饮酒，抑制肾脏排泄尿酸。

⑤饮水不足。

⑥药物，如利尿剂、小剂量水杨酸、滥用泻药等。

2．诱发痛风加重的因素

剧烈运动、酗酒、缺氧、受凉、体重减轻过快、间断性饥饿减体重等。

（二）痛风的膳食营养预防

1．限制总能量摄入，预防超重或肥胖

总能量一般按20～25千卡/（千克·天），肥胖者减少能量摄入应循序渐进，防痛风急性发作。可按阶段减少，每阶段减少500千卡，并与实际活动消耗保持平衡，使体重逐步达到适宜体重。切忌减得过快，否则易导致机体产生大量酮体，酮体与尿酸相互竞争排出，使血尿酸水平升高，促使痛风急性发作。较安全的减体重速度是每周减轻0.5~1千克。

2．多食用蔬菜、水果

如鲜果汁、马铃薯、甘薯、海藻、紫菜、海带等。

3．合理的膳食结构

在总能量限制的前提下，蛋白质占总能量的10%~15%，不宜过多。脂肪小于总能量的25%，其中饱和、单不饱和、多不饱和脂肪酸比例约为1∶1∶1，全日脂肪包括食物中的脂肪及烹调油在50克以内。碳水化合物占总能量的55%~65%。注意补充维生素与微量元素。

4．液体摄入量充足

液体摄入量充足增加尿酸溶解，有利于尿酸排出，每日2000毫升以上，8~10杯，伴肾结石者最好能达到3000毫升，为了防止夜尿浓缩，夜间也应补充水分。饮料以普通开水，淡茶水、矿泉水、鲜果汁、菜汁、豆浆等为宜。

5．禁酒

酒精容易使体内乳酸堆积，对尿酸排出有抑制作用，易诱发痛风。

6．建立良好的饮食习惯

暴饮暴食或一餐中进食大量肉类常是痛风性关节炎急性发作的诱因，要定时定量，也可少食多餐。注意烹调方法，少用刺激调味品，肉类煮后弃汤可减少嘌呤量。

（三）选择低嘌呤食物

一般人膳食摄入嘌呤为600~1000毫克/天，在痛风急性期，摄入量应控制在150毫克/天以内。为了使用上的方便，一般将食物分为三群，供选择食物时参考。

1．第一群：含嘌呤较少，每百克含量小于50毫克

（1）谷类、薯类　大米、米粉、小米、糯米、大麦、小麦、荞麦、富强粉、粉、通心粉、挂面、面条、面包、馒头、麦片、白薯、马铃薯、芋头。

（2）蔬菜类　白菜、卷心菜、芥菜、芹菜、青菜叶、空心菜、芥蓝、茼蒿菜、韭菜、黄瓜、苦瓜、冬瓜、南瓜、丝瓜、西葫芦、茄子、豆芽菜、青椒、萝卜、胡萝卜、洋葱、番茄、莴苣、泡菜、咸菜、葱、姜、蒜头、荸荠。

（3）水果类　橙、橘、苹果、梨、桃、西瓜、哈密瓜、香蕉、菜果汁、果冻、果干、果酱。

（4）蛋乳类　鸡蛋、鸭蛋、皮蛋、牛奶、奶粉、乳酪、酸奶、炼乳。

（5）坚果及其他　猪血、猪皮、海参、海蜇皮、海藻、红枣、葡萄干、木耳、蜂蜜、瓜子、杏仁、栗子、莲子、花生、核桃仁、花生酱、枸杞、茶、咖啡、巧克力、可可、油脂（在限量中使用）。

2．第二群：含嘌呤较高，每百克含量为50～150毫克

（1）米糠、麦麸、麦胚、粗粮、绿豆、红豆、花豆、豌豆、菜豆、豆腐干、豆腐、青豆、豌豆、黑豆。

（2）猪肉、牛肉、小牛肉、羊肉、鸡肉、兔肉、鸭、鹅、鸽、火鸡、火腿、牛舌。

（3）鳝鱼、鳗鱼、鲤鱼、草鱼、鳕鱼、鲑鱼、黑鲳鱼、大比目垒、鱼丸、虾、龙虾、乌贼、螃蟹、鲜蘑、芦笋、四季豆、鲜豌豆、海带、菠菜。

3．第三群：含嘌呤高的食物，每百克含量为150～1000毫克

猪肝、牛肝、牛肾、猪小肠、脑、胰脏、白带鱼、白鲇鱼、沙丁鱼、凤尾鱼、鲢鱼、鲱鱼、鲭鱼、小鱼干、牡蛎、蛤蜊、浓肉汁、浓鸡汤及肉汤、火锅汤、酵母粉。

在痛风急性发作期，宜选用含嘌呤少的食物，以牛奶及其制品，蛋类、蔬菜、水果、细粮为主。在缓解期，可适量选含嘌呤中等量的食物，如肉类食用量每日不超过120克，尤其不要在一餐中进食过多。不论在急性或缓解期，均应避免食用含嘌呤高的食物，如动物内脏、沙丁鱼类、浓鸡汤及鱼汤等。

第四节　骨质疏松、肿瘤的膳食营养

一、骨质疏松的膳食营养

骨质疏松是一种以骨量减少，骨组织微细结构破坏为特征，导致骨脆性增加，易发生骨折的全身性疾病。妇女绝经后及老年人发病率高。

（一）膳食营养在骨质疏松的发生中的作用

1．蛋白质

长期蛋白质缺乏，合成骨基质蛋白质不足；蛋白质摄入过多，使钙排泄增加，均可以引起骨质疏松。

2．钙

人身体内的钙99%分布在骨骼内，钙的摄入量直接影响着骨骼内储存的钙量。

3．磷

人体内的磷80%在骨骼内，钙磷比例适宜是维持骨骼坚固的必备条件。

4．镁

体内的镁60%在骨骼内，与钙共同维持骨骼的结构。

5．锌

参与骨形成和骨重建。

6．钠

高盐膳食增加尿钙排出，影响骨骼正常代谢。

7．维生素D

促进钙吸收，直接参与骨代谢和成骨作用。

8．维生素K

参与合成骨基质蛋白质，减少尿钙排出。

9．维生素A

参与合成骨基质蛋白质，保证骨正常生成和重建。

10．维生素C

促进钙吸收和增加骨钙储存。

11．膳食纤维

过多摄入膳食纤维可增加钙丢失。

（二）骨质疏松的膳食营养预防

（1）从儿童期开始骨质疏松的预防措施，增加骨峰值。

（2）加强体育锻炼，特别是负重运动。

（3）控制能量，保持适宜体重。

（4）膳食蛋白质要适量，一般应占总能量的15%，避免过高或不足。

（5）按年龄阶段摄入充足的钙，多选择富含钙的食物，每天至少饮用300毫升牛奶。适宜摄入量按中国营养学会推荐量。

（6）注意其他矿物质与钙的平衡，其中磷、镁、锌尤其重要。

（7）经常摄入富含维生素D、维生素A、维生素C、维生素K的食物，必要时，补充维生素制剂。

（8）低钠饮食，每天食盐摄入量不超过6克。

（9）戒烟酒，忌饮用浓咖啡。

（10）经常晒太阳，多参加户外活动。

（11）绝经后妇女和老年人要选择适宜运动项目，防摔跤。

（12）加强社区预防骨质疏松的宣传教育，特别是重点人群。

二、肿瘤的膳食营养

肿瘤的发病原因中膳食营养因素约占1/3，并且在肿瘤的发生、发展、恶化、治疗等的全过程均发挥作用，所以，通过膳食营养的干预来预防肿瘤是可行的措施。

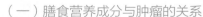

（一）膳食营养成分与肿瘤的关系

1. 脂肪

高脂肪膳食与结肠癌、直肠癌、睾丸癌、卵巢癌及乳腺癌的发生有关。高胆固醇饮食与肺癌、胰腺癌有关。脂肪酸中应限制的是饱和脂肪酸、多不饱和脂肪酸和反式脂肪酸。

2. 蛋白质

蛋白质不足或过高均是不利因素，高动物蛋白饮食常常伴高脂肪存在。

3. 膳食纤维

膳食纤维有较强的吸水性，可吸收有害、有毒及致癌物质，促进肠蠕动，缩短有害物质在肠道停留时间，降低肿瘤的发病危险。肿瘤发生常常同时存在低膳食纤维饮食的因素。

4. 维生素A

食道癌、肺癌、乳腺癌病人血液中的维生素A水平均降低。

5. 维生素E

缺乏时，与肺癌、结肠癌、直肠癌的发病有关。

6. 维生素C

缺乏时，与食道癌、喉癌、宫颈癌的发生有关。

7. 硒

硒缺乏与结肠、直肠、胰腺、乳腺、卵巢、前列腺、胆囊、肺等部位的癌和白血病的发生有关。

8. 其他营养素

缺乏叶酸、维生素B_1、维生素B_{12}、维生素B_2、铁等与肿瘤的发生也有一定联系。

（二）食物中有抗肿瘤作用的非营养成分

1. 类黄酮

类黄酮存在于蔬菜、水果、坚果、大豆中。

2. 多酚类

多酚类主要分布在蔬菜、水果中。

3. 皂苷类

皂苷类在大豆中含量丰富。

4. 有机硫化合物

有机硫化合物主要存在于葱蒜类食物中。

（三）食物加工过程中产生的有致癌作用的物质

1. 糖精

食用糖精过量可能引起膀胱癌。

2．聚氯乙烯

聚氯乙烯存在于包装材料内，可引起胃、中枢神经系统和腺体癌。

3．黄曲霉毒素

黄曲霉毒素存在于霉变的谷类、花生、玉米和牛奶中，可引起食道、肝脏癌症。

4．亚硝胺

亚硝胺存在于储存过久和腐烂的蔬菜、腌制食品中，可引起消化道癌症。

5．多环芳烃

多环芳烃存在于熏烤食品中，可引起多部位的癌症。

（四）膳食预防肿瘤的基本方法

（1）能量摄入要和体力活动平衡，防止超重和肥胖。

（2）选择食物要多样化，应以植物性食物为主。

（3）多吃蔬菜水果，每天摄入量不少于500克。

（4）减少摄入精制谷类和糖类食物，增加粗加工米、面及杂粮的摄入量。碳水化合物占摄入总能量适宜比例为45%～60%。

（5）经常适量食用大豆及其制品。

（6）经常适量食用鱼虾和禽类，蛋白质摄入量占膳食总能量的15%。

（7）减少畜肉类食用量，每天摄入量不超过80克。

（8）控制脂肪摄入量，不超过总能量的25%，合理选择植物油。

（9）每天食盐摄入量不超过6克，减少食用腌制和香肠类食品。

（10）不吃霉变食品，科学储存和冷藏食物，不吃冷藏和储存太久的食物。

（11）食物烹调防过高温、焦糊化，不吃熏烤食物，少吃油、煎、炸食物。

（12）戒烟限酒。

（13）购买大市场或有信誉的生产企业的食品，尽量减少摄入被农药、化肥、微生物污染的食物。

（14）合理服用营养补充剂。

（15）加强体育运动。

同步练习

一、判断题

1. 职业运动员把突破人体极限作为人生奋斗目标，每天坚持锻炼，是一种健康生活方式。（　　）

2. 不健康生活方式包括有病不求医，乱吃补药，滥用保健品。（　　）

3. 肥胖病不是一种独立的疾病，但是高血压、心脑血管疾病、糖尿病等多种慢性疾病的重要病因。（　　）

4. 进食大量糖类，不会导致高脂血症。（　　）

5. 吸烟和饮酒是造成冠心病的重要危险因素。（　　）

6. 吸烟为脑卒中重要危险因素，长期过多饮酒可增加脑卒中猝死的危险性。（　　）

7. 糖尿病人要经常选用血糖生成指数较低的食物。（　　）

8. 酒精容易使体内乳酸堆积，对尿酸排出有抑制作用，易诱发痛风。（　　）

9. 从青春期开始骨质疏松的预防措施，增加骨峰值。（　　）

10. 多环芳烃存在于熏烤食品中，可引起多部位的癌症。（　　）

二、填空题

1. 健康的全部含义是身体健康、_____健康和良好的社会适应能力。

2. 冠心病、中风、癌症是世界各国导致死亡的最主要原因。引起这三种病的主要因素是人们不合理的_____。

3. 体质指数（BMI）在_____之间为正常。

4. _____岁以上的人及家族性高血压者对盐敏感性较正常人高。

5. 体重减轻_____%为大多数高血压治疗方案的目标。

6. 冠状动脉粥样硬化性心脏病是由于心肌缺血、缺氧或坏死而导致的心脏病，常常被称为_____。

7. 脑卒中又称_____、"脑血管意外"是由于脑部血管突然破裂或因血管阻塞导致血液不能流入大脑而引起脑组织损伤的一组疾病。

8. _____是长期高尿酸血症引起的痛风性关节炎和肾脏病变。

9. 一般人膳食摄入嘌呤为600～1000毫克/天，在痛风急性期，摄入量应控制在_____毫克/天以内。

10. 痛风患者要选择低_____食物。

三、单项选择题

1. 班上的某同学身高1.60米，体重60千克，根据BMI判断为（　　）。

    A. 偏瘦　　　　　　　B. 正常　　　　　　　C. 超重　　　　　　　D. 肥胖

2. 腰围用来测定脂肪分布异常的指标，腹部脂肪过度积聚危害性最强，称腹型肥胖或中心性肥胖。判断标准为（　　）。

    A. 男性≥75厘米，女性≥70厘米　　　　　B. 男性≥80厘米，女性≥75厘米

    C. 男性≥85厘米，女性≥80厘米　　　　　D. 男性≥90厘米，女性≥85厘米

3. 腰臀比在（　　），可诊断为中心性肥胖。

    A. 男性＞0.7，女性＞0.65　　　　　　　B. 男性＞0.8，女性＞0.7

    C. 男性＞0.9，女性＞0.8　　　　　　　　D. 男性＞1.0，女性＞0.85

4. 当（　　）时，即可诊断为高血压。

    A. 收缩压大于等于120 mmHg和（或）舒张压大于等于80 mmHg

    B. 收缩压大于等于130 mmHg和（或）舒张压大于等于85 mmHg

    C. 收缩压大于等于140 mmHg和（或）舒张压大于等于90 mmHg

    D. 收缩压大于等于150 mmHg和（或）舒张压大于等于95 mmHg

5. （　　）摄入过多，使钙排泄增加，均可以引起骨质疏松。

    A. 蛋白质　　　　　　B. 脂肪　　　　　　　C. 糖类　　　　　　　D. 维生素

6. 高（　　）膳食与结肠癌、直肠癌、睾丸癌、卵巢癌及乳腺癌的发生有关。

    A. 蛋白质　　　　　　B. 脂肪　　　　　　　C. 糖类　　　　　　　D. 维生素

7. 食用糖精过量可能引起（　　）。

    A. 食道癌　　　　　　B. 胃癌　　　　　　　C. 肠癌　　　　　　　D. 膀胱癌

8. 维生素C缺乏时，与（　　）的发生关系不大。

    A. 肺癌　　　　　　　B. 喉癌　　　　　　　C. 食道癌　　　　　　D. 宫颈癌

9. 适合痛风病人吃的是（　　）。

    A. 豆及豆制品　　　B. 坚果巧克力　　　C. 烧烤类食物　　　D. 啤酒加海鲜

10. 正常人空腹静脉血糖应小于（　　）mmol/L。

    A. 5.0　　　　　　　　B. 6.0　　　　　　　　C. 6.1　　　　　　　　D. 7.0

四、多项选择题

1. 健康的生活方式就是健康的基石，如（　　）。

    A. 合理膳食　　　　B. 适量运动　　　　C. 随心所欲

    D. 心理平衡　　　　E. 戒烟限酒

2. 心理平衡包括（　　）。

    A. 能够正确看待自己、正确看待他人、正确看待社会

B. 随遇而安

C. 树立适当的人生追求目标

D. 控制自己的欲望

E. 保持愉悦的一生

3. 某同学身高1.70米，属于中度肥胖，理想体重和实际体重分别是（　　）。

A. 50千克　　　　　B. 65千克　　　　　C. 65千克

D. 75千克　　　　　E. 90千克

4. 在膳食方面，肥胖与（　　）因素有着密切的关系。

A. 食物总能量和脂肪摄入过多　　　　B. 长期进食高能量、高脂肪食物

C. 进食速度过快　　　　　D. 运动减少

E. 生活工作压力大

5. 导致冠心病的危险因素有（　　）。

A. 高血压　　　　　B. 高脂血症　　　　　C. 高密度脂蛋白胆固醇降低

D. 超重和肥胖　　　　　E. 糖尿病

6. 在痛风急性发作期，宜选用含嘌呤少的食物，以（　　）为主。

A. 牛奶及其制品　　　　　B. 蛋类　　　　　C. 蔬菜、水果

D. 细粮　　　　　E. 海鲜

7. 骨质疏松是一种以骨量减少，骨组织微细结构破坏为特征，导致骨脆性增加，易发生骨折的全身性疾病。（　　）发病率高。

A. 儿童　　　　　B. 孕妇　　　　　C. 乳母

D. 老年人　　　　　E. 妇女绝经后

五、简答题

1. 不健康生活方式包括膳食结构不合理，饮食习惯不良等，具体有哪些内容？

2. 一旦患了肥胖病应当改变哪些不良饮食习惯和行为，争取早日康复？

3. 食物中有抗肿瘤作用的非营养成分有哪些？存在于哪些食物中？

参考文献

［1］ 范志红主编. 食物营养与配餐［M］. 北京：中国农业大学出版社，2010.

［2］ 范志红主编. 营养与食品安全［M］. 北京：中央广播电视大学出版社，2010.

［3］ 葛可佑主编. 公共营养师基础知识：第2版［M］. 北京：中国劳动社会保障出版社，2012.

［4］ 葛可佑主编. 中国公共营养师培训教材［M］. 北京：中国卫生出版社，2005.

［5］ 何宏. 中国传统营养学［M］. 北京：中国轻工业出版社，2011.

［6］ 彭景主编. 烹饪营养学［M］. 北京：中国轻工业出版社，2006.

［7］ 彭景主编. 烹饪营养学［M］. 北京：中国劳动社会保障出版社，2008.

［8］ 孙长颢主编. 营养与食品卫生学：第7版［M］. 北京：人民卫生出版社，2012.

［9］ 杨月欣主编. 中国食物成分表第一册：第2版［M］. 北京：北京大学医学出版社，2009.

［10］ 杨月欣主编. 食物血糖生成指数［M］. 北京：北京大学医学出版社，2004.

［11］ 杨月欣主编. 公共营养师国家职业资格四级：第2版［M］. 北京：中国劳动社会保障出版社，2012.

［12］ 杨月欣主编. 公共营养师国家职业资格三级：第2版［M］. 北京：中国劳动社会保障出版社，2012.

［13］ 中国营养学会. 中国居民膳食营养素参考摄入量. 2013版［M］. 北京：科学出版社，2014.

［14］ 中国营养学会. 中国居民膳食指南：2016［M］. 北京：人民卫生出版社，2016.

［15］ 周旺主编. 烹饪营养学：第2版［M］. 北京：中国轻工业出版社，2007.

［16］ 周才琼、周玉林主编. 食品营养学：第2版［M］. 北京：中国质检出版社，2012.